走向整体医学

袁 冰 著

科 学 出 版 社

北 京

内 容 简 介

　　近年来,系统生物学对生物体的整合性研究以及精准医学基于患者的个性化特征因人而异地制定治疗方案的尝试,开启了现代生物学与医学从理念上向中国医学传统回归的进程。本书在东西方医学、生物学乃至自然科学几百年来方法演变的更大视野下,沿着现代科学方法演变的脉络,顺应生物学和医学发展的大趋势,描绘了人类正在迎来的医学——整体医学。整体医学是一个有机结合中西方医学的符合科学规范的医学体系,它是体现了整体观念和个性化原则的循证医学。本书勾勒出了整体医学的方法、理论架构,以及如何构建它的体系,如何用它实现对人类疾病最佳调控的方法。可以期待,整体医学将成为 21 世纪的主流医学。

　　本书适于从事科研、临床及教学的医学工作者,广大医学生及广大医学爱好者参考阅读。

图书在版编目（CIP）数据

走向整体医学 / 袁冰著. —北京：科学出版社，2023.3
ISBN 978-7-03-074096-0

Ⅰ.①走… Ⅱ.①袁… Ⅲ.①医学模式 Ⅳ.①R395.1

中国版本图书馆 CIP 数据核字（2022）第 231297 号

责任编辑：鲍　燕　曹丽英 / 责任校对：周思梦
责任印制：徐晓晨 / 封面设计：陈　敬

科 学 出 版 社 出版
北京东黄城根北街 16 号
邮政编码：100717
http://www.sciencep.com

北京中科印刷有限公司 印刷
科学出版社发行　各地新华书店经销
*
2023 年 3 月第 一 版　开本：787×1092　1/16
2023 年 3 月第一次印刷　印张：14
字数：356 000
定价：88.00 元
（如有印装质量问题，我社负责调换）

前　言

　　本书是应以出版科技书籍而享誉全球的 CRC 出版社之邀而写的。2018 年，CRC 出版社将处于医学前沿领域的"精准医学"列入该出版社的重点选项，正在寻求这一领域相关的作者及选题。看到我在之前对精准医学的方法学研究方面发表的几篇文章，于是，出版社的 Raju Primlani 联系到我，希望我能写一本与这一领域相关的专著，字数不少于 125 000 英文单词。

　　当时，通过对精准医学的背景、本质和意义进行的多角度的方法学研究，以及对精准医学发展中将面临的问题和它的科学局限性的揭示，我已经清楚地意识到，由于无法解决与个性化同等重要的医学整合问题，精准医学在科学发展的历史长河中不过是"昙花一现"的概念。继精准医学和系统生物学之后，现代医学乃至生命科学将面临又一场更深刻的革命。在给出版社的回复中，希望这本书的视野不局限于精准医学领域。我的想法得到了出版社的认可。由此，便有了这本在东西方医学、生物学乃至自然科学近几百年来方法演变的大视野下，展示现代医学目前的危机、发展走向及未来的医学模式的著作。

　　"横看成岭侧成峰，远近高低各不同。不识庐山真面目，只缘身在此山中。"这是一千多年前的中国北宋时期著名诗人苏轼脍炙人口的诗句，词句质朴，却寓意深刻。人类采用怎样的方法发展医学、建立医学理论体系以至医学发展的未来走向同样是不能完全由医学本身决定的。未来的医学方法和医学体系会汲取过往的医学应对人类疾病和健康问题的优势和缺陷，也不可避免会打上这个时代人类研究及认识自然对象（包括人体）的方法论烙印。中国还有句古语：不谋万世者，不足谋一时；不谋全局者，不足谋一域。沿着自然科学方法、主流医学方法演进的脉络，本书对过往医学体系（包括传统医学和现代医学）应对疾病及健康问题的效果进行了深入的对比分析。基于当代科学对自然界（包括人体本身）在深度和广度上所达到的最深刻的认识以及科学研究自然界目前最先进的方法论，本书从生物学乃至自然科学更广阔的视野下提出了涉及医学方法和医学体系的承前启后的完整解决方案。

　　近年来，在自然科学领域，复杂性科学的兴起引发了科学理念和思维方式的变革。人们不再把复杂系统的问题通过分析和简化，归结为简单系统的问题，而是开始直面复杂性，按照复杂系统的本来面目进行研究。在生物学领域，系统生物学的诞生标志着人类开始了对生物体的整体性研究。而在医学领域，一方面，整合医学的理念得到广泛的认可，医学家们力求克服分析方法的局限，实现疾病治疗的整体综合；另一方面，医学也逐渐摆脱了疾病医学的羁绊，由美国率先兴起的精准医学，开始了基于患者的个性化特征，因人而异地制定治疗方案的尝试。

　　然而，以整体性研究为目标的系统生物学，在经历了 30 多年富有成效的探索之后，面对生物体的复杂性和适应性，似乎遇到了难以逾越的障碍。目前，精准医学研究遵循的理念和方法依然是基于还原论的。随着生物标志物体系的建立及新的标靶药物的不断发现，医学家们仍将面对人体的复杂性和疾病调控的整合问题。

近几百年来，自然科学方法和技术的每一突破，都会迅速拓展到生命科学领域，推动生物学和医学的进步。近年来，随着自然科学从简单性科学走向复杂性科学，应对复杂性的方法也跨过了系统科学初期整合简单系统通常采用的"分析-重构"的方法，直接面对复杂性的整体方法日臻成熟。这似乎预示着，生物学要实现对人体的整体性研究，也终将不得不抛开"分析-重构"的方法，开启应用整体方法进行研究的整体生物学时代。

当站在复杂性科学的角度，审视在中国具有两千多年的历史、创造了无数医学奇迹的中国传统医学时，我们发现，中医古代的医学家建立医学理论的方法与复杂性科学应对复杂系统的方法具有惊人的一致性。而作为中医学核心理念的整体观念与系统生物学追求的整体性、中医学特有的辨证论治与精准医学体现的个性化如出一辙。显然，现代生命科学从理念和方法上开始了向中医学回归的进程，而这一进程与复杂性科学为生命科学和医学指示的方向是完全一致的。

中医学体现了复杂性科学的理念和方法论，完美地解决了生物学和医学面临的整合问题。其辨证论治体系对人体状态的描述和调控均是个性化的，体现了精准医学对个性化的追求。而在中医学中，令系统生物学一筹莫展的适应性不仅不是科学有效掌控生命复杂性的障碍，反而成了人类更有效、更简捷地治疗疾病、顾护健康的得力助手。

基于与复杂性科学整体方法相一致的中医学方法建立人体模型以及人体状态描述系统，基于与自然科学普遍应用的状态调控方法相一致的中医学辨证论治进行疾病调控，就形成了承继了中医学的传统而又符合科学规范的一门新的医学体系。由于这一新的医学体系是与中医学的整体观念和复杂性科学的整体方法一脉相承的，我们称之为整体医学。

整体医学是体现了整体观念和个性化原则并且奠定在实证基础上的医学。在功能模型的基础上，基于状态描述系统进行状态识别和状态调控是这门医学主流的调控模式，我们称这种模式为状态医学模式。然而，整体医学并不局限于基于状态医学模式对人体整体层面的综合调控，它还将基于病因、病位和病理变化的疾病医学模式结合进来，从而使医学能从不同的角度更全面、更准确地把握疾病过程中患者个性化的身体状态，使治疗更具有全面性和综合性。

整体医学是整合了状态医学和疾病医学的医学体系。它依然会沿用中医学和复杂性科学的方法，采用隐喻和模拟的方式建立反映人生理病理活动的性态模型。但借助现代科学结构分析的理念和方法，它将使模型具有严谨的逻辑结构。并且，借助大数据分析和人工智能技术，模型可通过实证支持下的计算机模拟来实现。整体医学依然会沿用中医学的辨证论治，但通过引进现代科学通行的理念和方法在状态变量的完备性和独立性方面对中医证候系统进行完善和优化，将使状态描述系统符合结构化、规范化的科学规范。而基于"最简可适用"的原则对证候体系的去冗和优化，将使状态描述系统进一步简单化。整体医学的状态医学对人体状态的把握和调控是整体性的、综合的。但通过引进疾病医学和精准医学发展的检测方法以及对其状态描述有价值的检测指标，能够将状态描述系统细化及客观化，并使人体模型和状态描述体系建立在可以通过观察和实验验证的证据基础上。

整体医学的疾病医学体系包容了中西医学传统的疾病医学体系以及精准医学基于新

的疾病分类正在建立的医学体系。现代医学和传统中医学疾病分类体系目前的发展趋势均是越来越细化，疾病种类越来越多。当然，整体医学并不排除在必要的情况下对疾病分类系统的细化。但在目前现代医学疾病分类系统已经很庞大的情况下，整体医学的疾病医学的发展趋势正好相反。基于"最简可适用"的原则，一方面要去除状态描述系统的冗余，另一方面也要在满足区分不同治疗方法的前提下，对已有的疾病分类进行大大简化。也就是说，整体医学的疾病医学虽然涵盖了中西医学传统的疾病医学体系以及精准医学的新的疾病体系，但经过去冗后所包含的疾病种类会少得多。

在整体医学中，基于中医学的辨证论治与基于现代医学的对因治疗、对症治疗的整合达到了更高的水平。中国已经开展了逾五十年的基于还原论理念的中西医结合，通过推行"西医辨病、中医分型"，已经将中医学的辨证论治变成了分门别类的疾病医学的附庸。与之不同，整体医学对来自中西医学的治疗方法的整合则是基于整体观念，是以基于中医辨证论治的状态医学为主导的。

整体医学的理论模型、状态描述体系以及相应的状态调控、疾病治疗体系是奠定在实证基础上的。然而，随机对照试验及其相应的临床疗效评价体系是基于"每次只变动一个变量"的还原论科学理念设计的。单纯应用这种方法显然不适合研究药物在人体各种不同状态下，对各个部分的全方位作用。由此，整体医学针对药物及治疗方法的研究将逐步走向传统随机对照试验与"真实世界研究"相结合的评价体系。现实中，患者同时罹患多种疾病、多个证候的情况普遍存在，并且有些疗效是需要长期随访观察的远期效应。"真实世界研究"可以纳入复杂的、患有多种疾病的患者，可以非随机的方式分配治疗，并且需要大量的案例。因此，整体医学的药物研究采用的"真实世界研究"的方法显然更适当。只是今天的"真实世界研究"已不能像古代一样，会建立在严格的实证和统计分析基础上。而要实现这种大样本的"真实世界研究"，状态描述体系的规范化、标准化是必不可少的前提。由此，在整体医学架构下建立的规范化的症状、体征、检测指标体系，应当是适于状态描述和疾病分类的统一的体系。

将分别基于状态医学和疾病医学发展的治疗方法在临床实践中有机地结合应用，现代医学的临床指南提供了一种行之有效的操作模式。但整体医学的临床指南与现代医学目前用于疾病医学的静态的临床指南会有很大的不同。它不仅要反映证候之间、证候与疾病间的关联关系，也要反映人体状态演变及疾病发生发展变化的动态过程。它不是针对患者的每种疾病从专科角度各自独立地出具治疗方案，而是综合考虑患者所有的状态变量异常和所有罹患的疾病的严重程度、重要程度以及它们间的关联关系，寻求最优的整体治疗方案。在临床指南建立和完善的过程中，人工智能和大数据分析技术将发挥至关重要的作用。

整体医学是融汇了复杂性科学与传统中医学的方法论、整合了传统中医学和现代医学的知识体系和诊断治疗技术的学科体系。今天，在医学向前发展伸出的触角中，精准医学、整合医学、循证医学从不同角度展现了人类对未来医学模式的企盼：走向个性化、走向整体综合以及奠定在实证的基础上。然而，人类需要的是同时具备这三种特征的医学，而不是三种独立的医学。整体医学恰恰是一门完美地体现了整体综合的理念、个性化的原则，并且奠定在循证证据基础上的医学体系。

基于"最简可适用"原则构建的整体医学体系，将终结知识总量持续"爆炸性"增长的医学发展趋势。在其发展进程中，就像今天的物理学一样，会不断吸收与疾病诊断治疗、状态辨识调控相关的新的知识、经验与技术的拓展；也会通过从结构上归并、整合知识以及淘汰无用的知识，对知识体系持续地简约化及更新。整体医学时代，不排除对疾病的治疗仍然会分科别类，但不会持续地越分越细，将医生越来越局限于日益狭窄的领域。简捷实用的临床路径和临床指南，会使医生能够驾驭的专科领域大大拓展。而基于理论模型和状态描述体系的状态辨识和状态调控则是经过这门学科训练出来的医生应当掌握的基本技能。也就是说，无论医生将来专注于哪个临床专科领域，整体层面状态辨识和状态调控的技能都是必不可少的。对于状态变量（证候）只有两位数规模的状态描述体系，掌握基于它的状态识别和调控技能将不再需要中医药大学长达五年的学习。而基于状态描述系统的人工智能的实现，作为医生临床诊疗的决策支持，将有效地确保经验不足的临床医生的诊疗水平。

今天的医学正在走向大变革的时代，这是系统生物学、精准医学开启的现代医学回归中医学传统的革命。具有方法论意义的复杂性科学的发展，人工智能和大数据分析技术的成熟，现代医学对疾病检测、诊断技术的迅猛发展以及基于这些技术对人体和疾病认识的深化，都为这种变革提供了强有力的知识基础和技术支持。按照一种新的理念对医学的重建是一项庞大的工程，需要一代人或者几代人持续的努力。然而，从本书中您将看到，医学正在走向这样一个时代。

作　者

2022 年 4 月 28 日于香港

目　录

上篇　复杂性科学视野下的人体与整体论医学传统

下篇　走向整体医学

上　篇

复杂性科学视野下的人体与整体论医学传统

第1章　系统、模型与状态描述

在三十多年前，系统、模型这些概念还仅仅是作为科学前沿的新兴学科的时髦名词鲜为人知。今天，无论在中国还是西方，系统、模型、功能、结构这些名词已如此深入人心，以至在从小学到中学的教科书中随处可见。它们已成为中小学生学习科学方法所必须掌握的基本科学概念。

1.1　系　统

1.1.1　系统的概念

系统通常被定义为一些相互联系、相互依赖、相互制约的要素（组成部分）结合成的具有一定的结构和功能的整体。在这个定义中包括了系统、要素（部分）、结构、功能四个概念，它揭示了要素与要素、要素与系统、系统与环境三方面的关系。

我们可以从三个方面理解系统的概念：

（1）系统由两个或两个以上要素（部分）组成。这些要素可能是一些个体、组件、零件，也可能其本身就是一个系统（或称之为子系统）。如运算器、控制器、内存、输入/输出设备组成了计算机的硬件系统，而这些功能不同的硬件构件作为计算机系统的一个个子系统，又是由低层级的元器件和集成电路组成的。

（2）系统具有一定的结构。一个系统是其构成要素的集合，这些要素相互联系、相互依赖、相互制约。系统内部各要素之间、要素与整体之间以及整体与外部环境之间存在着相对稳定的联系方式、组织秩序，就是系统的结构。例如钟表是由齿轮、发条、指针等零部件按一定的方式装配而成的，但齿轮、发条、指针随意堆放在一起却不能构成钟表。人体由各个器官组成，但各个器官简单拼凑在一起不能成为一个有行为能力的人。

（3）系统具有一定的功能。系统的功能是指系统与外部环境相互联系和相互作用中表现出来的性质和能力。例如钟表系统的功能是指示时间；人体呼吸系统的功能是完成吸入氧气，呼出二氧化碳这一吐故纳新的过程。如果只是一些元素的简单堆积，不具有任何功能，则它们不能构成系统。

系统是普遍存在的，世界上任何事物都可以看成是系统。从基本粒子到河外星系，从人类社会到人的思维，从无机界到有机界，从自然科学到社会科学，系统无所不在。大至浩渺的宇宙，小至微观的基本粒子，一粒种子、一群蜜蜂、一台机器、一个工厂、一个协会团体……都是系统。整个世界就是系统的集合。

系统和要素又是相对的，属于一个系统的要素往往也构成一个系统（或称为这个系统的子系统），一个系统往往是一个更大系统的要素或子系统。例如：

大学：大学→学院→系→班→组→学生

人体：人体→系统→器官→细胞→分子

物质：分子→原子→基本粒子

其中，每一层级均是组成上一层级系统的要素，而同时又是由下一层级要素组成的系统。

系统可以是实际的，称为现实系统；也可以是抽象的，又称为概念系统或理论模型。我们在自然科学中接触到的原子、细胞、人体系统，在现实世界均是以实际系统的形式存在的，而不管人们怎么看它们。而教科书中对它们的描述实际上是人们从现实系统中抽象出来的概念系统，或称为理论模型。

一个系统之外的一切与它相关联的事物的整体，构成系统的环境。在理解系统的概念时，一定要清楚系统和环境的关系：

在研究系统的过程中，人们通常认为环境的状态是已知的。人们只关心环境对系统的作用，而不关心环境本身的组成、性质和变化，也不考虑系统对于环境的影响。为了使问题简单化，人们往往把研究过程中不关心或不容易搞清楚的部分划归为环境。

系统与环境的划分是相对的，人们通常根据实际需要和处理问题的便利去划分。针对同一问题，可以选择不同的系统与环境。系统与环境的相互作用是通过物质、能量和信息的交换来实现的，相互作用的结果有可能使系统的性质和功能发生变化。任何系统都产生于一定的环境之中，在环境中发展和演化。因此，研究系统必须研究它与环境的相互作用，尤其是环境对系统发展所产生的影响。

1.1.2 系统的结构与功能

任何系统要发挥一定的功能，一定要具有相应的结构。椅子所以能坐是因为有支撑的椅腿、坐板和相应的靠背结构；鸟会飞是因为有翅膀的结构；鱼能在水里呼吸，是因为有腮的结构。在自然界、生物界如此，在人体亦然。肺能呼吸是因为有肺泡、气管、胸腔等结构的存在；细胞能与外界环境进行能量、物质的交换，是因为细胞膜特殊的通透结构。正是由于结构与功能的这种依存关系，人们在基于现实系统构建理论模型时，总是要构思出一定的要素和结构，使发生在现实系统中的现象用理论模型能够完满地解释。

1）系统的结构

系统的组成部分可以是单一的、不可再细分的要素，也可以是一个系统，又称为子系统。子系统和要素都是系统的组成部分，简称组分。组分之间的相互作用，形成系统的统一的整体。组分之间相互关联和相互作用的方式就称为系统的结构，包括各组分的数量比例、排列次序、结合方式以及它们的演化。结构是系统的存在形式，而系统的层次性是系统结构的重要特征。

通常，人们判断一个系统的复杂程度，不是依据它所包含的组分数目，而更多的是依据组分种类的多寡、系统层次的多少。一个系统包含的组分种类越多、层次越多，这个系统就越复杂。系统的各层次之间存在着紧密的联系，但是，一个层次的性质并不是由低一层次的性质简单加总得出的。在复杂系统由低层次的组分组成高层次系统的过程中，系统往往产生出原来层次所没有的新的性质，这个过程在复杂性科学里被称为涌现（emergence）。涌现现象广泛出现在自然科学的各个领域。近年来，关于它的性质和特点已成为复杂性科学研究的热点。这里要强调的是，复杂系统的不同层次有时会呈现不同的特点，需要采用不同的方法进行研究。

2）系统的行为与功能

系统相对于它的环境所表现出来的任何变化，或者说，系统可以从外部探知的一切变化，称为系统的行为。行为是系统自身特性的表现，但又同环境有关，反映环境对系统的作用或影响。

不同系统有不同的行为，同一系统在不同情况下也有不同的行为。系统各种各样的行为包括维生行为、学习行为、适应行为、演化行为、平衡行为、稳定行为、动态行为等。系统科学是撇开了形形色色的个别系统的特殊性，专注于研究各种系统一般的行为及其规律的学科。

系统的功能是刻画系统行为，特别是系统与环境关系的重要概念。原则上，系统的任何行为都会对环境产生影响。有利于环境中某些事物乃至整个环境存续与发展的系统行为被称为系统的功能。凡是系统都具有一定的功能，如发动机的功能是为车辆或飞行器提供动力，学校的功能是为社会培养人才和提供科研成果。功能是系统的一种整体特性。

功能概念也常用于子系统，指子系统对整个系统存续和发展所承担的责任与所作的贡献。子系统通常是按照它们在整个系统中的功能进行划分，并按照各自的功能相互关联、相互作用、相互制约，共同维持系统整体的生存发展。我们把子系统的功能划分及其相互关联的方式称为系统的功能结构。要了解这类系统的属性和行为必须了解它的功能子系统。系统的功能是以系统的结构为基础的，但是，功能并不是由结构单独决定的，而是由结构和环境共同决定的。系统要发挥一定的功能还需要环境具备适当的条件、氛围。"人尽其才，物尽其用"，就是指把系统用于特定的对象，并给定适当的环境条件后，系统才能发挥应有的功能。也就是说只有当环境条件给定后，才可以说"结构决定功能"。

1.1.3　系统的环境与输入输出

1）系统的环境

一个系统之外的一切与它相关联的事物构成的集合，称为该系统的环境，更确切地说，系统的环境是指系统之外一切与系统具有不可忽略的联系的事物集合。这意味着，系统的环境只能在相对的意义上确定。在不同的研究目的下，或对于不同的研究者，同一系统的环境划分会有不同。

任何系统都是在一定的环境中生成、运行、延续和演化，不存在没有环境的系统。系统的结构、状态、属性、行为等或多或少都与环境有关。在现实系统中，同样的组分为了适应不同的环境，会按照不同方式整合以形成不同的结构，而组分的性质也可能会随着环境的不同而发生改变。一般来说，环境也是决定系统整体结构的重要因素，在一定的环境条件下，系统只有演化出特定的整体结构，才能与环境相适应，形成稳定的环境依存关系。随着环境的改变，系统又必须产生新的整体结构，以达成新的环境适应关系。环境复杂性是造成系统复杂性的重要根源。因此，研究系统必须研究它的环境以及它同环境的相互作用。

与系统相比，环境组分之间相互联系一般较弱，不够规则，系统性较差，这为系统趋利避害，保护和发展自己提供了可能性。但同一系统的环境中的不同事物之间总有这样或那样的联系，并且通常可以通过与该系统的联系而形成某种更大的系统。任何系统均相对独立于环境，然而系统与环境的划分有相对性。由此，可以把系统定义为按照研究所关心的问题从相互联系的事物中分离出来的相对独立的一部分事物。

2）系统的输入与输出

系统与环境的相互作用与相互影响是通过环境对系统的输入和系统对环境的输出实现的。通常，人们把环境对系统的作用和影响称为系统的输入，而把系统对环境的作用和影响称为系统的输出。

系统的输入可以分为两大部分，即可控输入和不可控输入。对系统实施控制就是希望通过改变系统的输入，使系统的状态朝着特定的状态转化。但并不是所有对系统的输入都是可以控制的。例如，在影响飞机飞行的输入因素中，方向舵、升降舵、副翼和发动机推力产生的作用是通过驾驶员的操作实现的可控输入；而同样影响飞机飞行的风力、大气密度和磁场强度等因素则是不由驾驶员控制的自然条件，称为不可控输入，亦可称为环境条件或者干扰。在医生治疗患者的过程中，治疗用的药物、针灸、语言开导是可控输入，而侵袭人体的致病病原体，环境气候的影响，可引起情绪变化的事件等则被认为是对人体的干扰。

系统的输出是系统对输入进行反应并加工的结果，是输入的函数，输出的集合反映了系统的行为效应。实际上，无论是输入还是干扰，都会对系统的输出产生影响。干扰常常会使系统的输出偏离既定的目标，也就是说使控制结果与目标产生偏差。而可控输入的作用则体现在两方面，一是使系统产生预定的输出，二是使系统尽量克服干扰所带来的偏差，排除那些不符合目标的输出；系统的输入会对系统产生一定的影响，并经系统加工后表现为系统的输出。而系统对输入的加工则取决于系统的结构。由此可以说系统的输出是由输入的组合和系统的结构共同决定的。

1.1.4　系统的分类

为了研究的方便，有必要对世界上千差万别的具体系统进行分类。按照不同的分类原则，我们会看到不同的系统：

1）按照系统与环境的关系分类

（1）封闭系统 与外界没有任何物质、能量、信息的交换，即与周围环境没有任何相互作用的系统。严格地讲，自然界不存在这样的系统，它是一种为研究的需要而提出来的理想模型。当系统与外界的相互作用小到可以忽略时，系统可被近似看成是孤立系统，如一箱密闭得非常好的气体。

（2）开放系统 与外界既有物质交换又有能量交换的系统，这是物理学上对于开放系统的定义。现实世界的事物之间存在千丝万缕的联系，所以存在于现实世界的系统大多是这类系统。

2）按照系统内各子系统之间的相互关系分类

（1）线性系统 系统中某部分的变化引起其他部分的变化是线性的，或者说系统的输入线性增加时，系统的输出也线性增加，这样的系统被称为线性系统。对于线性系统，现代科学有非常成熟的方法进行分析。

（2）非线性系统 与线性系统相对应，系统内部各要素之间的影响不是线性的，也就是说系统的输入、输出不满足叠加原理。对于非线性系统，至今仍没有规范的解法，处理起来要困难得多。

3）按照系统状态与时间的关系分类

（1）静态系统 系统的状态不随时间改变，即系统某时刻的输出与其他时刻的输入无关。研究静态系统相当于分析系统某一固定状态的性质。

（2）动态系统 系统状态随时间变化的系统，动态系统在某时刻的输出与其他时刻的输入有关。研究动态系统，就要研究系统的时间行为，找出系统状态随时间变化的规律。

4）按照系统的演化特点分类

（1）确定性系统 外界影响确定，系统的演化规律及子系统之间的相互关系也确定不变的系统，此类系统用确定性方程即可描述。

（2）随机系统 系统内部存在某种不确定的因素，或者外界对系统施加了随机扰动，以至系统的行为呈现出随机性。研究随机系统，通常用概率的方法来描述它的演化行为。

5）按照系统结构的复杂程度分类

（1）简单系统 是指包含的子系统数目少，且子系统之间相互作用相对简单的系统，或者大量具有相近行为的要素组成的系统，比如封闭的气体或遥远的星系。对于后一类简单系统，通常可以采用简单的统计平均方法研究它们的行为。

（2）复杂系统 复杂系统要有一定的规模，但也不是系统越大、要素越多就越复杂。系统的复杂性通常体现于组成要素种类较多和要素相互间作用的多样化。因而复杂性科学中对复杂系统的定义：复杂系统是要素种类相对较多、有一定数量规模，并且要素间具有较强相互作用的系统。

6）按照系统被认知的程度分类

（1）黑箱系统　指那些既不能打开，又不能从外部直接观察其内部结构与状态，只能通过输入输出的对应关系确定其结构和参数的系统，比如人们的大脑。

（2）白箱系统　不仅清楚地知道输入与输出之间的对应关系，而且了解其内部结构和行为发生的机制及其规律，如人工设计的机械系统。

（3）灰箱系统　介于黑箱和白箱之间，内部结构可部分被观察的黑箱称为"灰箱"。通常指那些内部结构和规律尚不十分清楚，有待于进一步揭示的系统，例如气象、生态、经济等领域的系统。

由此可以看出，现实系统可以从不同的角度进行区分，一个系统可以同时属于不同的系统类型。

1.1.5　系统状态的描述

状态是人们耳濡目染、非常熟悉的一个名词，通常是指系统的那些可以观察和识别的状况、态势、特征等。例如人有健康、疾病、清醒、睡眠等状态；经济系统有繁荣、萧条、危机、复苏等状态。正确区分和描述这些状态，是对系统进行调节和控制的必要条件。

这里要说明一点，我们在中学接触到的数学方程，通常只适合于描述静态系统和线性的动态系统。用方程描述系统的状态，只要求出方程的解析解，就可以从给定的初始条件出发，预见系统的一切未来状态。用这个方程，也可以回溯系统过去的所有状态，从而达到对系统行为特性全面而定量的把握。人体、经济、社会这样的系统均属于非线性系统，非线性动力学方程能够获得解析解的情形极少。例如，天体力学表明，三体问题原则上已无法求得解析解，更不必提多体系统问题以及人体这样变量动辄成千上万的复杂巨系统。求解析解不是处理非线性系统的普适方法。研究一般非线性系统通常的方法是定性描述，即在状态空间中用定性手段来研究。从系统演化的角度看，重要的不是了解系统的定量性质，而是定性性质。

状态是定性地描述系统性质的概念，但状态也可以用若干定量描述系统特征的状态量来表征。例如，一个理想气体系统的状态可以用温度 T、压强 p、体积 V 等量化概念表征。人体系统、生物系统、社会系统都可以用适当的状态量来描述。

如果用来描述系统状态的量可以取不同的数值，则称为状态变量。一般地，系统需要同时用若干状态变量来描述，最简单的情形是可以用一个状态变量描述的系统。给定状态变量的一组数值就给定了系统的一个状态，不同的数值组代表系统的不同状态。一般来说，同一系统可以用不同的状态变量组描述，状态变量的选择有一定的自由度。所选择的状态变量必须具有特定的意义，能表征所研究系统的某些基本特性和行为，因而它们会随系统的不同而不同。状态变量的选择应满足以下一般要求：

（1）完备性，状态变量的数量要足够多，能够完全地、唯一地描述系统的状态。

（2）独立性，意味着任一状态变量都不能表示为其他状态变量的函数。

例如，物理学中，要确定三维空间中一个质点的位置，我们需要的状态变量组在直角坐标系中为（x，y，z），在极坐标系中为（ρ，θ，z）。这些状态变量在各自坐标系中两两线性无关，并且两组变量都能描述出这个质点的准确位置。实际应用时，在给定三个坐标的值之后，质点的位置状态才能确定，而质点位置与选择什么样的坐标系是无关的。图 1.1 表现了一个质点在两种坐标系中描述的位置。

由系统所有状态构成的集合，称为系统的状态空间，空间的每个点称为状态点。设系统有 n 个独立状态变量，记作 x_1，x_2，…，x_n。以状态变量为轴支撑起来的几何空间，就是系统的状态空间。状态变量的每一组具体数值（x_1，x_2，…，x_n），代表系统的一个具体状态。n 是状态变量的维数，可以取任何正整数。一维的状态空间是直线或直线段，二维状态空间是平面。不大于三维的状态空间可以画出来，四维及以上的属于抽象空间，无法直观表现。

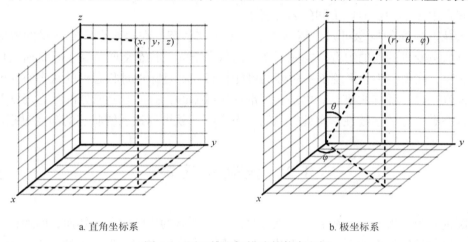

a. 直角坐标系　　　　　　　　　　　　　　b. 极坐标系

图 1.1　用三维坐标描述的状态空间

状态变量总是在一定的范围即定义域内变化的（取不同的值），但不一定随时间而变化。状态变量不随时间而变化的系统，称为静态系统。状态变量 x 随时间而变化的系统，即可以表示为时间 t 的函数的 $x(t)$，称为动态系统。原则上讲，只要时间尺度足够大，总可以观察到状态变量随时间而改变，因而一切系统都是动态的。但就给定的研究目标和条件来说，如果系统的特征时间尺度比所研究的具体问题的特征时间尺度大得多，在研究和解决问题期间系统状态没有明显变化，就应当把系统看作静态的，这样可以大大简化对系统的描述。

无论静态系统还是动态系统，研究者关注的都是所研究系统在状态空间的状态转移。基于状态转移的方式，静态系统可以描述为在状态空间中从一个状态向另一个状态的转移无需耗费时间，可以瞬间完成；动态系统则需要耗费一定的时间，即呈现出状态随时间变化的特征。这种变化在式样、特征、程度、速度等方面都表现出无穷多样性，使得动态系统理论比静态系统理论的内容丰富、多样、复杂得多。

系统整体所显示的一切动力学性质首先来自系统内部，来自系统组分之间的动力学相互作用。同时也来自环境本身的动态变化，来自系统与环境的动力学相互作用。组分之间的动力学相互作用，环境的动力学变化必然通过系统整体的状态、特性、行为表现出来。系统动力学的研究表明，直接描述组分之间的动力学相互作用几乎是不可能的，可行的做法是描述系统的整体状态、行为、特性的动力学变化。后面的论述中，我们将会看到，中国传统医学就是通过描述人体在疾病过程中的状态、行为、特性的变化来把握疾病过程的。

在系统所处的环境中，对系统有影响的干扰和控制参量也是可变化的，这种变化可能引起系统行为特性的某些量变，也有可能导致系统定性性质的改变。以输入参量 $C_1, C_2, \cdots,$ C_m 为坐标轴构造的 m 维空间，称为输入参量空间，又称为控制空间。输入参量空间中的每个点，都对应着干扰及控制要素的一个组合。我们后面也会看到，在中医学中，为描述疾病过程中的人体状态，引入了状态变量并建立了状态空间；为描述致病因素，引入了与状态变量相适应的输入参量，并建立了输入参量空间；而为描述中药、方剂的性能，则引入了与状态变量相适应的控制参量，建立了相应的控制空间。只是这些参量和它们构成的参量空间在中医学中被冠以不同的名称罢了。

引入状态空间的概念可以更清晰地描述系统的状态。在每一个状态变量的取值范围内，所有状态变量的值的组合，构成了系统的状态空间。状态空间涵盖了系统所有可能的状态。然而，在现实中，系统下一时刻的可能状态并不是除现时状态外的状态空间的所有状态，也就是说，系统的状态变化是有一定规律可循的，后一时刻所处的状态通常与前一时刻的状态有一定的连续性。由此，借助状态空间，就可描述系统状态的演变过程。

1.2　控制与反馈

控制论是第二次世界大战后才发展起来的一门新兴的横断学科。然而，回顾科学发展的历史，控制的思想自始至终存在于社会生产和人类生活之中。控制论的基本概念——反馈，早已深入人心。现实生活中的鹰抓兔子，军事上的导弹自动寻的都自始至终贯穿着反馈控制。而中医师辨证诊断，根据患者病情的变化不断调整药方，也是反馈控制的具体体现。

1.2.1　控制问题的提出

第二次世界大战以来，随着科学技术的发展，飞机的速度越来越快，性能越来越好，驾驶员的飞行技术也都显著提高。由于飞行员动作的随机性，飞机飞行的轨道几乎不可能预先求出，因而用老式高射炮的观测方式、计算手段和射击系统不再有效。这种情况下，如何提高火炮射击的准确度，怎样组织起一个有效的防空和反击网来应对敌方的突袭，成为当时急需解决的难题。由此，作战双方都投入了大量的人力、财力和物力进行研究。通过一系列的研究和试验，控制过程中许多理论和技术问题得到了解决，一种可以指定攻击目标、精确制导的攻击性武器——导弹出现了，同时也导致了控制论的诞生。

控制论不研究系统具体的物质结构、运动形式和能量过程，而着眼于研究抽象的系统的结构和行为方式。它不着重研究个别系统某时某刻的行为，而是研究所有系统可能的行为方式、状态及变化趋势。因此，它是一门研究系统调节控制规律的科学。

控制，是控制系统通过获取信息、处理信息并利用信息来调整自己的行为以实现系统所追求的目的的行为。"目的"和"行为"是控制论最早出现的两个概念。控制必须有目的，因为没有目的，就没有控制的必要，所以说控制是一种有目的的行为，或称为是一种"趋向目标"的行为。其次，控制是一个反复的行为过程，因为通常很难做到通过一次控制行为，就能达到控制的目标，因此需要根据行为的结果与目标的差距，调整行为，不断地缩小行为结果与控制目标的差距。

实际上，这种"趋向目标"的控制过程，在自然界是司空见惯的。在天空中翱翔的鹰不但能准确地捕捉到地面的固定目标，甚至连飞速躲避的兔子、老鼠也不能逃脱。显然，鹰没有也不可能事先规划好自己到达目标的运动路线，也就是说，鹰不是按照事先计算好的路线飞行的。鹰发现兔子后，马上用眼睛估计一下它和兔子的大致距离和相对位置，然后飞向兔子所在的大致方向。在这个过程中，鹰的眼睛一直盯着兔子，不断向大脑报告自己的位置跟兔子之间的差距。不管兔子怎么跑，大脑做出的决定都是为了缩小自己跟兔子位置的差距。这种决定由翅膀来执行，随时改变着鹰的飞行方向和速度，调整鹰的位置，使差距越来越小，直到这个差距为零时，鹰的爪子就抓着兔子了。试想，如果鹰瞄准兔子，然后闭上眼睛，一个猛子扎下去，即使它瞄得再准，也不可能抓到移动的兔子。

1.2.2　反馈

所谓反馈，就是系统的输出对于输入的影响。控制论中的反馈概念，指将系统的输出返回到输入端并以某种方式改变输入，进而影响系统功能的过程。更具体地说，就是通过恰当的检测装置将输出量返回到输入端并与输入量进行比较，进而改变系统输入的过程。如图 1.2 所示。反馈概念在控制论中的地位如此显赫，以至于有人甚至认为控制论是专门研究反馈理论的学科。

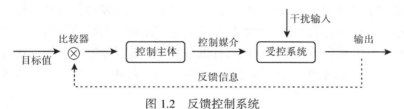

图 1.2　反馈控制系统

在反馈控制系统中，控制部分通过特定的方式调节和控制受控部分的活动，而受控部分状态的信息又及时反馈回控制系统，影响并决定控制系统相应的调节控制功能。反馈控制系统是一个闭环系统，也就是说整个控制过程是不需要外界介入，完全是自动完成的。反馈控制又分为负反馈和正反馈两种：

1）负反馈

受控部分反馈回控制系统的信息，影响到控制系统相应的调节控制功能，最终使受控部分的状态向着与某一特定状态的偏差越来越小的方向移动，这就是负反馈调节。显然，负反馈是一种趋向目的的行为，换句话说就是使目标差不断减少的过程：控制系统通过不断把控制效果与目标作比较，使得目标差在持续不断的调节控制过程中不断减小，最终达

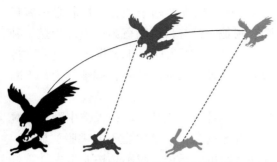

图 1.3　鹰捉兔子过程的负反馈调节

到调节和控制的目的。我们前面谈到的老鹰抓兔子的过程，实际上就是负反馈调节的典型案例。如图 1.3 所示。

我们来仔细分析一下这个过程。实际上这个控制系统主要由眼睛、大脑、翅膀三部分组成。鹰的眼睛在盯住兔子的同时，也注意到了自己的位置，并把这两者进行比较。鹰的位置与兔子位置的差距，通常称为目标差。眼睛主要是接收目标差的信息，并把它传递到大脑。大脑指挥着翅膀改变鹰的位置，使鹰向目标差减小的方向运动。这个控制重复进行，就构成了鹰抓兔子的连续动作。这里最关键的一点是大脑的决定始终使鹰的位置向减小目标差的方向改变。负反馈控制的本质是形成了一个目标差不断减少的机制。控制系统通过不断把控制结果与目标作比较，使得目标差在连续不断的控制过程中逐渐减小，最后达到控制的目的。一般的负反馈调节机制必定要有两个环节：a. 系统出现目标差一旦达到某种程度，便会自动出现某种减少目标差的反应。b. 减少目标差的调节会持续地发挥作用，使得对目标的逼近能积累起来。

这两个条件如果不完全满足，就不能称作完善的负反馈调节。比如输电线路中的保险装置，如果电流值偏离控制目标并增大到超过某个限度，则保险丝会熔断，使供电中断。同样，高压锅的压力过分偏离所允许的限度，则锅盖上的合金塞会熔开放气。这些都是出现目标差时系统减少目标差的调节机制。但它们都不是完全的负反馈调节，因为不满足第二个条件，就是说目标差的减少未能通过连续不断的调节累积起来。这一类半反馈调节虽然在控制中被广泛应用，但它们都不如负反馈调节来得完备和精确。

在老鹰抓兔子的过程中，我们先把鹰的动作看成一系列俯冲的连续，每一次向目标的俯冲可以看作对自己位置的控制。鹰的控制能力是有限的，不可能仅通过一次俯冲的动作就能达到目标。只能是在通过俯冲趋向目标的过程中，随时观察自己的位置与兔子位置之间的目标差，并通过随时调节自己的翅膀，调整下一步俯冲飞行的方向与速度，逐步向目标逼近。

当一个人想要拿放在桌子上的水杯时，也是同样的过程。他首先要看到自己的手与杯子之间的距离，然后确定自己手的移动方向。在手开始向水杯移动的同时，人的眼睛不停观察手与杯子的距离（该距离就是目标差），而人脑（控制器）的作用就是不停控制手的移动，以消除这个差值，直到手拿到杯子为止。从上面的例子可以看出，持续获得目标差是人准确完成拿杯子动作的关键。如果这个差值不能得到的话，整个动作也就没有办法完成了。这就是眼睛失明的人不能通过这种方式拿到杯子的缘故。

二战后，火箭专家就是从老鹰抓兔子的过程受到启发研制出了可以攻击飞机的导弹。工程师们给导弹安上了眼睛——红外寻的装置，配上大脑——电子计算机，同时给它一副可以调节的翅膀——姿态控制装置。这样导弹就可以向着不断减少目标差的方向运动，直到把飞机击落。当然，把卫星送入空间轨道、把飞船送到月球上去的火箭也是采用了同样的原理。

负反馈控制之所以如此有效，是因为它可以把某种有限的控制能力累积起来，形成更大的控制能力。每一次反馈都是将已被缩小的目标差作为输入，让控制机构在已被缩小的范围内进行选择，调整控制动作。通常，要做一件以往没有做过的复杂事情，人们很难事先把一切都安排得妥帖周到。客观事物总是在不断变化着，意外的情况随时可能发生，即使我们事先考虑得再周密，也会遇到一些不可预测的干扰。因此最好的办法是一边干一边观察，根据之前行动的效果随时调整下一步的行动，采取一步一步的办法逐步逼近目标。

居里夫妇发现镭的过程就是一个很好的例子。1898 年，居里夫妇意外地发现沥青铀矿的放射性比纯粹的氧化铀强四倍多。于是断定，铀矿石除了铀之外，显然还含有一种放射性更强的元素。怎么把它从沥青铀矿中提炼出来呢？当时，居里夫妇考虑既然这种元素的放射性比铀大得多，那么只要找到一种方法处理沥青铀矿，使得处理后的放射性比以前更强烈，则新元素就一定是在富集。这实际上就是一个负反馈过程，控制着整个提纯过程向放射性提高的方向进行。就这样，运用反馈控制，经过几年的努力，他们把一次一次实验的控制能力积累起来，达到了一次实验看起来是不可能控制的结果，终于从以吨计的沥青铀矿中提出了 1 克新元素——镭。

负反馈调节是一种趋向目的的行为，而目的性是生物行为中一个重要方面。我们后面将会看到，负反馈调节广泛存在于生物体的各个层次、各个方面，在生命活动的过程中随处可见。

2）正反馈

受控部分反馈回控制系统的信息，影响到控制系统相应的调节控制功能，最终使受控部分的状态向着与某一特定状态的偏差越来越大的方向移动，这就是正反馈。显然，正反馈是一种逐渐远离稳定状态的过程。

图 1.4 形象地显示了两个有正反馈耦合关系的系统的这种控制机制。图中，两个系统的状态分别用带指针的表盘来反映，系统 I 的目标是平衡状态，其为 0。如果系统 I 由于某种原因稍微偏离了目标，那么系统 II 所产生的反应是使系统 I 下一次的状态更加偏离目标。这样，在相互作用中，它们各自偏离目标越来越远。

正反馈使人联想到冷战时期美苏两国之间的军备竞赛，每一方得知对方发明了一种新武器就立即研制一种更有威力的武器来反制。于是，原子弹、氢弹、远程导弹、逆火式轰炸机、多弹头导弹、中子弹⋯⋯就这样不断地被

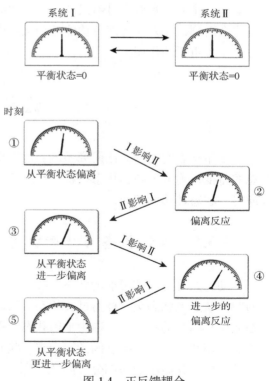

图 1.4　正反馈耦合

制造出来，离"缓和"这个平衡目标越来越远。

在许多场合，正反馈的名声不太好，人们常常把它与"恶性循环"联系在一起。由于它是一个使目标差不断扩大的过程，因此，它往往标志着达到预定目标的控制过程的破坏。也就是说，正反馈通常表示一个失去控制的过程。

在人类生命过程的大多数情况下，正反馈是需要尽力避免和控制的过程。因为人的健康和内环境的稳定状态密切相关，单纯的正反馈会使人的状态离正常的稳定状态越来越远，因此几乎无一例外地会导致疾病。对此，现代医学与中医学的认识是一致的。例如现代医学，在心力衰竭的情况下，血液输出量减少，动脉血压下降，导致全身各组织器官的氧气和营养物质的供应减少，代谢产物堆积；而冠状动脉血流量的减少，心肌的营养不足，代谢产物蓄积，更使心肌收缩力减弱，血液输出量进一步减少，如果不迅速采取措施，增强心脏功能，终止这一恶性循环，病情会急剧恶化，危及生命。也就是说，这种"恶性循环"将最终会导致系统的崩溃和解体。而在中医学中，心和脾是两个互为反馈的耦合系统，如果脾气虚，食欲不振，运化失职，就使血的来源不足，导致心血虚，产生心悸，健忘，面色不华，脉搏无力等症状。而心血虚会导致对脾的滋养减弱，会进一步加重脾气虚。心和脾之间这种互相影响，就形成了一种正反馈的恶性循环，最终导致出现心脾两虚的证候。

当然，正反馈调节在生命过程中发挥的作用也并不总是负面的。在人的正常生理活动中，这种"恶性循环"的滚雪球效应，会促使某一生理过程很快达到高潮并发挥最大效应。如在排尿过程中，当排尿中枢发动排尿后，由于尿液刺激了后尿道的感受器，后者不断发出反馈信息进一步加强排尿中枢的活动，使排尿反射一再加强，直至尿液排完为止。与排尿类似，排便、凝血、射精以及妇女怀孕的分娩启动，均是正反馈的控制过程。我们在后面将会看到，在人体各部分功能的相互适应和生命的演化过程中，正反馈调节机制同样发挥了至关重要的作用。

1.3　稳定性与系统演化

采用状态空间的方法研究系统，可以很方便地区分系统不同类型的状态，描述各类状态的特征，确定不同类状态在状态空间的分布，阐明不同状态之间的联系以及从一个状态向另一状态转移的规律。

1.3.1　过渡状态与平衡状态

动态系统有两类可能的状态。系统在某个时刻可能到达不借助外力就不能保持或不能回归的状态或状态集，称为过渡状态。系统能够达到的若无外部作用驱使将保持不变的状态或反复回归的状态集，称为平衡状态。平衡状态是由状态空间中的点集合刻画的。最简单的平衡状态只是状态空间的一个点。状态空间几乎全是由过渡状态点填充的，平衡状态只是其中极其微小的一部分。图 1.5 是一个直观的例子，状态空间是曲线上的所有点的集合，其中，A、B、C 三个点代表平衡状态，其余无穷多点均是过渡状态。把一个小球放在

A、B、C任一点，只要没有外来扰动，小球始终停留在该点不动。把小球放在这三点之外的任何位置，只要没有外力支撑，小球将立即离开远去。

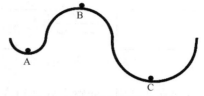

图 1.5　过渡状态与平衡状态

　　系统的定性性质是由平衡状态决定的，不同的平衡状态代表不同的定性性质。过渡状态只是系统为了确立某种定性性质所必须的量的积累，不能代表系统的本质特征。从一种平衡状态到其他平衡状态的变化反映的是系统从一种定性性质向另一种定性性质的转变。动态系统最常见的平衡状态包括稳定平衡态和周期态，又称为振荡。

1.3.2　稳定平衡与振荡

　　平衡态在数学上由不动点来刻画。它是指这样一种状态，当受到多种对立的不同方面的作用，若每一方面都互相抵消，以至系统的状态不发生变化则称为平衡。在经济学上，若支出和收入相等，则达到一个平衡；在化学上，若一可逆反应的正反应与逆反应相等，则达到一个平衡；在物理学上，若受力或力矩互相抵消，则也能形成平衡。平衡可以分为稳定平衡和不稳定平衡。

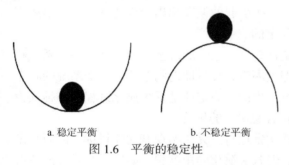

a. 稳定平衡　　　　b. 不稳定平衡
图 1.6　平衡的稳定性

　　处于平衡状态的物体在受到外力的微小扰动而偏离平衡位置时，若物体能自动恢复到原先的状态，这样的平衡叫做稳定平衡，如图 1.6a 所示。不稳定平衡即与稳定平衡相反的状态，处于平衡状态的物体在受到外力的微小扰动而偏离平衡位置时，若物体无法自动恢复到原先的状态，这样的平衡叫做不稳定平衡，如图 1.6b 所示。

　　振荡又称为周期态，通常指物体的状态相对于中心值（常为平衡点）呈往复变化，或在两个状态点/多个状态点之间随时间往复变化，如图 1.7 所示。常见的例子是单摆和交流电。振荡不仅仅出现在物理系统中，也会出现在生物、大脑及生态、社会和经济系统中。

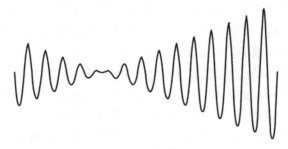

图 1.7　振荡

　　先看一个生态系统的例子，北美的冷杉蚜虫和它的宿主香脂冷杉、弗雷泽冷杉组成一个互动的系统（图 1.8）。冷杉蚜虫以这些冷杉的芽为食，甚至还会吃掉它们的花与叶子。

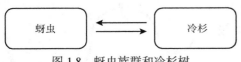

图 1.8　蚜虫族群和冷杉树

冷杉蚜虫寿命可达 5 年之久，若其种群数量增多了，就会导致大量的这类冷杉植物的芽被吃掉，从而冷杉蚜虫因缺乏食物死亡。而蚜虫一少，这些冷杉出芽时损失相对减少，冷杉树又多起来。这样二者交互地作用，使蚜虫族群和冷杉树数都会发生振荡。

系统的不稳定或周期性振荡状态是作为稳定状态的补充而普遍存在。几乎所有的稳定系统，在一定条件下都可以转化为不稳定或振荡。果树的大小年，周期性冰河的气候现象等，都与系统的振荡有关。在人类发生疟疾时出现寒热往来的症状，也是人体状态在两种状态间振荡的反映。

1.3.3　稳定性

现实系统不可避免要承受来自环境或系统自身的各种干扰，这些干扰一般都会对系统的结构、状态、行为产生影响，导致系统所处的状态有所偏离平衡状态。而出现偏离后系统能否恢复到原来的平衡状态，则是稳定性研究关注的最重要的问题。

稳定性指的是系统的结构、状态、行为的抗干扰能力。一般地讲，如果干扰引起的系统状态的偏离足够小，则系统是稳定的；如果干扰引起的偏离超出允许范围，甚至偏离不断增大，或出现大范围的振荡，则系统是不稳定的。

稳定性是系统的一种重要维生机制，稳定性越好，系统的维生能力越强。一个系统状态如果不稳定，则至多是在某个动态过程中即刻闪现，转瞬即逝的东西。一个系统的状态空间如果没有任何稳定态，必定是物理上不可实现的。稳定性是系统演化过程中一种最为重要的状态。一般情况下，人们关注的只是具有稳定性的事物。

从应用的角度看，一个不稳定的系统无法正常运行，无法实现其功能目标，因而是没有用的。人们总是力求采用足够稳定的系统。但若从演化的角度看，如果一个系统的所有状态在所有条件下都是稳定的，就没有变化、发展、创新的可能。只有原来的状态、结构、行为模式在一定条件下失去稳定性，系统才可能向新的结构、状态、行为模式演化，即系统有发展创新的可能。所以，不稳定性在系统演化理论中具有非常积极的、建设性的作用。但稳定是发展的前提，新状态、新结构、新模式如果不稳定，没有能力保存自己，也就不可能取代旧状态、旧结构、旧模式。新系统只有具备稳定性机制，才能保持刚刚建立起来的结构和特性，保存已积累的信息，避免昙花一现。

在美国流传的"鹿和狼的故事"，深刻揭示出稳定性在自然界生态平衡保持中的重要作用。20 世纪初叶，美国亚利桑那州北部的凯巴伯森林还是松杉葱郁，生机勃勃。大约有 4000 只鹿在林间出没，保持着一个动态平衡。凶残的狼是鹿的天敌。美国总统西奥多·罗斯福为了保护凯巴伯森林里的鹿，使它们繁殖得更多一些，宣布凯巴伯森林为全国狩猎保护区，并由政府聘请猎人到那里去消灭狼。

经过 25 年的猎捕，有 6000 多只狼先后毙命。森林中其他以鹿为主要捕食对象的野兽（如豹子）也被猎杀了很多。得到特别保护的鹿成了凯巴伯森林中的"宠儿"。它们自由自在地生长繁育，自由自在地啃食树木，过着没有危险、食物充足的幸福生活。很快，森林中的鹿总数超过了十万只。鹿在森林中不受节制地到处觅食，灌木丛吃光了就吃小树，小树吃光了又吃大树树皮，……一切能被鹿吃的食物都难逃厄运。森林中的绿色植物一天天地减少，大地露出的枯黄在一天天扩大。灾难终于降临到鹿群头上。先是饥饿造成鹿的大量死亡，接着又是疾病流行，无数只鹿消失了踪影。两年之后，鹿群的总量由十万只锐减到四万只。到 1942 年，整个凯巴伯森林中只剩下八千只病鹿在苟延残喘。富兰克林·罗斯福总统最后不得不下令管理者再把狼请回来。随后，鹿群与森林才又逐渐恢复了生机。

在这个例子中，鹿、狼、豹子、森林、气候、土壤等形成了一个有密切联系的生态系统。影响鹿的数量的因素很多，有捕食者狼和豹子的数目，森林供给鹿的食物多少等等。鹿的数目对森林的茂密程度以及狼、豹子的数目也会发生影响，保持着森林的茂密、鹿群和狼、豹子数量的相对稳定。西奥多·罗斯福总统无论如何也想不到，他下令捕杀的恶狼，居然也是森林的保护者！尽管狼吃鹿，它却维护着鹿群的种群稳定。这是因为，狼吃掉一些鹿后，就可以将森林中鹿的总数控制在一个合理的程度，森林也就不会被鹿群糟蹋得面目全非。同时，狼吃掉的多数是病鹿，因而又有效地控制了疾病对鹿群的威胁。而罗斯福下决心要保护的鹿，一旦数量超过森林可以承载的限度，就会破坏森林生态系统的稳定，给森林带来巨大的生态灾难。也就是说，过多的鹿会成为毁灭森林的罪魁祸首。

被宣布为全国狩猎保护区前，凯巴伯森林的鹿群数量是稳定的，环境、气候方面一些小的变化，会使鹿的数量产生波动，但一段时间之后，它又会恢复到这个大致的数量。大规模地猎杀狼、豹子等捕食者，打破了这个稳定状态。脱离了稳定状态的系统，在各种要素的作用下，其状态总在不断地发生变化，以寻找新的稳定状态，直至达到新的稳态。当然，通过修复支撑先前的稳定状态的结构以恢复原来的稳定状态也是一种选择，就像凯巴伯森林事件的最终结局一样。

在人类正常生命活动和疾病过程中，稳定性同样发挥着至关重要的作用。人体的正常状态通常具有一定的稳定性。疾病则意味着人体的状态脱离了正常的稳态平衡，长期患有某种疾病的患者，则处于一种具有稳定性的病理状态。而治疗过程则是通过对人体影响病理状态稳定性的环节和要素施加人为的干预，使人体的状态脱离病理的稳态平衡，向正常的稳态平衡恢复。

稳定性是动态系统研究的最重要问题。它涉及诸如如何判别系统的稳定性及稳定性的类型，系统的稳定程度，系统是否存在不稳定点，稳定的系统在什么条件下会失去稳定性，如何确定系统的失稳点，系统在失稳点附近行为特征的分析，如何从失稳后的状态向稳定的新状态过渡等一系列问题。这些问题构成了系统科学中稳定性理论的重要内容。也是医学研究疾病的发生发展及其演化规律的重要内容。

1.3.4 系统的演化

系统的结构、状态、特性、行为、功能等随着时间推移而发生的变化，称为系统的演化。演化是系统的普遍特性。只要从足够大的时间尺度上看，任何系统都处于或快或慢的演化之中。系统演化有两种基本方式。狭义的演化仅指系统由一种结构或形态向另一种结构或形态的转变。广义的演化包括系统从无到有的形成（发生），从不成熟到成熟的发育，从一种结构或形态到另一种结构或形态的转变，系统的老化或退化，从有到无的消亡（解体）等。系统的存续也属于广义演化，因为存续期间，系统虽然没有定性性质的改变，定量特征的变化是不可避免的。

系统演化的动力可能来自系统内部，即组分之间的合作、竞争等导致系统规模以及组分关联方式的改变，进而引起系统功能特性的改变。组分的增加，系统规模的增大，或多或少要引起组分关联方式（包括关联力）的改变。系统演化的动力也可能来自外部环境，环境的变化、环境与系统相互联系和影响方式的变化，都会在不同程度上导致系统内部发生变化。这些变化包括组分特性、结构方式的改变，甚至包括组分的新陈代谢，最终导致系统整体特性和功能的变化。系统就是在内部动力和外部动力共同推动下演化的。

系统演化有两种基本方向，一种是由低级到高级、由简单到复杂的进化；另一种是由高级向低级、由复杂向简单的退化。现实世界的系统既有进化，也有退化，两种演化是互补的。系统进化的总方向是越来越复杂。系统从简单进化到复杂的关键是潜在的中间稳定形态的数目和分布。先产生稳定的中间形态，再逐步产生更复杂的稳定形态，是可能性最大的进化方式。

我们今天面对的自然界是在漫长的历史进程中逐渐演化形成的产物。宇宙的演化、太阳系的演化、地球的演化、生命的演化、动物的演化、人类的演化……，演化无处不在。而且今天我们自身与我们面对的自然界，仍处于演化的过程中。人类每一个体，从胚胎孕育、出生、成长发育到成年，以及之后的退化、衰老、死亡，是人体生命的演化过程。而疾病在人体内的发生、发展、转化、痊愈以及恶化、死亡的过程，则是在人体内发生的更小时间尺度的演化过程。在系统的演化过程中，稳定性发挥着重要的作用。系统旧有的稳定性破坏后，在没有形成新的稳定结构之前，它将处于不稳定状态之中，它的相关的各个子系统都在变化。但只要它一旦进入新的结构规定的范围内，就会形成新的稳定性。

我们来看一个由老鼠、蛇、三叶草和野蜂组成的生态系统。假定一开始，这个生态系统处于老鼠多、野蜂少、三叶草少、蛇少这样一个稳定状态，如图1.9中的稳定结构a。由于某种原因，导致老鼠的繁殖的数量骤然增多，于是这个稳定状态被打破了。老鼠的增多，造成大量的蜂窝被破坏，从而使野蜂减少。野蜂减少，影响到三叶草花粉传播，造成三叶草的数量相应减少。三叶草减少破坏了蛇的生息环境，进而造成蛇数量的减少。而蛇是老鼠的天敌，蛇减少使对老鼠的威胁减弱。于是系统进入老鼠越来越多，蛇、三叶草和野蜂越来越少的不稳定状态。但如果有大量猫被引入这个系统，因为猫大量吃老鼠，老鼠数量的变化造成整个系统发生一连串的变化。老鼠变少则被破坏的野蜂窝变少，野蜂变多使三

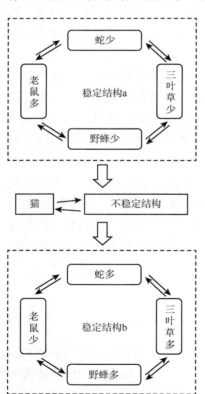

图1.9　一个生态系统的演化

叶草的生长旺盛进而导致蛇增多，而蛇变多又使老鼠数量更加减少。这样，整个系统都处于不断变化中，最后变到新的结构：老鼠少、野蜂多、三叶草多、蛇多的稳态结构，如图 1.9 中的稳定结构 b。新结构也是一种稳定结构，即使在新结构中猫变少了，老鼠未必会增加。因为蛇很多，它大量捕食老鼠使老鼠数量受到抑制。

由此可见，尽管系统中各子系统互相影响很复杂，系统在不稳定时的状态演化也很复杂，但稳定结构之间却可以相互转化，而且这种转化可以基于各子系统的相互作用进行分析。这就为研究复杂系统的演化提供了可行性：虽然复杂系统中不稳定结构的变化非常复杂，难以预测，但系统有哪些稳定结构却是可以把握的，因而人们可以通过把握系统的稳定结构而把握复杂系统。后面我们将会看到，在医学领域，疾病实际上就是人体状态脱离正常稳态后的状态演化过程。在这个演化过程中，机体的状态或者进入一种长期不变的病理稳态，或者进入不稳定的过程，直到死亡。而治疗过程则是通过采用人为干预影响病理性稳定状态的结构，使人体状态脱离病理稳态，向正常稳态的方向移动；或者阻断人体状态向病情恶化方向演化的不稳定过程，重建人体各部分相互联系、相互制约的稳态平衡。

1.4　模　　型

今天，随着科学的发展，科学理论的更新，建立模型的理念已深入到了科学的各个领域。模型是所研究的系统、过程、事物的一种表达形式。给对象实体以必要的简化，用适当的表现形式或规则把它的主要特征描绘出来，这样得到的模仿品称为模型，对象实体称为原型。模型也有结构，模型结构与原型结构是不同的两码事，但两者又有直接或间接的联系。原型中必须考虑的结构问题都应在模型中有所反映，能以模型的语言描述出来。

1.4.1　模型的概念

在今天小学五年级教科书中，是这样论述模型的："模型是解释科学家的思想和发现的，便于理解难以直接观察到的事物，事物的变化，以及事物之间的关系。"通过对模型的研究来推知事物的某种性能和规律，借助模型来获取、拓展和深化对于事物的认识的方法，是科学研究中常用的方法。

模型可以是实物，也可以是某种图形，或者是一种数学运算式，也有纯粹用语言描述或结合着语言、图表、运算式等多种形式的概念模型。

实物模型：又称标度模型，由实物制成，要求与原型具有相同或相似的结构，但尺度可以大大不同。如飞机模型、汽车模型、细胞模型和玩具娃娃。

外观模型：可以是某种图形，如照片、示意图或 3D 图形。如一座建筑的照片或外观的 3D 模型。

地图模型：要求与原型具有相同的拓扑结构，如地形图、交通图、行政区划图。

数学模型：用字母、数字和其他数学符号构成的等式或不等式，或用图表、图像、框图、数理逻辑等来描述系统的特征及其内部联系或与外界联系的模型。数学模型是抽象模型，它是真实系统的一种抽象。但它必定与原型结构有某种内在联系，原型中的结构问题在模型中用数学语言描述，能用数学方法分析和解决。

概念模型：也有纯粹用语言描述的模型或者通过结合着自然语言、图表、表达式等多种形式来表达的模型，如在物理、化学、生物学教科书的某些内容，揭示的就是相应的现实系统的结构和功能。这样的模型通常称为概念模型。

在今天的科学中，研究系统一般都是研究它的模型，有些系统只能通过模型来研究。构造模型是为了研究原型，因而客观性、有效性是对建模的首要要求。反映原型本质特征的一切信息必须在模型中表现出来，以便通过模型研究能够把握原型的主要特性。

实物和图形模型是依据与所代表的系统形态和外观方面的相似性建立的。地形图、交通图、电路图是依据与所代表的系统结构上的相似性建立的。还有一种，在形态和实际结构上可能与所代表的系统相去甚远，但却很好地模拟或表现了所代表系统的行为和特性，我们称这样的模型为功能模型或性态模型，如与机械钟表功能完全一致的电子钟表模型，实际应用问题的数学表达式，以训练或娱乐游戏为目的，通过计算机仿真建立的实际场景的模型等等。中医学在几千年发展中逐步完善起来的关于人体内部的脏腑、气血的理论，实际上也是从性态和功能角度反映人体生理病理规律的功能模型。

通过引入模型，能方便人们认识和理解那些难以直接观察到的事物的内部构造、事物的变化以及事物之间的关系，并可将事物的内在规律直观地表示出来。然而，现实系统的特性往往是多方面的。一台计算机，有硬件结构，也有相应的软件系统。一个人，既有社会学方面的特性，如脾气、性格、品德、能力、智力以及与他人相处的状况等；又有生物学和医学方面的特性，如体质、病史、内部各系统、器官的生理病理状况等。科学研究不可能包罗万象，科学家为了简化问题，便于理解和研究，往往忽略掉与研究目的无关的方面，而专注于与研究目的相关的方面去建立现实系统的模型，这就形成了着眼于不同方面的特性，对同一个现实系统会得出不止一个模型。

如地球模型，可以是标示地球表面地形地貌、山川河流以及海洋分布的地表形态模型，也可以是标示地球表面洲际及国家划分的行政区划模型；还可以是标示全球各地海运、陆运、空运路线的国际交通模型。而在现代医学，人体解剖学揭示的是关于人体器官、组织形态结构的实体模型；人体生理学揭示的是人体各器官、系统功能和活动规律的生理模型。而中医学基本理论，则包含了能从整体层面描述人体的生理病理活动、描述人体在各种疾病过程中状态变化的功能模型。

1.4.2　同构与同态：功能模型的结构不唯一性

同构与同态，均是来自数学的概念。数学同构有两个特征：a. 两个系统的元素之间能建立一一对应关系。b. 两个系统各元素之间的关系，在建立了这种对应之后仍能在各自的系统中保持不变。不同系统间的同构关系是等价关系，等价关系具有自返性、对称性和传递性。因此借助于数学同构的研究可在各种不同的现实系统中找出共同的规律。不同系统间的数学同态关系具有自返性和传递性，但没有对称性。因此数学同态只用于分类和模型简化，不能划分等价类。

在复杂系统研究中，人们常常把具有相同的输入和输出且对外部激励具有相同响应的系统称为同构系统，而把通过抽象或归并使系统简化而得到的简化模型称为同态模型。如我们前面提到的基于机械原理或电子原理制造的钟表，如果它们采用相同的外观，并且时间指示的精度是完全一样的，则可以说其中一个是另一个的同构模型。而假设为描述一所学校的结构建立了两个模型：以班级、教研室为基本单位的模型和以学生、老师等自然人为基本单位的模型。由于前一模型的一个要素与后一模型的一组要素一一对应，因此说前者是后者的同态模型或简化模型。现实系统在深度和广度方面是无限的，一般而言，通过建模对现实系统进行研究，人们所建立的模型只能是与现实系统同态的系统。

一个现实系统根据研究的目的不同可以得出不同的同态模型，而对于结构和性能不同的系统，它们的同态模型的行为特征却可能存在着形式上的相似性。由此，不同的学科领域之间和不同的现实系统之间存在着系统同构或同态的事实，是各学科进行横向类比和建立一般系统论的客观基础。另一方面，针对同一个现实系统，尽管研究目的相同，由于研究方法、关注的层面和现象的不同，又可以构建不同角度、不同层面、不同集成度的模型。而即使在同一层面，同一角度，由于选择的要素和结构的不同，也存在着不止一个模型。

例如，在物理学中，关于光的本质就曾经有"粒子说"和"波动说"两种模型；天文学中，关于宇宙的起源也存在"大爆炸理论"和"稳态理论"两种模型。在医学领域，现代医学基于分子、细胞、组织、器官建立的人体描述体系与中医学基于脏腑、气血建立的基本理论，实际上是从不同层面、不同角度建立的人体模型。而在基于对整体层面的把握进行建模的中医学中，也存在着脏腑–气血津液精、六经、卫气营血、三焦等不同的同态模型。

模型方法是现代科学各个学科研究各自对象普遍采用的方法。现实系统通常具有多方面的特性，是极其复杂的。一般地讲，模型越复杂、越精细，对现实系统特性和内在规律的揭示就越全面、越准确。但从另一方面来讲，模型的复杂化、精细化，又增加了人们理解的难度。过于复杂的模型，常常会使人眼花缭乱，失去对整体的把握。因此，在科学研究中，人们总是根据研究的目的，在能满足需要的前提下，建立尽可能简化的模型，就是按"最简可适用"的原则建立系统的模型。

第 2 章　复杂性科学的兴起：科学开始直面生命的复杂性

近代自然科学基本上是在世界的简单性和自然规律的简单性的信念下发展起来的。直到 20 世纪 70 年代，还原论的分析、分解方法一直占据科学方法的主导地位。这种方法的特征是通过分析和分解的方法，将对象和问题归结为相对简单的问题加以解决。那些无法归结为简单系统的问题的，则不列为科学研究的对象。而那些不符合还原分析方法的人类知识体系则被当作伪科学或非科学排斥在科学之外。

然而，科学是在不断进步的。在科学发展的进程中，许多因过去科学的局限而无法理解、被轻易抛弃掉的人类理念和知识体系，由于其正确性或科学价值被证实，而被科学家们以一种新的方式重新纳入了科学体系。随着人类对自然界认识的深化，科学家们逐渐认识到，存在于我们周围的自然系统：植物、动物个体，人体系统，人脑系统，地理系统，生态系统，星系系统以及社会系统，无一不是组成要素种类和数量繁多、内部结构及相互关联复杂而又难于分解的系统。削足适履，把这样的复杂系统硬塞进简单性科学的框架内，用传统的分析和分解的方法，是不可能从整体上全面把握系统的行为和内在规律的。面对复杂系统的汪洋大海，科学如果不想放弃它揭示和利用自然规律的本能理念，就应当逢山开道，遇河架桥，引进新的更适合于研究和认识复杂性的方法和工具，拓展自己的疆域。由此，复杂性科学应运而生。

2.1　复杂系统的特征

"复杂"是我们日常生活中耳濡目染、再也熟悉不过的词语了，但复杂性成为科学研究的对象只是近几十年的事情。在科学发展的进程中，科学研究的方法经历了一个从低级向高级进化的过程。以静态观察和单因素分析为特征的近代科学方法，只适于研究一些相对简单的系统的相对简单的特性。以往，当科学不得不面对复杂系统时，总是把它分解为一个个相对简单的系统进行研究。而对于无法分解的系统，则是抛开其复杂的方方面面，抽取出人们最关心的方面或特性，把复杂系统的问题归结为相对简单系统的问题进行研究。

近几十年来，随着信息论、控制论、系统论这些新兴科学的兴起和计算机技术突飞猛进的发展，科学应对复杂问题的能力比以往有了长足的进步。另一方面，用简单系统的方法研究复杂系统在把握系统整体性能方面的局限性，也促使科学家从方法论角度进行反思。于是一门专注于应对复杂性的科学逐渐形成，人们开始直面系统的复杂性，开始按照复杂系统的本来面目对其进行研究，而不再简单地把它归结为相对简单的系统。

中国著名科学家钱学森先生 20 世纪 90 年代初，在《一个科学新领域——开放的复杂巨系统及其方法论》一文对系统所作的分类中，根据组成系统的子系统数量以及种类的多少和它们之间的关联关系的复杂程度，把所有系统分为简单系统和巨系统两大类。如图 2.1 所示。

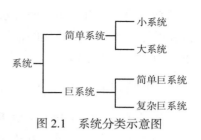

图 2.1　系统分类示意图

1）简单系统

简单系统是指不需要分层次或者说仅有一个层次的系统。通常组成简单系统的子系统比较少，它们之间的关联比较单纯。简单系统又可分为小系统和大系统，某些非生命系统，如一台机器，就是一个小系统。如果子系统数量相对较多（几十、上百），如一个车间或工厂，则可称为大系统。但这样的大系统的问题，往往是可以通过分解为各个子系统的问题加以解决。因此，它虽然"大"，还是相对简单的。计算机的出现，对于包含几百个子系统的系统，计算它们的演化行为也变得相对容易。因此，目前一些由几百个子系统组成的系统有时也被划归简单系统。

由此看来，判断一个系统是否简单，包含子系统的数量并不是最重要的。目前界定简单系统，通常是看系统的演化是否可以用牛顿力学的方法来刻画。而能够应用牛顿理论最重要判据则是看它是否满足叠加原理。

存在于自然界和社会中的现实系统，通常具有多方面的属性，与环境的关联关系也呈现为多个方面。原则地讲，没有一个是简单的。但当人们专注于系统某一方面的属性和关联关系，而忽略掉其他方面时，通常可以把它们抽象或简化成简单系统进行研究。目前人们通常这样理解简单系统：

（1）简单系统通常是人工系统或现实系统的一个简化模型。它可以包括从宇观的天体系统到微观原子在内的广泛的系统。

（2）系统包含的子系统的数目并不是判别简单系统最重要的条件，关键在于是否可应用分析方法。若子系统的数量达到几百个的规模，但可以通过计算机实际算出每个子系统的运动状态，也可以认为是简单系统。

（3）简单系统的子系统与系统之间满足叠加原理。子系统与系统之间的关系明确，可以从所有子系统的运动状态进行叠加，得到系统的运动状态；也可以从系统整体的运动状态通过分解，得到每个子系统的运动状态。系统整体就是子系统的叠加。

（4）简单系统没有层次概念。所有子系统的运动状态的总和就是系统的运动状态。对系统整体的运动状态的描述就是要描述所有子系统的运动状态。

（5）简单系统的状态变化是完全确定性的。给定系统的一个初始状态，可以准确地预测系统的未来，也可以准确地回溯它的过去。

完全由简单系统组成的"客观世界"是一个非常简单的世界。在这里没有任何随机性、没有演化，只有周而复始的运动。这就是牛顿体系给人们描述的世界。在这个体系中，世界是不变的，只要"上帝"在一开始"推动"了一下宇宙，整个宇宙就会不停地运动下去，既没有开始也没有结束，而且永远不会发生改变。随着科学的进步，在今天人们的眼里，世界远不是牛顿理论描述的情形。简单系统只是在科学发展的初期，人们对自然界中现实系统的一种简单近似。

2）简单巨系统

若子系统数量非常大（成千上万、上百亿、万亿），则称为巨系统。若巨系统中的子系统种类不太多（几种、几十种），且它们之间的相互关系又比较简单，则称为简单巨系统，如激光系统。简单巨系统由于子系统数目太多，且相互作用形式通常是非线性的，因此无法对每一个子系统的演化作出准确地描述，系统的整体性质不能从子系统叠加得出，只能在系统层面的整体进行描述。组分数目达到巨系统的规模，通常系统会涌现出一些相对于简单系统显著不同的特征。

由于从子系统层面过渡到整体层面的"涌现"现象，会使整体层面出现子系统所不具有的新的特性，由此，简单巨系统在不同层次对系统演化的描述是不同的。如热力学系统，在系统层次通常采用温度、压强、体积等物理量，而在子系统层次则要用分子的动能、速度等物理量。两类物理量分别只能描述各自层次上系统的性质。对于热力学系统中的分子无法谈论温度、压强；反之，对于系统整体也无法说动能、速度等。目前人们通常基于以下特征理解简单巨系统：

（1）巨系统通常有宏观和微观的层次划分，系统在这两个层次上的行为特性有质的区别，这是巨系统不同于简单小系统和大系统的重要特点。

（2）这类系统由于子系统数量众多，无法准确描述每一个子系统的运动状态。从子系统之间的相互作用出发，直接综合成整个系统的运动特性的方法是行不通的，即使使用巨型计算机也难以实现。

（3）简单巨系统不再适用叠加原理，即无法从微观层面的性质推导出宏观层面的性质。不同层面的属性通常是通过对每个层面的独立分析得出的。

（4）巨系统的统计理论说明巨系统中会出现简单系统中没有的现象，如自组织现象。

由于目前叠加原理仍然是探索自然绝大多数理论的基础，因此在大多数简单巨系统的理论中需要定量分析时，还经常采用叠加原理。由于子系统之间的关系简单，如果能找到宏观层次与微观层次之间的关系，则可据此作进一步的具体分析。在这种情况下，科学家们通过略去细节，用统计力学和热力学熵的方法来概括，取得了成功。这就是哈肯和普利高津建立自组织理论所用的方法，即从微观到宏观的统计综合方法。而如果找不到相互之间的关系，只能分别探讨两个层次上系统的变化特点与规律。而且在多数情况下，我们仅能在系统的宏观层次讨论系统的行为，无法深入到子系统层次，因此也就无法分析两个层次之间运动状态的关联关系。

3）复杂巨系统

在巨系统中，如果子系统种类很多（几十、上百、上千或更多），并且有层次结构，它们之间关联方式又很复杂（如非线性、不确定性、模糊性、动态性），这就是复杂巨系统。这类系统无论在结构、功能、行为和演化方面都非常复杂，在时间、空间和功能上都存在层次结构，以至于今天还有大量的问题并不清楚。如人脑系统，由于记忆、推理和思维功能以及意识作用，其输入—输出反应特性极其复杂。人脑可以利用记忆信息、推理信息以及当时的输入信息对环境作出各种复杂反应。从时间角度看，这种反应可以是实时反应、滞后反应，或者超前反应；也可能是虚假反应或者没有反应。所以，人的行为并不是简单的"条件反射"。人脑系统吸引了众多的科学家进行研究，其在细胞层次上的微观结构正逐渐被认识，但在宏观层次上表现出的思维、意识等极为复杂的整体功能，其机制仍不清楚。

　　显然，应对不同类型系统采用的方法与系统本身的特性、系统的规模和复杂程度是密切相关的。大系统理论不能用来解决巨系统的问题，简单巨系统理论用来对付复杂巨系统也无能为力。

　　复杂巨系统如果与环境存在能量、物质和信息的交换，则称为开放的复杂巨系统。钱学森先生认为，"开放的"不仅意味着系统一般地与环境进行物质、能量、信息的交换，接受环境的输入和扰动并向环境提供输出，而且还具有主动适应和进化的含义，能够通过进化更好地适应环境。开放的复杂巨系统广泛存在于现实世界，人脑、人体系统以及生态、社会系统均是这样的系统。

　　系统规模由小型、大型到巨型，随着组成要素的增多、相互关联的复杂化，通常会呈现出与简单系统不同的特征：

　　（1）非线性　线性与非线性是一对数学概念，用于区分数学中不同变量之间两种性质不同的关系。由此引申出了本体论和方法论层面的两种不同的思维方式：线性思维和非线性思维。线性思维认为，现实世界本质上是线性的，非线性不过是对线性的偏离或干扰。非线性思维则认为，现实世界本质上是非线性的，但非线性程度和表现形式千差万别，线性系统不过是在简单情况下对非线性系统的一种可以接受的近似描述。从方法论角度，线性思维认为，非线性一般都可以简化为线性来认识和处理。非线性思维则认为，一般情况下都要把非线性当成非线性来处理，只有在某些简单情况下才允许把非线性简化为线性来处理。因此，非线性作用是系统无限多样性、不可预测性和差异性的根本原因，是复杂性的主要根源。非线性思维是一种直面事物本身的复杂性以及事物之间相互联系的复杂性的思维方式，它力求按照事物的本来面目理解和把握研究对象。不可否认，在认识简单的事物时，线性思维有利于提高认识的效率，但是在认识比较复杂的事物时，如果仅为了追求一种简单性、效率性和因果性，而不按照事物的本来面目去研究、去认识，得到的认识只能是事物的一种假象。实际上，随着人类的思维模式由线性向非线性的转变，对自然和社会的本来面目的认识会越来越深刻。

　　（2）不确定性　不确定性是相对于确定性而言的，是对确定性的否定。在近代科学发展史上，以牛顿力学为代表的经典自然科学向人们描绘了一幅确定性的世界愿景，并且宣称在这幅愿景图中的空白之处或者不清晰之处只是暂时的，是等待人类去逐渐填充的领域。然而 20 世纪 60 年代以来，关于混沌现象的研究，打破了传统科学中把"确定性"与"不确定性"截然分割的思想禁锢。混沌理论通过大量客观现象和实验结果的研究，揭示出正是由于确定性和不确定性的相互联系和相互转化，才构成了丰富多彩的现实世界。著名科学家普利高津曾说："我坚信，我们正处在科学史中一个重要的转折点上。我们走到了伽利略和牛顿所开辟的道路的尽头，他们给我们描绘了一个时间可逆的确定性宇宙的图景。我们却看到了确定性的衰落和物理学定义新表述的诞生。"事实上，许多学科领域关于"不确定性"的研究都已经揭示了微观和宏观世界中不确定性的普遍存在。如量子力学中的海森堡测不准原则、数理逻辑中的哥德尔定理、社会选择理论中的阿罗不可能定理以及模糊逻辑等，这些都是不同学科领域将"不确定性"作为科学研究对象的依据。美国密歇根大学地质学家波拉克（H.N.Pollack，1936～）说："科学会因为不确定性而衰弱吗？恰恰相反，许多科学的成功正是由于科学家在追求知识的过程中学会了利用不确定性。不确定性非但不是阻碍科学前行的障碍，而且是推动科学进步的动力。科学是靠不确定性而繁荣的。"

（3）涌现性　涌现或称创发、突现，是指这样一种现象：多个低一层级的系统交互作用后产生了高一层级的系统，而这个高层级的系统展现了组成它的低层级系统所不具有的特性。Jeffrey Goldstein 把涌现定义为复杂系统在自我组织的过程中，所产生的各种新颖且具有一定稳定性的结构、模式和特性。复杂性科学把这种整体才具有而孤立部分及其总和不具有的性质称为涌现。涌现是组成成分按照系统结构方式相互作用而激发出来的结构效应。系统功能之所以往往表现为"整体大于部分之和"，就是因为系统涌现了新质的缘故，其中"大于部分"的就是涌现的新质。涌现是一种从低层次到高层次的过渡，是在低层次主体进化的基础上，宏观系统在性能和结构上的突变。涌现过程是新的功能和结构产生的过程，而这一过程是复杂系统主体与环境相互作用的产物。

（4）自组织性　自组织是指在没有外部指令条件下，系统内部各子系统之间能自行按照某种规则形成一定的结构或功能的现象。自组织理论是 20 世纪 60 年代末期开始建立并发展起来的一种系统理论。它主要研究复杂自组织系统（生命系统、社会系统）的形成和发展机制，即在一定条件下，系统是如何自发地由无序走向有序、由低级有序走向高级有序的。自组织理论汇聚了耗散结构理论、协同学、突变论、超循环理论、分形理论和混沌理论的主要思想内容。一般认为，系统开放、远离平衡、非线性相互作用、涨落是自组织形成的基本条件。自组织现象无论在自然界还是在人类社会中都普遍存在。一个系统自组织功能越强，其保持和产生新功能的能力也就越强。达尔文提出的"物竞天择，适者生存"，就可以看成是自然界中的生物通过生态系统的自身调节而达到的不同物种之间进化发展的自组织过程。

2.2　科学从追求简单性到直面复杂性的历程

按照热力学第二定律，整个宇宙将越来越走向无序，据此得出了著名的热寂学说。然而，这显然与宇宙生成演化的实际情况不一致，也与生机勃勃的现实世界相矛盾。达尔文的生物进化理论更是揭示出生物通过漫长的演化，从简单走向复杂，最终形成了今天有序而丰富多彩的生物世界的现实（如图 2.2 所示）。显然，物理学的定律与生物世界的现实是相矛盾的。

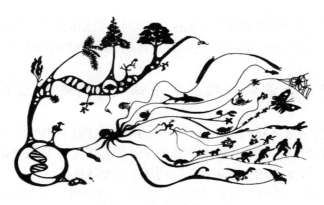

图 2.2　生物进化的历程

2.2.1　还原论的局限性：科学把世界完全归结为简单性的尝试的失败

还原论是把物质的高级运动形式（如生命运动）归结为低级运动形式（如机械运动），用低级运动形式的规律代替高级运动形式的规律的方法。还原论认为，各种现象都可被还原成一组基本的要素，各基本要素彼此独立，不因外在因素而改变其本质，通过这些基本要素的研究，可推知整体现象的本质。法国哲学家笛卡儿是还原论思想的奠基者，他的方法论思想经过牛顿到爱因斯坦历代科学家的补充和发展，经过四百年科学实践的检验不断完善，形成了还原论在现代科学体系中的支配地位。

按照还原论的观点，无论是物理世界还是生物世界均应遵从同样的规律，而且这些规律应该是简单的。研究生命有机体可以通过还原分析，逐步了解部分以便把握整体。一切生命现象和心理现象最终都可以被还原为物理、化学现象，因而原则上完全可以用物理、化学规律来说明。

在物理学领域，19 世纪初，人们还认为原子是宇宙的最简单构件，只要把原子的结构搞清楚，就可把握物质的性质。然而，后来的研究发现，原子是由更基本的"粒子"构成的，它本身也具有很复杂的结构。量子力学的诞生使人们彻底认识到，试图通过分析单个粒子的性质来了解多粒子系统的性质是行不通的。因为存在于粒子系统中的粒子所显示的特性和它单独存在时所显示的特性大不相同，就好像单独存在的手不具备附属于人体的手的功能一样。这就意味着，研究两个以上的粒子组成的多粒子系统就必须用整体的方法，把它们作为一个系统来处理。海森堡的"测不准原理"最终敲响了机械决定论的丧钟（图 2.3）：既然人们不

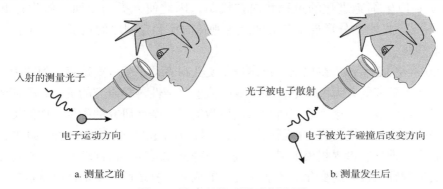

入射的测量光子

电子运动方向

a. 测量之前

光子被电子散射

电子被光子碰撞后改变方向

b. 测量发生后

图 2.3　海森堡的"测不准原理"

可能同时获得微观粒子的位置和动量的精确值，"拉普拉斯妖怪"也就不复存在。这样，以机械决定论为出发点的分析还原方法在微观物理学领域内的地盘也就丧失殆尽。

2.2.2　复杂性科学的兴起：复杂性成为科学研究的对象

与此同时，生物学家从新的视角对有机体的研究进展，同样给了机械决定论有力的一击。奥地利著名的理论生物学家贝塔朗菲在他的著作《一般系统论：基础、发展与应用》中深刻揭示了生物体不同于简单系统的几个主要特征：

（1）生物有机体是一个具有复杂结构的、不可分割的整体。它的整体属性并不等于它组成部分的属性之和。这就是说，那种企图把生命现象、心理现象还原为物理、化学现象的机械论方法在理论上是站不住脚的。

（2）生物有机体是一个开放系统，它可以通过内部的调节机制和环境进行物质、能量和信息的交换来保持自身的温度、新陈代谢的速度以及水和电解质的动态平衡。这样，当生物有机体在受到外界干扰时或从不同的初始条件出发，它都能够按照自己的"预定目标"继续生长下去。这就是所谓的等结局性。

（3）有机体是一个具有严格等级层次的系统，每一层次作为一个整体都有其特定的属性，这些不同的属性把一层次的系统与另一层次的系统区分开来。低层系统相互作用，从而构成高层系统，高层系统又构成更高层系统，最后形成一种中国套箱式的等级系统。

20世纪70年代，比利时物理学家普利高津（Ilya Prigogine）的耗散结构理论、哈肯的协同学、艾根的超循环论、托姆的突变论等相继创立，汇聚成了揭示复杂巨系统演化现象及内在规律的自组织系统理论。在这一阶段的研究中，科学家们采用的方法已经不再是还原分解的方法，而是整体研究方法，也就是说，他们开始在保持系统整体完整性的情况下，利用物理实验或数学模型、计算机仿真等手段研究复杂系统。

作为自组织理论的不同方面，耗散结构理论着重于探讨自组织出现的条件和环境，认为开放系统在远离平衡的条件下，通过非线性的相互作用和涨落而实现自组织；协同学则着重探索自组织的动力学问题，即自组织的内在机制问题，它阐述了系统中子系统如何通过协同作用形成有序结构。突变论从数学角度揭示了渐变和突变这两种自组织系统状态演变的不同形态；而超循环理论则是关于分子进化的自组织理论，它揭示了推动生物大分子到原生细胞进化的过程和内在机制，因此使人类向全面了解生命起源迈出了坚实的一步。此外，分形理论和混沌理论则从时序和空间序的角度研究了自组织的复杂性和图景问题。

进入20世纪80年代，在包括三位诺贝尔奖获得者盖尔曼、安德森、阿罗为主的一些物理学家、经济学家的大力推动下，一个专门从事复杂性科学研究的机构，圣菲研究所在美国的新墨西哥州成立。这个研究所后来被称为世界复杂性研究的中枢。他们提出的一些概念和方法，被认为"代表着一种新的态度、一种看问题的新角度和一种全新的世界观"。目前已经成为一种具有世界规模的科学思潮，一种文化运动，正推动着奠基在还原论基础上的科学发生着翻天覆地的变化。圣菲研究所的成立，复杂性、复杂性科学这些名称逐渐得到科学界的认可，并且迅速传播开来。圣菲研究所成立迄始，就树立了促进知识统一和消除科学与人文文化之间的对立，全面开展复杂性探索的宗旨。圣菲学派的研究者们虽然有不同的研究方面，但他们的研究对象、研究方法和工具是一致的。他们的研究对象是复杂系统，研究方法不是还原分解，而是超越还原论，把仿真、模型、隐喻和模拟方法引入到复杂性研究之中，并把计算机作为主要的研究工具。就像生物学中显微镜的使用、天文学中望远镜的使用引发的科学革命，计算机使复杂系统第一次成为科学研究的对象。而中国著名科学家钱学森，则在复杂性研究刚刚兴起的 20 世纪 80 年代，就敏锐地提出要探索复杂性科学的方法论。他认为研究开放的复杂巨系统必须采用新的方法，即从定性到定量的综合集成方法。

20 世纪的科学，一方面在传统科学的领域，从微观和宇观层面在深化着人们对世界本原的认识；另一方面，随着系统论、控制论、信息论、耗散结构理论、协同学、突变理论这些新的理论、新的方法的诞生，也从广度上拓展着科学的疆域。

作为"21 世纪的科学"，复杂性科学的兴起引发了对科学观念和思维方式的变革，它打破了从牛顿力学以来一直统治和主宰世界的线性理论，使科学从线性的、确定的、有序的传统领域扩展到非线性、不确定和无序的领域。原来认为不是科学或者科学难以企及的领域逐渐被纳入了科学的范围，科学的目标也从原来的追求简单性走向了现在的认识复杂性。随着宇宙、生命等现实系统复杂性被揭示，科学家们逐渐意识到，完全靠传统科学的分析和实证，人类可能永远也无法理解像宇宙和生命这样深邃而充满奥妙的现实系统。于是，科学家们在研究现实的复杂系统时，采用了一些以往不被认为是科学的方法，如隐喻类比和哲学思辨。今天，无论是从当代理论物理大师史蒂芬·霍金的"宇宙自足解"，还是在复杂性研究领域享有盛誉的美国圣菲研究所推出的关于复杂性研究的最新理论中，都可以不时地看到这种古老而又现代的人类认知和论证模式的影子。霍金更是预言："21 世纪将是复杂性科学的世纪。"由此，也带来了对以观察加思辨为特征的古代整体论科学的重新审视。当科学家用复杂性科学的新思维重新审视在中国古代一直兴盛不衰的中医、卜卦、占星、相面等古代科学时，他们发现这些近代一直被认为是伪科学或者是非科学的人类知识体系，其中包含着以分析为特征的还原论方法所不能理解的更加深邃的科学道理。

2.3 涌现：复杂性科学最重要的概念

涌现的理念对人类并不陌生，而是有着悠久的历史。中国古代思想家老子的"有生于无"的论断，便是对涌现性古老而又深刻的理解和表达。贝塔朗菲借用亚里士多德的著名命题"整体大于部分之和"来表达涌现性。在复杂性研究中，科学家们推出的最重要的概念就是"涌现"。自从复杂性科学的涌现理论兴起以来，已逐渐演化成刻画复杂系统组织生成的一个科学概念，引发了科学家广泛而深入的研究，它的性质也正在被人们逐渐认识。

2.3.1　涌现的特性及认识的可能性

　　复杂性科学把系统整体具有而部分或者部分之和所不具有的属性、特征、行为、功能等特性称为涌现性。系统中的部分遵循简单的规则，通过局部的相互作用构成一个整体的时候，一些新的属性或者规律会突然在系统的层面诞生。当我们把整体还原为各个部分时，整体所具有的这些属性、特征、行为、功能等不可能体现在单个的部分上。一个例子就是蚂蚁王国，蚂蚁的神经系统非常简单，只能进行简单的思考。然而大量的蚂蚁相互作用的时候就会形成等级森严的蚂蚁王国。研究证实，蚂蚁王后并没有直接给所有的蚂蚁下达命令，每只蚂蚁也不知晓要构建的整个蚂蚁王国的蓝图。每个蚂蚁只要能够遵循简单的规则交互，大量蚂蚁的行为就呈现出聪明、有序的分工合作，完成觅食、建巢等工作。蚂蚁王国就是在整个蚁群之上出现的一种"涌现"现象（图2.4）。

　　涌现广泛存在于自然界、动物和社会系统中，比如由简单水分子组成的形式各异的雪花（图2.5）、大量光子作用形成干涉或衍射图样、蜂群的采蜜行为、鱼群集体觅食和聚集行为、互联网上的舆论形成、交通网的拥堵形成以及不同经济系统的形成等。以复杂性研究著称的美国圣菲研究所明确提出：复杂性科学实质上就是一门关于涌现的科学，而涌现理论的核心问题是揭示系统层次涌现的起源和内在机制。

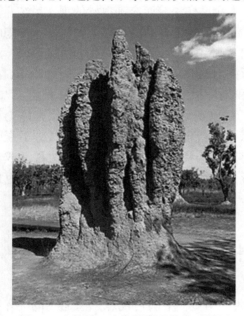

图2.4　白蚁塔：自然界涌现的典型例证

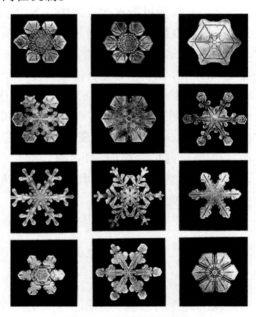

图2.5　雪花的涌现现象

　　涌现的产生至少要求系统具有如下特征：

　　（1）非线性。复杂系统中普遍存在的非线性相互作用，使系统具有了由"小原因"产生"大结果"的可能性；

　　（2）自组织。是指复杂系统的创造性、自生长与寻求适应性的行为；

　　（3）系统处于非平衡或远离平衡的状态。这种非平衡或远离平衡的状态增加了发生偶然事件的可能性，这也是涌现具有不可预测性的关键因素。

涌现理论可以说是在机械论与活力论、还原论与反还原论的长期论争中探寻和发展出来的一条中间道路。它抛弃了活力论的活力物质，但在某种意义上又保留了不可还原的生命特征和过程。基于涌现理论，系统的一个性质和行为被认为是涌现，当且仅当它不仅是低层次组分所不具有的，而且这一性质和行为不能通过还原得到解释。涌现是宏观层次所拥有的一种在本体论和认识论上不可还原的、根本的性质，也就是说，对系统整体层面的涌现的解释不可能通过向下还原而实现。向下的不可还原意味着向上的不可预测性，即在整体层面表现的功能、属性的不可预测性。这种不可预测性同样体现在系统进化的过程中，就是新事物或性质生成的不可预测性。

涌现是从低层次到高层次的过渡过程中，系统在性能和结构上的突变。在这一过程中，旧的性质中可以产生新性质。一旦把系统整体分解成为它的组成部分，这些性质就不复存在了。新性质的涌现是复杂系统的最大特点，各个要素组合在一起形成一个有机的系统，必然会涌现出其中单个要素所不具有的新性质。这种新性质的涌现，无须引入任何神秘因素来解释，因为恰恰是各部分之间的相互作用导致了新性质的产生。从复杂性科学目前的研究进展我们知道，不论何种类型的涌现，都具有如下的共同特征：

（1）涌现就是系统所具有，而其组成部分所不具有的新性质，即系统在宏观上表现的整体性，这是涌现最基本的特征。上一层次某些属性是从下一层次中涌现出来，具有与下一层次不同的"新颖性"，并且从低一层次的描述中不能推出也不能预言高一层次的新特性。正像不能从心理现象及其规律中推出道德现象及其规律，也不能从物理现象及其规律中推出心理现象及其独特规律一样。

（2）复杂系统的涌现性表现为"从简单中生成复杂"的新颖性。新颖性常常指进化过程中"新事物"的产生。现已存在的实体可能形成新的组合，产生新的结构，从而形成具有新性质和行为的新实体。因此，霍兰以"简单中孕育着复杂"阐释了涌现所蕴含的从简单到复杂的新事物不断生成的基本特征。一次次的涌现推动着系统从简单系统到复杂新系统的演化过程。

（3）涌现性表现为非迭代模拟的不可推导性和不可预测性。复杂系统的涌现具有不可预见性，因此研究者不能从微观层次的组成及其行为规则来演绎推导出复杂系统的宏观结构或性质。这种不可推导或不可预测的新颖性是复杂系统的典型特征。Mark Bedau 认为涌现的这种不可推导性和不可预测性源于微观层次大量非线性因果相互作用和情境相关性。正是由于微观层次大量非线性因果相互作用的聚集和迭代，导致并展示出宏观层次的涌现现象。复杂性科学目前是通过建立模型和计算机模拟，展示这种微观层次的因果相互作用的汇集和迭代来研究它们是如何涌现出宏观特性的。因此，在认识论上涌现是可以被认识的。

（4）涌现性表现为层次之间的一定程度的不可还原性。一个系统或其性质被认为是涌现的，当且仅当它不仅拥有低层次组分所不具有的性质及行为，而且这些性质和行为不能通过从它的低层次的组分及其相互关系的理解中得到完全的解释。此外，复杂系统的涌现行为及规律需要宏观层次理论解释的自主性，不可能被还原解释所代替。也就是说，用低层次规律不能完全解释和替代宏观层次规律。

复杂系统涌现的特性和规律的揭示从另一个角度证明，现代医学的还原分析方法，力求通过"分析-重构"最终从整体上把握人体的方法是行不通的。而在研究复杂系统涌现的过程中，科学家运用的计算机模拟方法也为医学研究从分析方法走向整体方法提供了一条新的途径。我们在后面的分析中将会看到，基于这种新的途径和方法，可能导致一种融合传统中医学和现代医学的全新的医学体系——整体医学的诞生。

2.3.2　涌现机制的探索

那么，复杂系统新性质涌现的内在机制是什么呢？涌现的机制实质上就是实现层级的跨越，即从局域的、低层次的行为主体到更高层次的主体整体模式的跨越。涌现机制揭示了复杂系统层次之间的因果关系脉络。

首先，复杂系统涌现表现的是宏观层次的独特行为和规律，对低层次具有一种下向因果效应。就是处于低层次的所有过程受到高层次规律的约束，并遵照这些规律行事。下向因果关系是涌现的一个基本特征，是对整体和高层次涌现性的一种具体表达和体现。

复杂适应系统理论正是强调并且在计算机上仿真了适应性造就复杂性和涌现性的过程。一旦低层级对象之间的相互作用进展到较高层次的全局性的功能，就不应仅将它看作是低层级对象之间的作用，而应看作是高层次的系统的属性和功能。适应性是复杂系统的基本特征，包括了系统对环境的适应性，或者说环境对系统具有约束，即下向因果力。"涌现"的各种典型特征如不可还原性、不可预测性等也正是由此而显现出来。

对于涌现的产生，霍兰提出的"受约束生成机制"揭示，低层次的系统组分之间通过局域作用向全局作用的转换以及组分之间的相互适应性产生出一种整体的结构，即一个新的层次，表现为一种涌现性质。这些新层次又可以作为"积木"，通过相互会聚、受约束以生成新的结构，即更高一层的新的系统和性质。由此层层涌现，不仅产生了具有层级的系统，而且表现出随进化"涌现"出的新属性、新事物、新组织层出不穷。

高层次对低层次的约束体现为低层次的要素必须适应外界环境刺激。低层次的要素为适应这一刺激而在形态功能方面所作的改变，形成了新的稳态结构，由此高层次的涌现的新特性便维持和稳定下来，成为系统的固有属性。而随着新特性不断涌现和高层级对低层级新约束的逐渐形成，低层级系统为适应这种约束将不得不持续地改变自身的结构和功能，由此，系统就由简单向复杂进化了。

20 世纪末以来，随着复杂性科学、计算机科学、生命科学和认知科学等交叉学科的迅速发展，涌现研究的方法也发生了根本的改变。科学家们开始把涌现看作一个黑箱，一种不必解释也不可能解释的对象，采用计算机模拟的方法，通过建立它的性态模型揭示它产生的内在机制。近年来对混沌现象、元胞自动机、遗传算法等的研究，科学家研究的着眼点已从涌现如何出现转变为涌现何以可能，从研究涌现的静态特征转变为研究它的动态过程。

借助计算机，复杂性科学家对涌现产生的机制进行了深入探索，并对神经网络、人工生命、生态系统等典型复杂系统的涌现现象进行了模拟研究。在这些研究的基础上，科学家给出了关于涌现的共同特征和标识：

（1）涌现是复杂系统的一种整体模式、行为或动态结构；

（2）涌现是一个自组织的层次跃迁过程；

（3）涌现具有迭代模拟的不可推导性或非迭代模拟的可推导性；

（4）涌现具有宏观层次解释的自主性。

随着涌现产生机制研究的深入，科学家们认识到，涌现虽然从严格意义上说是不可推导和不可预测的，但在模拟意义上却具有可推导性和可预测性。也就是说涌现是可以认识和解释的，在特定的条件和意义上，具有一定程度的可推导性和可预测性。

正如美国圣菲研究所明确提出的："复杂性，实质上就是一门关于涌现的科学。"只有弄清楚了系统中涌现现象的规律，才会真正了解这些复杂系统。目前，通过对神经网络、人工生命、生态系统等典型的复杂系统的涌现现象的模拟研究，已经形成了一些可操作的描述方法，建立了符合现代科学规范的涌现机制模型和理论，由此，也使涌现成为一个科学概念。

2.4 自组织：驱动系统演化的内在动力

组织是指系统内的有序结构或这种有序结构的形成过程，也就是"按照一定目的、任务和形式加以编制"的过程。组织过程和形成的组织结构具有以下显著特点：

（1）组织结构相对于组织前的状态讲，其有序程度增加，对称性降低。原来堆积在一起的杂乱无章的砖头被组织起来形成一栋房屋后，砖头的排列分布情况发生变化：相对位置确定，有序程度增加。一群人组织成一个团队后，每个人在团队中的地位和作用得到确定，个体间的相互关系发生了变化，并确定了上下级关系。

（2）组织过程是系统发生质变的过程，是系统有序程度增加的过程。系统的演化通常有两种方式：一种是量变，即系统的状态随时间连续变化，当时间间隔无限小时，两个状态之间的差别也无限小。如果可以用某种函数关系来描写系统状态随时间变化的规律，在量变过程中函数关系的形式是不变的。另一种是质变，系统的状态发生突变时，状态变量的取值以及相互间的关联关系都可能发生改变。

德国理论物理学家哈肯依据组织的进化形式把"组织"分为他组织和自组织两类。他把不能自行组织、自行创生、自行演化，不能够自主地从无序走向有序的组织称为他组织。他组织只能依靠外界的特定指令来推动组织向有序演化，从而被动地从无序走向有序。相反，自组织是指无需外界特定指令就能自行组织、自行创生、自行演化的组织过程，并能够自主地从无序走向有序，形成具有一定功能的结构。

他组织必须要有一个系统以外的组织者，通常有一个确定的目标。因此他组织实际上是组织者按照确定的目标实施的一个控制过程。组织者或者按照事前制定的组织计划，有条不紊地完成组织过程；或者是采用我们前面说过的负反馈控制的机制，通过多次基于目标差的反馈控制，最终达到组织的目标。通常，将被组织者不包括人的组织过程称为控制，如对人造的机器、设备、全自动生产线的控制；而将被组织者包括人的组织过程称为管理，如学校、工厂、公司的组织。

自组织则不同，系统出现组织结构的直接原因在于系统内部，主要取决于系统内部要素间的相互作用。如物种的进化，是由生物体内部的基因突变和遗传造成的。现实存在的系统不可避免地与环境有着各种各样的联系，每个系统的演化也都是在一定环境中进行的。因此，环境因素在演化中发挥的作用也是不可忽视的。通常说，外因是变化的条件，内因是变化的根据，外因通过内因而发挥作用。没有适当的温度，鸡蛋不能变成小鸡；而温度适当，并不能使石头变成小鸡。孵化出来的是小鸡还是小鸭，是由蛋的性质决定的，即系统的内因；而由蛋变成小鸡或小鸭，则需要环境的温度，即由系统的外因决定。因此，在自组织过程中，内因和外因是缺一不可的。

他组织理论就是传统的控制理论，主要适用于人工系统。人工系统通常是基于对控制与响应的关系的了解建造的能实现某种功能、响应机制的系统。成功的人工系统，在输入作用下，能做出恰当的响应，完成预定的任务。由于在现实系统中，尤其是像生命系统、社会系统这样的复杂巨系统，外界环境条件如何影响到系统内在结构而导致组织过程的机制不易搞清楚，由此产生了自组织理论。因此，自组织理论主要是研究复杂自组织系统的形成和发展机制，即在一定条件下，系统是如何自动地由无序走向有序，由低级有序走向高级有序的。自组织理论主要研究系统怎样从混沌无序的初态向稳定有序的终态的演化过程和规律。认为无序向有序演化必须具备几个基本条件：

（1）能够产生自组织的系统一定是一个开放系统。根据热力学第二定律，孤立系统的无序程度不可能减少。一个孤立系统，其演化结果必然是达到无序程度最大的平衡态。因此要想使系统朝着有序的方向发展，系统开放是必要条件。系统只有通过与外界进行物质、能量和信息的交换，才有产生和维持稳定有序结构的可能。

（2）系统从无序向有序发展，必须处于远离热平衡的状态。按热力学的定义，平衡态是孤立系统经过无限长时间后，稳定存在的一种最均匀无序的状态。根据普利高津的耗散结构理论：孤立系统在非平衡线性区即靠近平衡态的区域，系统演化的最终结果是到达平衡态，根本不可能形成有序结构。只有在远离平衡态的非线性区，才有可能演化成为有序结构。而只有在开放系统，由于环境的能量、物质和信息的输入和影响，才有可能推动系统的状态向远离平衡态的方向移动。在远离平衡态的非线性区，系统才可能形成有序结构。

（3）系统内部各子系统间存在着非线性的相互作用。这种相互作用不满足叠加原理，子系统之间的非线性的相互作用，会使得系统"涌现"出其中每一子系统所不具有的新性质，从而使系统由杂乱无章变成井然有序。显然，非线性相互作用是系统形成有序结构的内在原因。

（4）系统中某些状态变量的涨落或起伏是引发自组织过程的诱因。所谓涨落或起伏，通常是指系统中某些变量的状态相对于平衡态的偏离。基于前面所说的稳定性的原理，当系统由于某种原因偏离了平衡态时，涨落的作用通常是使其很快恢复到原来的平衡态。但当系统的状态处于远离平衡的区域，涨落启动的非线性的相互作用，可能使系统的状态跨越稳定状态的临界点，发生质的变化，跃迁到一个新的稳定的有序态。因此，涨落是引发系统自组织过程的最初驱动力。涨落主要是由于受到系统内部或外部的一些难以控制的复杂因素的干扰所引起的，带有随机的偶然性。然而，它却可以导致系统由无序过渡到有序，由一种有序结构转化为另一种有序结构，从而推动系统从低级向高级的演化过程。

上述这些条件是密切相关的。系统不向环境开放，就无法与环境进行物质、能量和信息的交流，其状态也就不可能远离平衡态。这种情况下，子系统之间的任何非线性相互作用不能使系统远离平衡态，系统的涨落也仅能起稳定系统在平衡态的作用，无法形成新的有序结构。没有远离平衡态，开放系统与环境的交互也仅能起到微扰的作用，难以使系统的状态发生质的变化。纵观科学发展的历史，以往的物理学是建立在线性相互作用的基础上，系统满足叠加原理。在这样的理论框架下，系统不可能形成耗散结构，任何计算分析也无法得出系统向有序结构演化的结果。因此，非线性相互作用的存在是系统发生质变的必要条件。涨落在开放系统中是难以避免的，但涨落对系统状态变化的方向并不具有倾向性。然而没有涨落，就难以使靠近平衡态的系统维持稳态平衡点，也难以使远离平衡态的系统跨越维系稳定的临界点而达到另一个新的稳态平衡。

2.5　复杂性科学应对复杂系统的方法和技术手段

复杂性科学的兴起，引发了科学观念和研究方法的巨大变革，它不仅对传统哲学本体论、认识论产生了重大影响，也对以还原论为特征的科学方法论带来了巨大的冲击。那么，复杂性科学如何研究复杂系统，在复杂性研究中，传统的科学方法又将发挥什么作用呢？

2.5.1　还原论的整合方法：分析基础上的重构

近代科学以来，分析还原的方法基本占据了主流科学的地位。基于这种方法，一个科学对象无论有多复杂，最终都要把它还原为最基本的组成元素。而对整体的把握，还原论的方法则是试图通过分析基础上的重构来实现。正是基于这种观念，400 年来的科学创造了一整套可操作的方法，应用于自然科学的各个领域，取得了巨大的成功。

还原论"分析-重构"的方法其实也是一种把握整体的方法，即所谓"分析-重构"的方法。也就是说，还原论不是为了分析而分析，为了分解而分解。应用这种方法，首先把系统从环境中分离出来孤立地进行研究；然后把系统分解为部分，把高层次还原到低层次。在对系统充分地分析和分解基础上，用部分说明整体，用低层次说明高层次。

系统科学在研究不太复杂的系统时在很大程度上使用的仍然是这种方法，不同的是在整体观指导下进行还原分析，通过整合有关部分的认识以获得整体的认识。这种方法对付简单系统乃至简单巨系统还是卓有成效的，但对于子系统种类众多、相互联系复杂，存在非线性的复杂巨系统，就无能为力了。把对部分的认识累加起来的方法，本质上不适宜描述整体涌现性。愈是复杂的系统，这种方法对于把握整体涌现性愈加无效。

复杂性科学是通过揭露和克服还原论的片面性和局限性而发展起来的。古代朴素的整体论没有也不可能产生严谨的现代科学方法，但却包含着还原论所缺乏的从整体上认识和处理问题的方法论思想。然而，复杂性研究既然也是科学研究，就不可能抛开数百年来行之有效的还原论方法，否则就会回到古代朴素的整体论。没有还原分析，我们对复杂系统的认识只能是直观的、猜测性的、笼统的，缺乏科学性。没有整体观点，我们对事物的认识只能是零碎的，只见树木，不见森林，不能从整体上把握事物。研究开放的复杂巨系统，科学的态度应当是以整体论方法为主体，有机地结合运用还原分析的方法。由此，对整体的把握将建立在严格的实证分析基础上，从而实现"还原论和整体论的辩证统一"。

正像系统哲学家拉兹洛曾指出的："传统的整体论和还原论两种思维都难免有不足之处：前一种用信念和洞察代替了翔实的探求，后一种牺牲了融会贯通以换取条分缕析。"这也就是说，还原和整合也是辩证地联系在一起的，单纯强调某一个方面都是片面的。近代科学崇拜分析还原，而且几乎把科学方法等同于分析，这就带来了它的机械性，成为形而上学的温床。而传统的整体论强调整体时又过分了，以至于它的"综合"往往成为深入研究的障碍。

由于分解和分析过程中的人为干预导致的"测不准"和重构过程因变量繁多带来的技术难度，"分析–重构"的方法，应对生物世界的开放的复杂巨系统遇到了难以逾越的障碍。要全面根本地把握复杂的生命系统，科学家不得不另辟蹊径。

2.5.2　传统的隐喻和类比方法进入科学的视野

既然采用分解和分析的方法无法把握复杂系统的内在规律，那就只能把它作为一个整体，按照它的本来面目进行研究。然而，在现实生活中，要一下子从整体上理解一个人们还不甚了解的复杂对象是很困难的。通常的做法是，找出这个复杂事物与人们已经了解的一种简单事物的某种相似性，通过隐喻和类比的方法，使人们达到对复杂事物的理解。隐喻和类比是古今中外小说、诗歌里常用的方法，也是古代科学里常用的方法。中医学里的许多理论就是通过被称为"比类取象"的类似方法建立起来的。

近现代科学的传统是追求逻辑性和清晰性，最好是能够被数学化和公理化。逻辑实证主义认为，科学必须能够被证伪，凡是不能被清晰表达，也就是不能被逻辑化、被证伪的东西，都不能称之为科学。在这种以往被科学界所认同的泾渭分明的科学划界标准下，隐喻和类比，虽然是人尽皆知的思维方法，却一直被排除在科学之外。而中医学一直被一些人认为不是科学，也与这一理念有关。

隐喻和类比，无论在东方还是西方，现代还是古代，均是人们熟知的认知方式。然而，它们作为科学方法用于科学理论的建立，不过是最近二十年的事情。美国圣菲研究所最早把它作为从整体角度研究复杂系统的方法而引入，作为对现实系统进行描述和动力学仿真的基本科学方法。

霍兰在他的《涌现——从混沌到有序》中指出："一旦我们注意到隐喻包括源事物和目标事物，就可以将科学创新中关于模型应用的讨论同隐喻的构造联系起来。（应该指出的是，这里使用的'隐喻'一词是广义的，在某些特例中也包括'明喻'和其他的'比喻'）。即使像'冰山，海上的绿宝石'这样简单的比喻，所反映的也远远超出了它的源事物——绿宝石，和它的目标事物——冰山本身。源事物和目标事物都被置于一个包含内涵和关联的框架中。隐喻引起这些关联构架的重组，扩大了与源事物和目标事物有关的概念。当所采用的隐喻恰当时，源和目标之间的相互作用将产生不同的、令人惊奇的、有趣的、感觉很畅快的关联和相互解释。"

隐喻是通过将源事物的某些特征作为"关联暗示"引申到目标事物而发挥作用的。这些暗示的基础是源事物与目标事物存在某种共有的相似性。这种相似性可以体现为组成元素及关联关系的相似性，甚至可以体现为某种意境的相似性。正是由于这种相似性，借助基于隐喻建立的目标事物的模型，人们就可以基于对源事物的理解，感悟及领会目标事物的特性。

复杂性科学中广泛地采用隐喻和类比的方法。在目前几十种复杂性科学的基本定义中，有十余种定义是采用隐喻和类比的方法来界定的，如蝴蝶效应、分形、人工生命、混沌边缘、自组织临界性、涌现等等。隐喻型复杂性概念主要通过隐喻、类比等方式来表述用精确语言难于表述的复杂事物和复杂现象。

复杂性科学在构建复杂系统的理论模型中，也往往采用隐喻和类比的方法。这种建模方法与理论物理学建立理论模型的差异，仅仅在于对模型结构的引进是靠科学家的构思还是基于对人们熟悉的系统的隐喻和类比。其后对模型的完善和验证过程是完全一致的。今天的科学，无论是对爱因斯坦的相对论、海森堡的量子模型、史蒂芬·霍金的极点理论、量子引力论模型，还是对霍兰的遗传算法、回声模型都是用同样的方法进行验证和评价的。我们后面将会看到，在中医学人体模型的建立过程中，基于阴阳、五行、八卦等基本理念的隐喻和类比发挥了重要的作用。

2.5.3　适于复杂系统建模的整体方法

任何系统，如果存在某种从微观描述过渡到宏观整体描述的方法，就标志着建立了该系统的基础理论。对于简单系统，关于它的要素的基本特性可以从自然科学的基础理论中找到描述方法，对元素特性的描述进行直接综合，即可得到关于系统整体的描述。对于简单巨系统，也具备从微观描述过渡到宏观描述的基本方法，即统计描述。对于复杂系统，由于微观组分类型繁多、数量巨大，相互关联复杂，复杂性科学研究表明，不存在从微观过渡到宏观的描述方法。

不能从微观过渡到宏观，并不意味着不能实现整体的综合。科学家们在对现实系统进行整体综合时，往往采用另一种解决办法：先跳跃到某种整体结构上去，然后反过来再寻找经验证据。也就是从宏观到微观、从整体到部分的方法。今天复杂性科学建立复杂系统的理论描述本质上也是采用这种方法，通过隐喻和类比，构造出复杂系统的整体模型，然后从微观层次寻找证据。

建构模型的目的是研究原型，而客观性、有效性是对模型的基本要求。反映原型本质特性的一切信息都应当在模型中表现出来，这样，通过模型研究就能够把握原型的主要特性。对于子系统种类和数量繁多、相互关联复杂的复杂巨系统，从整体建立它们的模型，往往需要对原型进行大大的简化，抽取出其主要特征，由此得到现实系统的简化模型。

通常，系统整体由部分或子系统构成，整体统摄部分，部分支撑整体，部分的行为受整体的约束、支配。因此，从整体层面构思系统的模型，以下几方面是首先要做的：

（1）全面地梳理系统具有哪些功能、属性，以确保建立的模型能体现这些功能和属性；

（2）确定系统由哪些要素或组分构成，这些要素或组分分别具有什么功能、属性，以及它们按照什么方式相互联系起来形成一个统一整体；

（3）进行环境分析，明确系统所处的环境和功能联系，系统和环境如何互相影响，环境的特点和变化趋势。

　　复杂系统在整体层面显示的功能与行为，有些依据对其低层次的要素及组分的了解是可以推断预测的，有些则是从对低层次要素和组分的了解而无法预测和推断的"涌现"。涌现在模拟意义上的可推导性和可预测性深刻地说明，对复杂系统下一层次的分析研究，虽然不可能从根本上认识上一层面的功能和行为，但对于从功能模拟的角度建立上一层面的模型还是非常有意义的。由此，将系统整体层面的功能与对系统下一层面的要素和组分的分析研究结合起来，对于合理地确定整体模型中的要素设置、组分划分有着重要意义。我们后面将会看到，在中医人体模型中，对人体内部机构的规定和划分就是基于对人体实体形态结构的观察结合从功能角度对人体生理病理现象的认识而建立的。

　　科学的基本目标是理解现实系统，而理解的目的则是对其更好地掌控。但在科学研究过程中，可能会出现这样的情况，我们对系统已经有了透彻的理解，然而却无法有效地掌控它。反过来，有时我们能够有效地掌控现实系统，解决所遇到的问题，但对其所以有效的原因和机制却一无所知。对比中西医两大体系对人体和疾病的研究就存在这样的问题，人们经常感叹：在很多情况下，西医能够理解疾病发生的原因和病理变化，却少有有效的治疗方法；而中医治好了病，却不知是怎么治好的。

　　与传统科学更注重对对象的理解不同，复杂性科学的方法论则把对系统的掌控放在第一位，不要求在完全理解系统后再研究对其调节和控制的方法。它甚至完全不去追求在还原分析的微观层次上的理解。它所建立的模型也常常与现实系统微观层次人们能观察到的要素、结构及其相互关联没有直接关系，但用它却能有效地把握系统，并能对系统的状态进行有效的调控。我们后面将要谈到，具有几千年历史、为中华民族的繁衍昌盛做出巨大贡献的传统中医学，其治疗疾病所依据的"理论"本质上就是这样的模型。

　　目前，复杂性科学的研究，通常都是在隐喻模拟的基础上建立复杂系统的模型。霍兰研究复杂适应系统的模型，就是采用这种方法建立的。他通过研究选择积木块和重组这些积木块的不同方法，建立起一些规则，用来创建易于理解的受某些规则支配的系统模型——回声模型。回声模型清楚地展现出被模仿系统中的复杂性及涌现现象。正是通过回声模型，霍兰清晰地解释了复杂适应系统如何演化、适应、聚集、竞争、合作，以及同时如何形成丰富的多样性和新颖性等。回声模型是使用很少的原理构建出极其优美的模型的典范。它以生动而翔实的图景，简单明了地再现了复杂性如何涌现和适应的过程。在此基础上，霍兰驾轻就熟，用隐喻的方法不断建构各种模型，从而揭示出隐藏在涌现现象背后的复杂性规律。

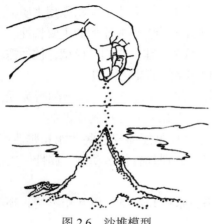

图 2.6　沙堆模型

　　帕·巴克则在自组织临界性这个隐喻性概念的基础上，建立了著名的"沙堆模型"（图 2.6）。沙堆是我们习以为常的东西，然而巴克却正是借助它建立了反映复杂性演化的模型。对沙堆模型的数据仿真表明，开放的、有多个自由度的、远离平衡态的动力学系统在临界态上运作，以阵发的、混沌的、类似雪崩的形式演化，并能够演化到一个稳定的自组织临界态。这个模型已广泛应用于诸如太阳耀斑、火山爆发、经济学、生物演化、湍流以及传染病的传播现象中。正是通过这个简单的沙堆模型，巴克揭示出复杂系统演化的秘密。

人工生命的研究者们研究人工生命这个复杂现象时使用的也是隐喻建立模型的方法。如朗顿在隐喻性概念混沌边缘的基础上，与其他学者一起探索人工生命生成演化的各种模型，如自繁殖细胞、自动机、鸟群模型、蚁群模型、Tierra 模型、Avida 模型、"阿米巴世界"等。通过这些模型，朗顿等科学家发现，生命的本质在于物质的组织形式而不是具体的物质本身；如果我们在某种媒质中创造出产生混沌边缘的条件，那么我们就可能在这种媒质中创造出生命来。

今天，当我们把隐喻和类比作为一种科学的方法，用复杂性科学带来的新的科学理念重新审视在中国有几千年历史的古老的中医学时，我们注意到，从古到今，隐喻和类比，中医称之为"比类取象"的方法，就一直在中医建立理论体系的过程中广泛地应用着。中国最早的医学理论巨著《黄帝内经》中就有"援物比类，化之冥冥""不引比类，是知不明也"的论述。中医理论中的各种模型体系，就是在阴阳、五行、八卦的比类取象的基础上，通过对人体基本生理病理现象的观察而构建的。这一理论体系几千年来一直有效地指导着中医学的临床实践，从这个意义上讲，很难说它比今天复杂性科学运用同样的方法建立的理论模型更不科学。

2.5.4　建立整体模型中分析定量方法和计算机模拟技术的应用

采用隐喻和类比的方法建立的模型，同样需要通过严谨的逻辑推理归结为对现实系统的预期，通过观察和实验进行验证。模型作为科学理论为科学界接受，同样需要实证的支持。其次，模型对现实系统各种现象及规律的揭示的深化和精确化，同样需要建立现实系统相对于模型的状态与现实系统可观测变量之间精确的定性定量关系。有时也需要借助定量分析、统计分析这些还原论科学发展的有效的数学方法建立这种关系，以便于利用模型准确地描述现实系统，利用模型分析准确地把握现实系统的状态。

任何系统都存在定性和定量两方面的特性，定性特性决定定量特性，定量特性表现定性特性。只有定性描述，对系统行为特性的把握难以深入准确。但定性描述是定量描述的基础，如果定性认识不正确，不论定量描述多么精确漂亮都没有用，甚至会把对系统的认识引向歧途。定量描述是为定性描述服务的，借助定量描述能使定性描述深刻化、精确化。定性描述与定量描述相结合，是复杂性科学研究的基本方法论原则之一。

成功地应用了定量化方法的系统理论表明，对系统的定性特性有了基本的认识，才能正确地确定怎样用定量特性把它们表示出来。在自然科学中，即使被公认为应用定量描述最完备的学科，至少它的基本假设也是定性思考的结果。而建立定量描述体系的关键，是在正确的定性认识基础上恰当地选择状态变量。

自牛顿成功地用数学公式描述物体运动规律以来，定量化方法越来越受到重视，获得极大发展。几百年来的自然科学一直将定性方法当作科学性较差的方法，当作在未找到定量方法之前不得不使用的权宜方法。但随着复杂性科学的发展，研究对象越来越复杂，定量化描述的困难也越来越大了。由此，复杂性科学要求重新评价定性方法，反对在复杂性研究中片面地追求精准化、定量化的呼声越来越强烈。

正是基于对定性方法和定量方法在复杂性系统研究中的作用和局限性的深刻认识，20世纪80年代，钱学森总结在社会系统、地理系统、人体系统、军事系统等4个复杂巨系统的研究和实践，提出了从定性到定量的综合集成法，确认了在复杂巨系统研究中应当将定性判断与定量描述有机结合起来的原则。

对于要全面地描述复杂系统尤其是开放的复杂巨系统的模型，即使相对于现实系统，模型的层次及所抽取的变量个数均作了大大简化，仍将是相当复杂的。不仅有定性的分析，也有定量的描述。遵循科学的原则建立模型，模型的正确性要求依据模型做出的预期与现实系统的观测相一致。因此，对模型的每一次调整，都需要大量的观测和验证。对于复杂系统，这意味着极大的工作量，完全靠人工的方式几乎不可想象。现代计算机技术以及基于计算机的知识工程、专家系统、人工智能和信息技术等的进展，为我们开辟了新的途径。我们可以根据系统的观测数据（包括各种统计数据），充分利用现代数学工具和各种建模方法建立起包括大量参数的模型。而这些模型也必须建立在对系统的实际理解和经验上，以保证模型的合理性和精确性要求，并且能确保经过计算机仿真、实验和计算，获得准确的定性定量结果。同时，也应当充分利用知识工程、专家系统等人工智能技术、信息技术，实现以专家体系为主，人-机结合的知识综合集成。这里的知识包括了经验知识和科学家的专业知识、定性和定量知识、理性和感性知识。将这种人-机结合的经验模型放在实践中进行检验，不断根据检验结果对模型进行修正。如此反复多次，模型与现实系统的拟合度将得到不断地提升。

今天，计算机和电子信息技术的飞速发展为复杂性研究提供了强大的分析工具。混沌现象的发现本身就是计算机应用的一个奇迹。在分形理论研究中，复杂的分形图也是由一些简单的算法通过计算机的反复迭代而产生的。如果离开了计算机，这些工作的完成都是不可想象的。在复杂性研究中，除了传统的微分方程和形式逻辑外，还用到特有的一些方法，例如，在不确定条件下的决策技术、综合集成技术、整体优化技术、计算智能、非线性技术、仿真技术等，这些方法也都离不开计算机。特别是仿真技术更是由于计算机的应用才出现的一门新方法。这种方法有别于一般的实验方法，它完全通过对模型进行仿真，因而成了科学发现和研究的重要方法，被广泛用于复杂性科学的研究中。其中比较著名的有人工生命、元细胞自动机、竞争-合作模型、多主体仿真工具 SWARM 等。在圣菲研究所对复杂性科学的杰出贡献中，霍兰的遗传算法、复杂适应系统理论、回声模型、朗顿的元细胞自动机、人工生命研究，帕·巴克通过沙堆模型对自组织临界性的研究，阿瑟对经济复杂性的研究，都是在计算机的支持下完成的。可以说，没有计算机就没有圣菲研究所现在的成就，也就没有当今复杂性研究的局面。因此，我们完全可以说，计算机是复杂性科学或复杂性研究最重要的技术手段。

第3章 自然科学与复杂性科学视野下的人体

人类，是地球上生命进化的最高级形式。科学在将人类对自然界的认识推向纵深的同时，也无时无刻不在关注着人类自身。古往今来，人类对自身的认识无一例外地会打上时代主流世界观的烙印。我们人类是什么？人类与它赖以生存的这个世界是怎样的关系？无论对于古代的哲人还是今天的科学，这些都是不得不面对的问题。

3.1　生物学和生理学揭示的人体

从生物学的角度，人类已经对人体自身有了基本的认识：构成人体的基本成分是细胞和细胞间质。功能和结构相似的细胞和细胞间质，有机地结合起来组成了具有特定功能的组织；各种组织又结合成具有一定形态结构和生理功能的器官，如皮肤、肌肉、心、肝、脑等等。器官组织的结构特点与其功能是相适应的。为完成某些生理功能而形成的多个器官、组织的总和叫系统。如口腔、咽、食管、胃、肠、消化腺等组成消化系统，鼻、咽、喉、气管、支气管、肺等组成呼吸系统。整个人体可分为若干系统，包括表皮、肌肉、骨骼、呼吸、消化、循环、泌尿、生殖、神经、内分泌和淋巴系统，表3.1列出了上述系统所包含的器官、组织及其主要功能。各个系统相互依存、相互配合、相互影响、协同作用，共同维持人体的生命过程。人体就是这样一个由许多器官和系统共同组成的完整的统一体，任何一个器官都不能脱离整体而生存。人体各个系统之所以能够密切配合、协调活动，是由于神经和体液的调节作用。

表 3.1　人体的系统及其所包含的结构与功能

序号	系统名称	包含的器官组织与功能
1	表皮系统	包括皮肤、头发、指甲、汗腺和其他外分泌腺
2	肌肉系统	参与身体各种动作的产生，维持姿势及产生热量
3	骨骼系统	包括身体的各种骨骼、关节与韧带，维持身体及其器官的结构
4	呼吸系统	由呼吸相关器官组成，主持呼吸，吸入氧气并排出二氧化碳
5	消化系统	通过胃肠道（包括口腔、食道、胃和肠）吸收营养并清除废物
6	循环系统	通过心脏、动脉和静脉使血液在全身循环，将氧气和营养物质输送到器官和细胞，并将废物带走
7	泌尿系统	由肾脏和膀胱等组成，过滤血液以产生尿液并排出废物
8	生殖系统	由性器官组成，发挥繁殖后代的功能
9	神经系统	通过神经和大脑收集和处理来自感官的信息，并支配肌肉收缩以引起身体动作
10	内分泌系统	调节和影响身体的功能
11	免疫系统和淋巴系统	保护人体免受病原体的侵害

人生活在自然界，不断与外界进行物质和能量的交换。细胞作为组成人体的最基本的生命单元，也是存在于一定的环境中，与环境不断进行着物质和能量的交换。但是，组成我们身体的绝大多数细胞没有直接与外界环境接触，不能直接与外界环境进行物质和能量交换（如图 3.1 所示）。这些细胞生活的环境是什么呢？

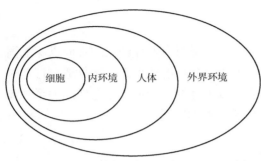

图 3.1　人体细胞与环境的结构关系

体液，是人体内以水为主要成分，其中含有大量离子和化合物的液体。人体的体液 2/3 存在于细胞内，成为细胞的主要组成部分——细胞内液；其余 1/3 存在于细胞外，又称为细胞外液，主要由血浆、组织液和淋巴液组成。为了区别于人类赖以生存的外界环境，人们通常把这个由细胞外液构成的环境称为内环境。假如我们取出身体内正常生存的一个细胞或一块组织，如果不提供特殊的环境，它很快就会死亡。但在内环境中，细胞为什么可以正常地生活呢？

研究表明，细胞外液是一种盐溶液。其中血浆中约 90% 为水，其余 10% 分别是无机盐、蛋白质以及血液运送的营养物质和代谢产物，如葡萄糖、激素、氧气和二氧化碳等。组织液、淋巴液的成分与血浆相近，只是蛋白质较少。在健康人体，细胞外液中主要成分的含量以及渗透压、酸碱度和温度总是保持在一定的范围内。细胞作为一个开放系统，可以直接与内环境进行物质交换，不断获取生命活动所需要的物质，同时排出新陈代谢产生的废物，从而维持其正常的生命活动（如图 3.2 所示）。而人体的内环境通过消化、呼吸、循环、泌尿系统的正常的功能活动，完成与外界环境的物质交换。

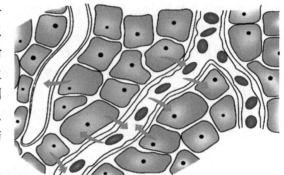

图 3.2　细胞与内环境的物质交换示意图

这就是生物学向我们展示的人体，是生物学和医学通过解剖学、组织学、生理学、细胞学以及相关学科的 300 多年的研究得到的对人体的基本认识。

3.2　科学正逐步揭示的人体奥秘

然而，自然科学，尤其是理论物理学的进步，一步步地在逼近一个现实，那就是：生物学和医学所揭示的仅仅是人的"躯壳"，是人显现为物质存在的部分。而实际上，在人的生命过程中，发挥作用的远不止这些看得见、摸得着的物质层面的东西。许多我们看不见、摸不着的东西，我们感受到它的存在，感觉到它在发挥作用，但今天的科学还不能够清楚地揭示它们究竟是什么东西。

3.2.1　神秘的经络与穴位

今天，起源于中国传统医学的针灸已传遍全世界，并且已经被现代医学接纳为重要的治疗手段。而在中医学中，针灸是以经络和穴位为基础的。在中医学中，人体有 14 条经络。在这些经络的循行路线上，分布着300多个有着不同名称的穴位。也存在大量的不处于这些经络循行路线上的穴位，在中医学称为"经外奇穴"。从古到今，中医学对这些经络的循行路线、这些穴位的位置均有明确的标示和图示。图 3.3 是始创于中国宋代（公元 1026 年）的针灸铜人，由宋仁宗诏令国家医学最高机构医官院铸造。铜人标有 354 个穴位名称，所有穴位的部位都凿穿小孔。体腔内有木雕的五脏六腑和骨骼。在当时，它既是针灸教学的教具，又是考核针灸医生的模型。

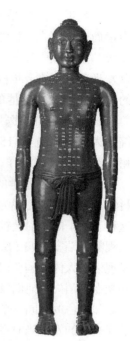

图 3.3　宋朝的针灸铜人

在中医学中，针灸的治疗作用远不局限于目前现代医学已经接受的"激痛点疗法"中"以痛为腧"的止痛。中医学的教科书中清楚地记载着每个穴位治疗适应证，这些适应证所及常常不局限于穴位所在的局部。如治疗眼疾的光明穴位于小腿外侧；治疗胃病、心脏和胸部疾病的内关位于前臂。中医师、针灸师从古至今，一直凭借古代医籍和这些教科书的指引，有效地治疗着形形色色的人类疾病。在针灸针刺入人体特定的穴位后，患者出现酸、麻、胀或者沿着一定路线传导的感觉，中医称为"得气"，意即触发了"气"的作用。对经络敏感人的测试表明，这种传导的感觉通常是与中医记载的经络的走行是一致的。而在中国流传数千年的气功中，道家"内丹术"的"小周天"就是由十四经脉中的任脉和督脉连接而成。受训者经过"百日筑基"的训练，一旦打通了"小周天"，就会出现一股暖气流沿着人体督脉和任脉循环运行的现象。如图 3.4 所示。

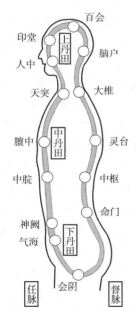

图 3.4　人体小周天运行图

那么，经络是什么？穴位又是什么？它们在人体是否客观存在，它们的存在是否能以科学认可的方式得到证明呢？自 20 世纪 50 年代，中国就开始了旨在人体内找寻经络的"经络实质"研究。然而，解剖学研究的结果表明，经络的走行与解剖学揭示的人体通道如神经、血管、淋巴均不一致，也就是经络既不是神经、血管，也不是淋巴管。20 世纪 70 年代，中国科学院生物物理所祝总骧教授通过对经络的电生理研究发现经络循行路线的电阻通常会低于周边，准确地揭示了人体经络线的分布位置，证实了古典经络图谱的高度科学性和客观存在。但低电阻可能只是经络的一种特征，而不是经络本身。2020 年，复旦大学的研究团队发表了研究论文《茶叶激发的人体红外影像显现经络系统》，首次公布了符合人体经络传统描述的系统性影像，让人们得以"看见经络"。而实际上，在看似不相关的领域，科学家们早在 20 世纪初就开始了对人体能量场现象的探索和研究。

3.2.2　人体辉光和人体能量场的研究

生物发出的光是一种生物能量场发出的光晕。只要高于绝对零度的物体都会向外辐射能量而"发光"，生物能量场的存在是毋庸置疑的，就像太阳发射能量，包括可见光、红外线、紫外线、X 光、伽马射线。而人体或其他生物体（包括植物）也是能量体，同样可以发光，这在数十年前就已经被现代科学所证实。通常，人的肉眼只能看到电磁光谱中 2%的可见光部分，其他的光谱段的光对人来说都无法觉察。

1911 年，英国医生华尔德·基尔纳医生采用双花青素染料涂刷玻璃屏时，意外发现环绕在人体周围宽约 15 毫米厚的光晕。这个光晕色彩瑰丽，虚虚幻幻，忽明忽暗，给人神秘莫测之感。就这样，人体辉光被首次发现。

现代生物光子学的研究表明，人体能够自发地发出电子和光子，产生肉眼看不见的辉光。科学家把人体辉光视为人体能量的表现，这种辉光通常很难测量。然而，当人体处于电磁场中，这种电光子的发射会被激发，并且能够被拍摄下来。这就是克瑞安照相术的原理。1939 年苏联工程师克瑞安夫妇（S. V. Kirlian）将被摄人体置于一个由高频高压发生器产生的高频电场中，发现活的人体周围会以一定的节奏发出彩色的光环和光点；而当一个人死亡一段时间后，光环和光点即消失。他们发现人体不同部位有不同的辉光，如手臂是蓝色的，臀部是绿色的，而心脏是深蓝色的。同一个人各部位亮度也不一样，如手和脚较亮，胳膊、腿和躯干要暗一些。克瑞安夫妇的发现当时在世界上引起轰动。1976 年前后，克瑞安发明了一种基于电磁技术的相机。这种相机拍出的人体辉光，在人的头部明显有一个像火焰似的光环，而且每个人的光环都具有其独特性。我们看到全世界对佛道神的塑画，头后都有一个光环，但是比人的要亮要大，颜色通常为金黄的。试想不是人类的祖先都看到了，怎么能画得如此一致？科学家经过多年的追踪研究，发现人体辉光的颜色、强度是人的内质，即道德、修养、健康、心情、运气等方面的综合体现。当人的内质发生改变时，辉光也会随着变化，生命轨迹也因此而改变。

科学家的研究发现，人体辉光的颜色和形状会根据人的部位、年龄、健康状况、生理和心理状况等发生变化。通常，人体头部的光晕呈浅蓝色，手臂却显青蓝色，手、脚的光晕亮度比胳膊、腿和躯干的光晕亮度要强。青壮年的辉光比老人和婴儿明亮，身体健康者比体弱多病者明亮，大多数运动员比一般人明亮。人在生病时，辉光会变得模糊暗淡，灰暗色说明病情严重。因此，根据人体发出的辉光信息，不仅可判断一个人的健康状况，还可以用来诊断疾病。人体辉光还会随情绪等大脑的活动而变化，如平静时为浅蓝色，发怒时为橙黄色，恐惧时为橘红色，说谎时多种色彩交替闪烁（图 3.5）。还发现人体辉光具有多种会随着时间变化的周期，包括 7 天、14 天、32 天、80 天和 270 天的生理节律以及昼、夜、周、月等生理节律。对一天来说，最低的光强出现在上午 10 点，最高的光强出现在下午 4 点，之后光强逐渐减弱。一个人从出生到长大，随着年龄的增长辉光逐渐增强，中年以后又日趋减弱。科学家进一步发现，人体辉光中光晕明亮闪光之处，正好与中医经络穴位图上标出的针灸穴位相吻合。这似乎在说明经络、穴位是不同于神经、血管、淋巴的另类的客观存在。许多科学家还对一些动物、植物进行了研究，发现这种辉光现象并非人类所独有，只要动物和植物在活着的时候，它们的身体都能发出这种超微弱光。人、动物和植物死亡后，这种辉光即随之消失。这种生物能量场光，显示出似乎与中国古代哲学和传统医学中的"气"有着某种天然的关系。一般人发出的辉光只有 20 毫米左右，在正常环境与条件下不易被人眼睛看到。但是练习气功的人，所发出的辉光很强，在黑暗处甚至可能显现为可见光。气功师常从百会、劳宫、印堂等多处穴位发出一般常人看不见的光，甚至在头顶和身体周围出现一些光环、光柱等，功力越高，发出的光环越亮。无论东方还是西方，均有报道有许多功能人具有"看光"的能力，通过人体发出的辉光预知病患、灾难和死亡。有很多普通人通过气功和冥想等方式达到了看见辉光或透视甚至观察到经络等能力。

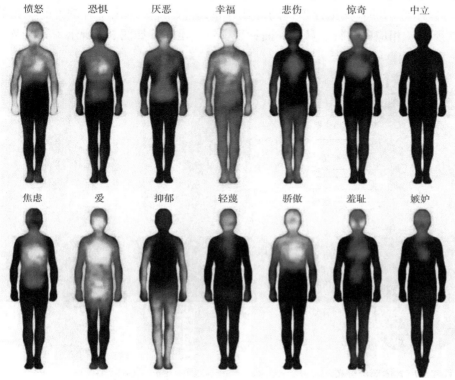

愤怒　恐惧　厌恶　幸福　悲伤　惊奇　中立

焦虑　爱　抑郁　轻蔑　骄傲　羞耻　嫉妒

图 3.5　人体辉光与情绪的关系示意图

彩图

　　最初的克瑞安照相术是利用高电压使物体的放电影像直接感光在相纸上的照相技术。因效果不稳定，不被科学界所接受。1995 年，俄国量子物理学家科罗特科夫的团队结合当时最先进的光学、数字电视矩阵和计算机技术，发明出第一个数字克瑞安照相术——气体放电显像术（GDV），实现了人体能量场光的稳定成像。

　　在 GDV 的电子图像中，健康或平静的人，能量场很强，且场的周边很圆润；情绪激动的人，能量场的周围会出现火花一样的尖峰；而当一个人身体出现问题、甚至病症时，他的能量场就会出现破洞、缺口等异常。不同的能量异常对应着不同的脏器系统，所以能够反映出问题的源头所在。图 3.6 是正常情况和负面情绪下人体能量场的对比图像。

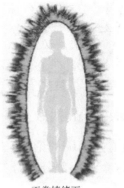
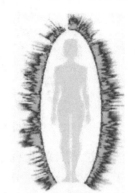

正常情绪下　　　　　负面情绪下

图 3.6　人体能量场示意图

科罗特科夫认为，通过对人体能量场的这种观察，可以及早发现身体的问题，甚至潜在的问题，及早治疗，以维护身体的健康状态。

3.2.3　生物体的全息现象

中医学的针灸疗法，并不局限于基于经络穴位的体针，还有基于耳穴治疗全身疾病的耳针疗法，而耳穴图标示的耳穴治疗疾病的区域分布，清楚地显示出蜷卧倒置的婴儿的形状，如图 3.7 所示。相应的头针、鼻针、面针、手针、足针（如图 3.8 所示）等以及它

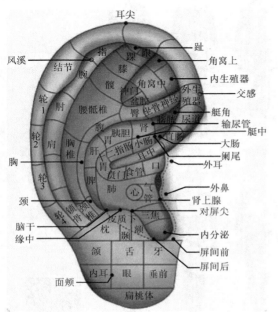

图 3.7　耳穴对应人体部位分布

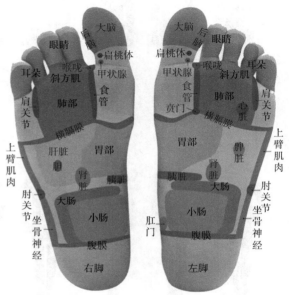

图 3.8　足底反射区图

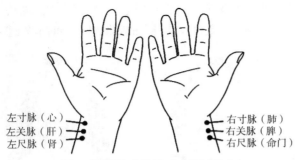

图 3.9　脉诊寸关尺对应脏腑分布

们相应治疗区域的分布也是如此。这些局部针灸疗法治疗全身疾病的有效性，显然揭示了像耳、鼻、手、足这些人体相对独立的部分与整体之间某种形式的确定性联系。而中医学通过诊脉（如图 3.9 所示）、察舌、察面辨病更是基于患者某一局部的表现出的蛛丝马迹，判断全身疾病状态的典型例证。实际上，远在公元前 5～前 4 世纪，现代医学的鼻祖希波克拉底，就此现象就有过精辟的论述："在身体的最大部分中所存在的，也同样存在于最小部分中。…… 这个最小部分本身具有一切部分，而这些部分是相互关系的，能把一切变化传给其他部分。"

1957 年，法国神经学家和医生保罗·诺吉尔（Paul Nogier）博士在《德国针灸和相关

技术杂志》上发表了《形如胚胎倒影式的耳穴分布图谱》一文，揭示了耳朵特定区域与身体特定器官和部位的对应关系。从此耳针疗法在德国开始流行，并流传到世界各地。1981 年，张颖清先生发表了他的成名之作《生物全息律》。这个理论认为，每个生物体的每一具有生命功能又相对独立的局部（又称全息元），包括了整体的全部信息。全息元在一定程度上可以说是整体的缩影。如人体上肢肱骨（上臂骨）、前臂骨、五块掌骨和下肢的股骨、小腿骨以及耳、鼻、手掌等都是全息元，都是人体的一个缩影。这种现象不仅存在于人体，也存在于其他动物，甚至植物。植物的全息现象，已从形态、生物化学和遗传学等多方面在自然界得到了证明。例如，马路边的棕榈树，它的叶子由蒲扇似的叶片和长长的叶柄组成。仔细观察叶子的外形并把它竖在地上与全株外形相比时，你会发现它们的外形是多么的一致，只是大小比例不同而已。同样可以看到，一只梨子的外形与它的整棵梨树的外形轮廓是相吻合的。

在植物的生化组成上，也有明显的全息现象。例如，高粱一片叶上的氰酸分布与整个植株的分布是一致的。在整个植株上，上部的叶含氰酸较多而下部的叶含氰酸较少；在一张叶上，也是上部含量多于下部。Mandelbrot 创立的分形理论更是将局部和整体形态的相似性拓展到了整个自然界。在没有建筑物或其他东西作为参照物时，在空中拍摄的 100 公里长的海岸线与放大了的 10 公里长海岸线的两张照片，看上去会十分相似。具有自相似性的形态广泛存在于自然界中，如连绵的山川、飘浮的云朵、岩石的断裂口、粒子的布朗运动、树冠、花菜、大脑皮层等。

显然，从现代医学对人体实体结构的揭示中，我们看不到任何局部与整体之间存在这种“全息”关联的联系通道。但中医学中基于这种关联的诊断的准确性以及治疗的有效性，又无可辩驳地证实着这些关联存在的现实。

3.2.4　形、气、神的统一以及“灵魂不灭”的科学证明

在中国古代哲学中，气是组成天地万物最基本的元素，其大而无外，小而无内，无处不在，无所不有。气聚而成形，宇宙间的一切事物以及发展变化，均是气的运行与变化的结果。在中医学中，气是构成人体和维持人体生命活动的基本物质，气藏于血中，可运行于血脉之外，可聚集于穴位之中。它在内维系脏腑功能，在外濡养皮肉筋骨，抵御外来的致病因素。当气不足时，人会感觉到全身乏力，呼吸、语言无力，语声低微；而在服用有补气作用的中药后，通常会感觉体力改善，呼吸、说话的力量加强，语声增强。显然，在现实中，我们会感到气的存在，但从现代医学的角度，它既看不见也摸不到。

在中医学中，还有一重要的概念，神。神在古代哲学范畴中，是指主宰宇宙万物发生发展变化的最根本的力量。中医学中的神，是人体生命活动的主宰，也是生命活动最根本的体现，对人体生命活动具有重要的统帅作用。神显然与人的精神意识活动有关，似乎也与中国道教、西方基督教中所说的灵魂有关。中医学中有“两精相搏谓之神”之说，认为它随男女生殖之精的结合而产生，而它与身体的脱离则意味着人的死亡。灵魂的存在以及与生命的关系，近年来从科学家对许多濒死体验的记录中得到了证实。

据英国《独立报》2014 年 10 月 7 日报道，由英国研究人员开展的一项医学研究表明，

在人死亡（心脏停止跳动）之后，生命其实并未停止，"灵魂"还在活动。研究人员在 2014 年前的四年里致力于对心脏骤停患者的经验进行分析。结果发现，有 40%左右的幸存者描述称，他们被宣布临床死亡时存在某种形式的"意识"。研究还获得了令人信服的证据，证明患者在心脏停止跳动后仍经历了长达两到三分钟的真实事件，且恢复知觉后患者能清楚回忆起发生过的事情。此项研究涉及来自英国、美国和澳大利亚 15 家医院的 2060 名患者，研究成果发表在医学杂志《复苏》上。

意识不灭定律的证据，现在已经可以给出很多。1990 年，盖洛普曾经做过一个问卷调查，结果是四分之三的美国人和半数的欧洲人相信人死后还有某些生命现象。世界公认的轮回研究权威、美国弗吉尼亚大学精神病学教授伊恩·史蒂文森教授花费 40 年时间，从科学家的角度调查收集了三千多例有关轮回的证据。史蒂文森的研究所也研究特殊的心灵现象，譬如灵魂出窍、幽灵现象、心灵沟通（ESP）和濒死经验等，研究的目的是希望以科学方法证明和了解意识在脱离肉体后能够单独存在。史蒂文森教授著作过 14 本有关轮回的专题书籍，发表了三百多篇关于轮回的论文，他的论文曾经刊登在美国医学学会的期刊上。主编认为史蒂文森的研究报告做得非常详尽，研究态度很客观，使用的方法也无懈可击，举出的案例除了轮回之外很难归结于其他原因。史蒂文森收集的符合科学实证的详实案例，从根本上动摇了现代医学一直秉承的"生命终结在死亡"的认知，为"离开肉体的意识存在及意识的连续性"提供了令人信服的科学证明。

除了斯蒂芬逊，西方有大量学者从事轮回学研究。比如美国迈阿密西奈山医疗中心主席，著名精神心理学医生布莱恩·韦斯博士（Dr. Brian Weiss）。他 1970 年获美国耶鲁大学医学院医学博士学位，曾在匹兹堡大学（University of Pittsburg）、迈阿密大学（University of Miami）任教，并从事临床心理医疗 30 多年。发表了大量的论文和著作，是现代精神心理学，尤其是轮回学的权威。此外，还有国际心理回归治疗学会副主席、美国著名精神心理医生瑞克·布朗博士（Dr. Rick Brown）。Alastair Bruce Scott-Hill 是一位致力于科学的专业工程师。他的著作《超自然现象是正常的：对轮回、超自然现象和你的不朽的科学验证》获得了新西兰 2016 年阿什顿–怀利文学奖。他按照符合科学规范的严格的实证标准，只收录具有可重复性的科学实验，作为研究轮回、超自然现象以及人类来世和不朽的可能性的基础。这本书是作者在大约 15 年前开始的个人探索之路的总结，但直到近年的研究有了科学突破才得以完成。这本书为相信创造者、来世、通灵者、媒介和超自然现象的公众提供了受欢迎的科学支持。

在中医学中，神由精、气、血、津液等物质滋养，又能反过来作用于这些物质。神具有统领、调控这些物质在体内进行正常代谢的作用。精、气、血、津液的充盛与正常滋养作用的发挥，物质转化与能量转化的代谢平衡，脏腑功能的执行及相互协调，情志活动的产生与调畅，宁静怡然的心理状态的保持以及延年益寿的养生，都离不开神的统帅和调节。神是有机体生命存在的根本标志，形离开神则形亡。在中医学最早的古典医籍《素问·移精变气论》中有"得神者昌，失神者亡"的论述，说明了神的存亡，对判断正气盛衰、疾病轻重及预后有重要意义。中医师在诊察患者时，如果患者目光炯炯，明亮灵活，神志清醒，思维敏捷，语言清晰，则称为"有神"或"得神"，表示正气未伤，脏腑功能未衰，即使病情较重，预后亦多良好。如果患者目光晦暗，瞳孔呆滞，精神萎靡，反应迟钝，呼吸气微，甚至神识昏迷，循衣摸床，撮空理线，手撒，遗尿，则称为"失神"或"无神"。表示正气已伤，病情严重，预后不良。显然，神作为一种不可视的存在，在人的生命活动中也是有迹可循的。

今天，随着理论物理学研究的进展，人类对世界本原的认识越来越接近于东方道教、佛教和古代哲学的理念。相对论揭示了能量与物质的统一性：物质是能量，能量是物质，物质和能量可以相互转换。如果我们将中国古代"气"和"形"的概念与爱因斯坦相对论所说的"能量""物质"联系起来，会发现这句话与中国古代"气聚则成形"所表达的涵义具有惊人的一致性。量子力学研究发现的"量子纠缠"现象，展现了微观粒子超越时空的关联关系，也为宇宙的整体性提供了事实依据（如图 3.10 所示）。从 20 世纪初量子力学的"靴袢假设"到当代理论物理大师史蒂芬·霍金的"宇宙自足解"，理论物理学家已普遍放弃了"宇宙是由一组具有基本性质的基本实体构成"的理念，代之以一种"自洽的"全新宇宙观。基于这种宇宙观，宇宙的每一任意大小的部分，都是由所有其他部分的整体组成，每一任意微小的部分，又包含了宇宙整体。从这个意义来讲，不仅生物是全息的，整个宇宙也是全息的；不仅人体是各组分密切相关的整体，整个宇宙也是万事万物密切关联的整体。

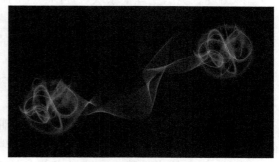

图 3.10　量子纠缠图示

在东方的古代哲学里，不仅物质和能量是可以相互转换的统一体，大到宇宙、小到宇宙中任意一微小的部分都有意识。意识和物质、能量均是可以互相转化的，它们都是和宇宙整体互相包含的。物质、能量、意识、宏观、微观、过去、现在、将来均是浑然一体，不可分割的。正是基于这样一种认识，与西方科学依据观察、推理的外向型认知模式不同，在东方从古到今一直存在一种向内、或向"吾心"求索的"内省"认知模式。

理论物理学对世界本原的认识，目前正接近一直被东方哲学把持的最后一个堡垒：意识的本质，意识与物质、能量的关系。越来越多的物理学家逐渐意识到，微观粒子，甚至所有的存在物都有可能具有意识；意识和能量，进而意识、能量和物质之间均是可以相互转化的，即宇宙实体同时体现了物质、能量和意识的特性，宇宙整体和其中任意微小的部分是互相包含的，宇宙本身是完全自足的。

人，作为这个星球上生命进化的最高级形式，是物质、能量和意识统一的最高级形态，是中国古代哲学视野下的"形气神"的统一体。现代生物学、医学已揭示的目前还基本上局限于"实体"的低级层面的结构与关联关系，超越人体有形结构的无形的结构和关联关系尚待揭示，而理解人体内部、人体与自然环境之间类似于"量子纠缠"所揭示的关联关系更加遥远。显然，目前的生物学与医学的发展远远滞后于自然科学，尤其是理论物理学。但越来越多的生命科学领域的科学家已经意识到，我们面对的人体是比现代医学和生物学所能揭示的要复杂得多的人体。

3.3　负反馈调节与人体稳态的维持

　　人类生活在自然界中，其所处的环境是异常复杂和变幻无常的。生理学的研究告诉我们，人的正常体温总是在 37℃上下波动，每天的波动幅度不超过 1℃；血浆 pH 值可在 7.35～7.45 之间波动；血浆中各种离子浓度的波动范围也很小，如血钾浓度仅在 3.5～5.5mmol/L 之间、血钙浓度仅在 2.25～2.75mmol/L 之间的狭小范围内波动。那么人体是靠什么来维持内环境的稳定呢？

　　1926 年，美国生理学家坎农提出稳态的概念：稳态不是恒定不变，而是一种动态的平衡。内环境的任何变化，都会引起机体自动调节组织和器官的活动，使其变化最终限制在狭小的范围内。目前普遍认为，人体内环境的稳定是神经、内分泌和免疫三大系统互相联系、分工合作、共同维持的。

　　随着科学的发展，稳态概念已成为生物科学的具普适性的基本概念。科学家们发现，在生命活动的各个层次广泛存在着稳态现象。例如，在分子水平上，存在着基因表达的稳态；在器官水平上，存在着血压、心率和心脏活动的稳态；在宏观水平上，生物种群数量的消长存在稳态现象，最大的生态系统——生物圈也存在着稳态。

　　自从 1948 年诺伯特·维纳发表著名的《控制论——关于在动物和机器中控制和通信的科学》一书以来，控制论的思想和方法已经渗透到了几乎所有的自然科学和社会科学领域。维纳把控制论看作是一门研究机器、生命、社会中控制和通信的一般规律的科学。

　　控制论对控制系统的研究撇开了形形色色系统的物理、化学、生物学方面的特性，纯粹从各种控制系统的基本要素、基本结构和控制的机制方面进行研究。运用现代控制论的方法对人体的研究表明，在人体内的细胞、分子、组织、器官及系统层次，都存在着成千上万的控制系统。甚至在一个细胞内也存在着许多精细复杂的控制系统，精确地调控细胞的各种功能活动。

　　在现代生命科学的架构中，有关细胞和分子水平的稳态调控，通常属于细胞生物学、分子生物学和生物化学等学科的研究范畴；而器官、系统水平以及整体水平的稳态调控则属于人体生理学的研究范畴。负反馈调节在人体内各个层次、各个部分的生命活动过程中处处可见，生命过程中几乎所有趋向目标的稳态维持都是以负反馈调节为基础的。生理学层面上，人类动脉血压的调节是一个典型的例子。当某种原因引起动脉血压升高时，对血压敏感的感受器的传入冲动就增多。这些信息经传入神经反馈到神经中枢后，心血管中枢便发出相应的控制指令反射性地抑制心脏和血管的活动，使心脏活动减弱、血管舒张，结果使血压上升受到限制。相反，当动脉血压降低时，又会反过来减弱感受器所受的刺激，使传入冲动相对减少，心血管中枢则会通过反射增强心脏和血管的活动，使血压回升。由于这种负反馈调节机制的存在，从而使血压保持在一个相对稳定的水平上。如图 3.11 所示。

在人体内，下丘脑作为内分泌系统的调节中枢。它通过使垂体分泌促激素，作用于其他内分泌腺促使它们分泌激素。若各种内分泌腺分泌的激素过多，激素进入血液后，反过来会抑制下丘脑和垂体的功能，从而使人体内各种激素的分泌维持相对稳定的水平。例如，肾上腺皮质激素过多会抑制下丘脑的促肾上腺皮质激素释放激素和垂体前叶的促肾上腺皮质激素的分泌（如图3.12 所示），性激素过多会抑制垂体促性腺激素的分泌，而血糖的升降则会反馈性地调节胰岛素和胰高血糖素的分泌等。这些均是在负反馈机制的作用下机体自动完成的。图3.13 显示了与血糖调节有关的负反馈调节机制。

正是由于人体内各个层次广泛存在的负反馈调节机制，使得生活在复杂多变的自然环境与社会环境中的人类，能够有效地应对环境变化对人体的干扰，维持人体内环境和各种生命指标的相对稳定，不致轻易发生疾病。

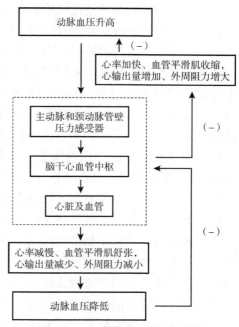

图 3.11　动脉血压的负反馈调节

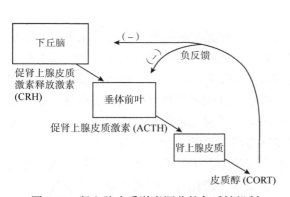

图 3.12　肾上腺皮质激素调节的负反馈机制

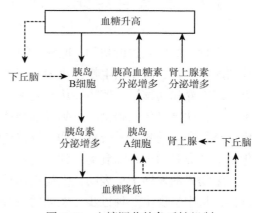

图 3.13　血糖调节的负反馈机制

这种平衡的稳定性表现于，外界干扰如果使系统的某个（或某些）状态变量发生了不大的偏离，那么其他状态变量对这一变量的作用，通常会使其向正常状态恢复。这就是我们每天都要经历大量的外界干扰，而并不经常发生疾病的原因。然而，人体内部维持这种稳态平衡的能力是有限的。也就是说，一个系统的稳定性总是相对于一定范围的干扰来说的。如果作用于系统的干扰过于强烈或持续，超过了系统维持稳态平衡的能力，即别的变量对这一变量的作用不足以使其恢复正常状态，那么反过来，它对其他变量的作用会使其他变量产生不同程度的状态偏离。由此，系统的状态会偏离原来所处的稳态平衡，这通常意味着疾病。

　　系统稳态结构的维持通常取决于与稳态结构相关的状态变量。这些状态变量的状态不同，稳态平衡的平衡点就会有差异。由此就有了处于同一病理稳态的不同患者出现的临床表现会有定性和定量的差异，而正常人类在特定条件下会出现的生理性稳态，在患者身上却表现出某些病理特征。采用现代医学方法检测的各种指标，其正常值范围通常是人体处于正常生理状态下这些指标稳定平衡点所处的区间，如血糖正常值是指人空腹时的血糖值，通常在 3.9～6.1mmol/L 区间。也就是说，在一天中尽管随饮食、运动等生命活动，人体的血糖会发生变化，但其空腹血糖总会保持在某个范围内（如 5.0～5.5mmol/L）。而发生疾病时这些指标的变化通常意味着患者的稳态平衡点发生了变化。如当空腹血糖超过 7.0mmol/L 时可诊断为糖尿病。这时，患者的血糖仍会随每天的饮食、运动等生命活动在一定范围内波动，但其空腹血糖则会稳定在超过 7.0mmol/L 的某个区间。显然，疾病在很多情况下意味着某些生理稳态平衡的平衡点的变化。

　　系统总是自动趋于稳态结构的。也就是说，只要系统的状态尚未达到某个稳态结构，则会处于不停地运动和变化之中。但稳态结构并不总是好的。难于治愈的疾病通常就是我们尽可能避免进入或想方设法要逃离的稳态结构。而采取适当的干预或治疗措施，促使系统的状态脱离病理的稳态平衡，向正常稳态平衡所在的方向移动或进入离正常稳态平衡更近的稳定状态，这恰恰是治疗和康复的目的。

3.4　具有自组织、自适应、自调节特性的复杂的人体

　　生物学的研究告诉我们，地球上的生命从最原始的无细胞结构的生物进化为有细胞结构的原核生物，从原核生物进化为真核单细胞生物，然后向不同方向发展而衍生出了真菌界、植物界和动物界。植物界从藻类到裸蕨植物再到蕨类植物、裸子植物，最后出现了被子植物。动物界从原始鞭毛虫到多细胞动物，从原始多细胞动物到出现脊索动物，进而演化出高等脊索动物——脊椎动物。脊椎动物中的鱼类又演化到两栖类再到爬行类，从中分化出哺乳类和鸟类，哺乳类中的一支进一步发展为高等智慧生物，这就是人。

　　生物界的发展历史表明，生物进化是从水生到陆生、从简单到复杂、从低等到高等的过程，从中呈现出一种进步性发展的趋势。一般说来，进化过程的进步具有如下特征：

　　（1）不同层次的生物形态结构逐步复杂化和完善化；与此相应，生理功能愈益专门化，效能逐步提高。

　　（2）从总体上看，遗传信息量随着生物的进化而逐步增加。

　　（3）内环境调控的不断完善及对环境变化的反应方式的发展，加强了机体对外界环境的自主性，提高了对环境变化的适应能力。

　　1859 年 C.R.达尔文发表《物种起源》一书，提出了"物竞天择、适者生存"的自然选择学说，创立了科学的生物进化理论。

　　在漫长的进化过程中，既有新的物种产生，也有原有的物种绝灭。各种生物在进化过程中形成了适应各自生存环境的形态结构和生活习性。同样，他们的后代通过遗传继承了亲代适应自然环境的某些特征，并把这些特征遗传给自己的后代。在经过几代

之后，这个物种逐渐发生了变化，具有了对环境适应性更强的特征，从而导致了一个新物种的出现。

进化是新的生物物种形成的过程，它是在漫长的时间里通过许多微小的变化积累起来的。然而今天，随着生物学在各个层次上对生命体认识的深入，随着生命体各个部分、各个方面的结构及功能被揭示出来，带着"物竞天择"进化理念的生物学家们反而感到越发困惑了：无论在器官、系统水平还是在细胞、分子水平，生命体各部分的构造及功能配合是那么巧妙，鬼斧神工，难道不这样，它们就不能生存吗？在过往的时代已经灭绝和今天由于工业发展、环境破坏濒临灭绝的物种，他们的结构和功能比能幸存下来的物种一定"落后"和"低劣"吗？如果不是，那么除了"物竞天择"的自然选择外，是否在生物体内部也存在着推动生物个体为适应环境而逐渐地改变自身的结构与功能的内在机制呢？

我们在前面谈到，人体乃至各种生物体内广泛存在的负反馈控制机制，使其整体和其中各个相对独立的部分具有了在不断变化的外界环境中维持状态稳定的能力。但系统整体和各个部分维持状态稳定的能力都是有限的，当外界环境变化对系统形成的干扰过于强大，使系统状态相对于稳定状态的偏离足够大，达到或超过一个临界点后，原有的稳态便被打破了，系统进入了不稳定时期。

脱离了原有的稳态平衡的系统，在组成系统的各个要素的相互作用及与环境的相互作用下，通常会向着能更好地适应外界环境的方向，不断地调整自己的结构和功能，最终与环境建立一个新的稳态平衡。也存在另一种可能：系统对其结构和功能的调整，总不能与环境建立新的稳态平衡，在正反馈机制作用下，越来越远离先前的稳态平衡，最终导致系统的解体。当然，从原来的稳定状态到新的稳态的过渡也可以是一种渐进的过程。在逐渐变化的外界环境作用下，系统不断地对自身的结构和功能进行调整以便适应。在这个过程中，系统缓慢但持续地改变了稳态的平衡点。处于新的稳态平衡的系统，通常会比原来的系统能更好地适应环境的变化。

生命系统的"进化"就是在对环境变化的适应过程中，不断地脱离原有的稳态，建立新的稳态的过程。在被动地和主动地适应环境变化的过程中，生命系统由于各部分之间的相互作用、生命系统与环境之间的相互作用，其内部的结构和功能会发生潜移默化的变化。这些变化通常会同步地改变生命体的基因，并通过基因遗传给后代，从而推动了生物物种的缓慢进化。从这个意义上讲，"物竞天择"只是对地球上能幸存下来的物种的筛选机制，未必是决定生物从低级向高级的进化过程的直接动因。

在一般系统论中，能在与环境相互作用条件下，通过自身的演化而形成新的结构和功能的一类系统，被称为自组织系统。在现实世界中，自组织系统无所不在：我们的宇宙是一个自组织系统，天文学的研究表明，它起源于150亿年以前的一次大爆炸。大爆炸之初，宇宙的温度非常高，密度非常大，随着它的迅速膨胀，逐渐冷却下来，30万年以后，宇宙冷却到一定的温度，具备了形成原子的条件。又过了10亿年，巨大的气体星云开始聚集，逐渐形成了我们今天能够观测到的由星系、星云、黑洞等组成的相对有序的结构……。我们地球所在的太阳系也是一个自组织系统，它是位于银河系中的一片由气体和尘埃构成的巨大星云，大约50亿年以前，在自身重力的作用下，逐渐聚集起来组织成了今天以太阳为中心，由包括我们地球在内的 9 大行星带着各自的卫星不停地绕太阳环绕的有序结构……。地球上所有生物及其生活环境共同组成的生物圈也是一个自组织系统。35 亿年以来，从地球上最初的有机物、生物大分子以至单细胞生物的出现，经过漫长的进化过程，组织成了今天拥有植物、动物多个门类、难以数计的物种的相互联系、相互作用、不可分割的生态系统……。

每一个生物体包括人类个体都是一个自组织系统。从受精卵开始的胚胎发育到出生，再到长大成人，就是在基因控制并与外界进行能量、物质、信息的交换中，机体自组织的过程。如图 3.14 所示。同理，我们人类大脑里的知识和思想也是一个自组织系统。从小学、中学、大学乃至终生的学习以及实践经历，就是我们每一个人所拥有的思想系统，在与外界信息的相互作用中不断进化、不断完善的自组织过程。

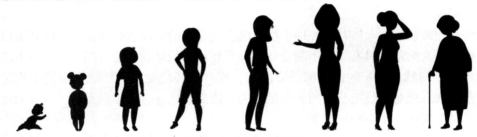

图 3.14　人的成长过程

人体作为一种典型的自组织系统，胚胎对亲代的复制、细胞的分裂繁殖、从婴儿到成人的生长以及人体应对外界环境变化所作的适应，都是不同形式的自组织过程。人体能利用从外界摄取的物质和能量组成自身具有复杂功能的有机体，并且在一定程度上能自动修复损伤和排除故障，以恢复正常的结构和功能；人体能针对外界的环境变化调整自身的功能状态，以维持人体内环境的稳定；人体能根据外界的环境变化和刺激，调整自身的结构，改变或强化人体的某些功能，对外界的变化和刺激做出适应。

人体的自调节特性也就是人体在外界环境变化中不断调整各部分的功能状态，维持系统稳态平衡的能力。如前所述，这一功能实现的基础是人体在长期应对环境变化的适应过程中建立起来的负反馈调节机制。体温调节、血糖调节以及人体内各种激素、电解质水平的调节均反映了人体这种自调节的特性。

人体的自适应过程是人体应对变化了的环境，调整内部相应部分的功能以至结构，建立新的稳态平衡的过程。一般地说，环境的变化、外来的刺激，最先启动的是人体的自调节功能。而变化了的环境的持续刺激，使得机体长时间处于一个不同于以往稳态平衡的新状态。机体内相关的结构及其功能基于"用进废退"的原则做出相应的改变，使得这一状态成为新的稳态平衡的平衡点。由此，机体对环境的变化做出了适应。长期生活在平原的人对高原环境的适应，来自不同地域的人群对一地习惯食物的耐受性，以及人体对各种药物的耐药性均是这种适应的反映。

当然，也存在这种情况，就是机体对某种新的环境因素尚未建立足够强大的维持稳态平衡的负反馈机制。这种情况下，这种外界干扰就很容易损伤机体内部的某些部分的结构和功能，将机体拉出正常的稳态平衡，从而导致疾病。疾病过程中，人体由各部分相互作用形成的自组织能力与外界致病因素及其对人体的损伤处于持续不断的抗争中。疾病的结局取决于外界致病因素（邪气）和机体修复损伤、恢复原有的稳态平衡的能力（正气）的力量对比。邪盛正衰，则机体很有可能进入正反馈的"恶性循环"，最终导致系统的解体，即死亡；若正邪相持，系统也有可能进入一种不同于正常稳态的病理稳态，就是转为一种长期的慢性疾病；正盛邪退，则系统修复被破坏的结构及功能，恢复原有的稳态平衡，即疾病痊愈。而在与这种致病因素抗争的过程中痊愈的人体，借助它的自组织能力已在体内建立了相应的反馈调节机制。下一次，同样的致病因素来侵袭时，机体负反馈调节机构就会即时启动，自动地维持系统的稳态平衡。这就是现代医学揭示的人体免疫系统应对各种病毒、细菌建立相应免疫机制的过程。

　　人，作为地球上生命进化的最高级形式，据科学家粗略地估计，我们身体内的细胞总数大约是 40 万亿～60 万亿个，其中脑细胞的数量大约为 100 亿个。每一个细胞都是一个结构复杂的子系统，因此人体是一个典型的复杂巨系统。种类繁多的细胞按照一定的结构组织起来，形成了形形色色的组织、器官以至系统。人体遍布着神经、血管、淋巴等多条无所不在、无微不至的网络，将各个层次、各个部分紧密联系在一起。细胞之间、组织之间、器官之间以及系统之间，通过这些网络或行使各自功能的过程中，有着广泛且无时不在的动态联系。这样一个系统不可谓不足够复杂。人体通过五官七窍、皮肤以及还没有被今天的科学所认知的其他感应和联通方式，与外界环境不停地进行着物质、能量和信息的交换。并在适应环境的过程中，通过不断地调整和完善自身的结构和功能，推动着自身从低级向高级的进化。人类个体生命延续的过程，就是在各个子系统之间、人体与外界环境之间相互作用中，人体生命活动形成的无数条因果关系链交织在一起的浩繁的因果关系网络。

　　显然，生物学、生理学、现代医学和传统的中医学所共同面对的人体，是一个不折不扣的开放的巨系统，是具有自组织、自适应、自调节能力的极其复杂的生命有机体。

第 4 章　中国传统医学：今天的科学才能理解的医学传统

　　在世界范围内逐渐得到认可的针灸只是中医学治疗技术的一个分支。今天，中医学中具有更广泛临床价值的辨证论治体系尚不能被主流医学所理解。究其原因，针灸是对传统中医理论依赖较少的治疗技术，很容易嫁接到现代医学的疾病医学体系上。而辨证论治体系则基于与现代医学完全不同的方法论。

　　今天，由研究简单性起步的自然科学开始走向复杂性科学时代。在生命科学领域，在基于观察和实验的传统生物学基础上，系统生物学的出现开始了对生命体的整合研究；而精准医学的兴起则标志着主流医学开始由疾病医学向个性化医学转变。实际上，无论复杂性科学采用隐喻、类比方法建立复杂系统模型的认知模式，还是精准医学基于人体个性化状态制定治疗方案的医学模式，在中医学这门具有悠久历史的古老医学中，一直作为核心的理念和方法广泛应用着。它们是比近代科学和医学的实验分析方法有着更悠久历史的人类认知模式和医学传统。

　　现在看来，几百年前的西方，在抛弃传统医学中"不科学"的成分建立近代实验医学的过程中，由于科学的幼稚，确实是把传统医学中更有价值的东西一起抛掉了。就像在给婴儿洗完澡倒脏水时，不小心将澡盆里的婴儿一起倒掉了。

4.1　司外揣内：与复杂性科学相一致的建模方法

　　传统医学是指现代医学兴起之前在不同的文明社会发展起来的医疗知识体系。世界卫生组织把传统医学定义为"传统医学是在维护健康以及预防、诊断、改善或治疗身心疾病方面使用的种种以不同文化所特有的无论可否解释的理论、信仰和经验为基础的知识、技能和实践的总和"。传统医学有多种，包括多个民族的草药医学、印度的阿育吠陀医学、希腊和阿拉伯的尤那尼医学等。其中最著名的有包括针灸等医疗手段在内的中医学。韩国、日本等东亚国家流行的传统医学则是与中医学一脉相承或起源于中医学的一部分，如日本汉方医学的渊源是中国汉代名医张仲景的《伤寒论》。

　　广义的中国传统医学是中国各民族医学的统称，主要包括汉族（中）医学、藏族医学、蒙古族医学、维吾尔族医学等民族医学。在中国，由于汉族人口最多，文字产生最早，历史文化较长，因此，汉族医学在中国以至在世界上的影响最大。人们通常说的"中国传统医学"，就是指在汉族中广泛流传及应用的医学。它不仅涉及健康、疾病、养生保健及疾病治疗方法的丰富的经验知识，更重要的是，它从方法论、理论、治法、方药诸方面形成了一套完整的体系。这恰恰是中国传统医学在世界传统医学之林中一枝独秀，历几千年而不衰的原因所在。即使在现代科学技术高度发展的今天，它仍放射出夺目的光彩。

今天，翻开中医学的任意一本教科书，首先映入人们眼帘的是对中医理论体系主要特点的介绍：中医理论体系的两个最重要的特点，一是整体观念，二是辨证论治。

中医的整体观念是中医学关于人体整体性及人与外界环境（包括自然环境与社会环境）整体性的观念。中医学认为，人体是一个有机整体。构成人体的各个部分在结构上不可分割，在功能上相互协调、相互为用，在病理上则相互影响。在更大范围内，人与自然环境、社会环境也是相互影响、不可分割的整体。人体无时无刻不在调整自身的结构与功能，适应外界的环境变化，而外界环境的变化也不可避免地对人体的健康状态产生作用与影响，成为许多疾病产生的原因，并成为在制定治疗方案过程中不可忽略的因素。

中医学关于人体内部结构的理论古称"藏象"理论，意为"脏藏于内，而形见于外"。显然，虽然在遥远的古代，中国的医学家就对位于人体内部的脏腑器官有一定的认识，但中医关于人体内部结构功能的理论，主要是通过"司外揣内"的方式推断、拟测而得来。

4.1.1　中医学的人体模型

"司外揣内"中的"外"是指人体各种生理功能的外在表现和发生疾病时表现出的症状、体征，"内"则指的是人体内在具有一定功能的机构及其出现病变时的异常变化。"有诸内者，必形诸外"，所以就有了《灵枢·论疾诊尺》所说的"从外知内"即"司外揣内"的方法。而这种方法恰恰是现代科学根据对系统输入输出的考察建立系统功能模型的方法。

基于这样的方法，中医学建立了以"脏腑–气血津液"为核心的关于人体内部结构的功能模型。在这样一个模型中，人体的内部机构主要有五脏和六腑。五脏包括心、肝、脾、肺、肾（含命门），其特征是"藏精气而不泻"；六腑包括胆、胃、小肠、大肠、膀胱、三焦，其特征是"传化物而不藏"。五脏、六腑的功能如表4.1、表4.2所示：

表 4.1　属于脏的器官及其功能

名称	主要功能	对应的人体结构及功能
心	主司泵血，通过血脉将气血及营养物质布散到全身，并主持人的精神意识思维活动	心脏的泵血，大脑的思维及人的意识活动
肝	主贮藏血液，主司人体气机的调畅，主风，与痉挛、抽搐以及眩晕等疾病过程中发生的类似"风"的行为有关	肝脏，血液，与情绪调节、感觉及运动相关的中枢神经系统
脾	主饮食和水液的吸收、转运，布散到全身，生成气、血、津液，并作为精的后天补充	小肠，消化腺的消化吸收功能
肺	主气，司呼吸，主宣发气及津液到体表，有驱除外邪的作用，肺气以清肃下降为顺	肺的呼吸功能
肾	主藏精，主骨的生长发育，生成和滋养骨髓、脑髓，是大脑功能的基础，主小便的气化，泌别清浊	肾的部分功能
命门	人体生命之门，元气蕴藏之地，人体生命的根本动力。命门寄寓命门火（也有称其为肾阳）。命门火有温暖脾胃，助饮食消化的作用；与性机能和生殖系统密切相关；有摄纳气作用，关乎呼吸的吸气功能	无相应的器官，又被视为肾的一部分

表 4.2　属于腑的器官及其功能

名称	主要功能	对应的人体结构及功能
胆	贮藏胆汁，助胃消化	胆
胃	主饮食物的受纳、腐熟	胃
小肠	主饮食物的吸收	小肠
大肠	传泄饮食物消化吸收后的糟粕	结肠、直肠
膀胱	主贮存和排泄尿液	膀胱
三焦	三焦对应体腔胸、腹、小腹三个部分	胸腔、腹腔

在这样一个结构的基础上，人体生命活动的维持有赖于一些基本的生命物质。这些物质主要包括气、血、津液、精、神。它们的主要作用及与现代医学相关物质的关系如表 4.3 所示：

表 4.3　人体基本生命物质及其功能

名称	主要功能	与现代医学相近概念的关联
血	运行于血脉，布散于全身，营养五脏六腑、四肢百骸	有形，涵盖了现代医学血液、淋巴等物质的概念及功能
气	弥漫于全身，大而无外，小而无内，具有推动、营养、温煦、固摄的作用	无形，现代医学中无类似概念。但其存在及是否充足，中医学是可以描述的
津液	行于血脉和水液通道，布散全身，发挥滋润、营养的作用	有形，类似于现代医学中的体液
精	是人体生命活动最根本的物质，也是人体各脏腑功能活动的物质基础。禀受于父母，并得到后天吸收的营养物质的不断补充	包含了现代医学中与生殖相关的精液，这部分有形可见
神	主宰人的生命活动，是人生命的最根本的体现。源于先天，受后天精、气、血的濡养	无形，现代医学无相应概念。与灵魂、意识、思维有关。有神、失神的状态，在中医学中可以通过临床表现描述

在中医学中，遍布于脏腑和四肢全身的通道被称为血脉，它是脏腑之间、脏腑与人体四肢、躯干之间物质、能量和信息传送流通的通道。血脉有主干和分支，细小的分支有如网络一样分布全身，无处不至。通过血脉的联通，人体所有的内脏器官、孔窍以及皮毛、筋肉、骨骼等组织紧密联结，形成一个有机的整体。在血脉中运行的气和血发挥营养全身的作用，同时转运代谢产物以排出体外。显然，中医学中的血脉，涵盖了现代医学血管、淋巴管及神经体液系统的部分功能。

这里，我们将联通脏腑和全身、运行气血的通道称为血脉，而没有采用中医学惯常使用的名称——经络。因为如前所述，有越来越多的证据支持：在人体内存在一种通道，沿它的循行路线上分布着数百个穴位，当采用某些方式（如针刺或点穴）刺激某些穴位时，会出现循经感传现象。这个经络虽然可能没有类似血管、淋巴管、神经的实体结构，但却可能是具有某种物理特性，用某些特定的方法或手段可以检测到的客观实在。而这里的血脉作为联结人体内各部分的通道，则是与中医的五脏六腑、气血津液类似的功能模型。

　　具有不同功能的脏腑、维持人体生命的基本物质以及联络脏腑间、脏腑与人体各部分间的血脉的整合，就形成了一个能完整描述人体基本生理病理活动的简化的人体功能模型。从五脏六腑的名称来看，显然中医学关于人体内部结构的模型是有一定解剖基础的，但这些脏腑与今天解剖学同名器官的功能比较却大相径庭。如中医学的心，包括了解剖学心脏的基本功能，同时涵盖了现代医学中枢神经系统的部分功能；中医学中的脾与解剖学的脾脏完全风马牛不相及。也就是说，与中医学中功能描述完全一致的解剖学器官在实际人体是找不到的。也正因此，基于近代科学的理念，很多人一直怀疑中医学的科学性。

4.1.2　中医学人体模型的科学性和实际意义

　　随着科学对自然界认识的深化，人们对科学的本质及其局限性也有了清醒的认识。今天，科学的目的不再是揭示世界的本来面目，而是通过建立功能模型的方法去理解和认识自然规律。由此，科学用于描述自然规律的模型，常常与自然界的真实存在大相径庭。基于统治了物理学界近 100 年的原子模型，自然界在微观层面是由原子核和围绕它高速运转的带负电荷的电子组成，原子核又是由带正电荷的质子及中性的中子组成。无论质子、中子还是电子，在倍数足够高的显微镜下都应当是可见的"粒子"。而随着量子力学的出现引发的"粒子说"的破灭，人们意识到，在微观层面根本不存在实体性的粒子，它们均是带有（或没有）极性的能量团（图 4.1）。也就是说，原子模型揭示的结构在现实世界是不存在的。但我们能据此就得出"原子模型是不科学的"结论吗？

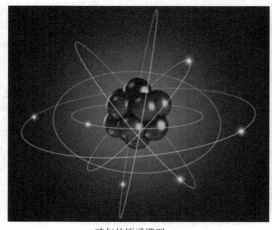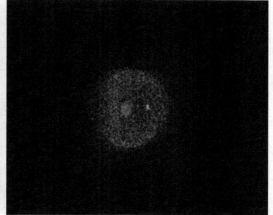

a. 玻尔的原子模型　　　　　　　　　　　　　　　b. 量子力学的原子模型

图 4.1　原子模型的历史变迁

　　我们今天流行的几乎所有科学理论均是有一天将被能更精准、更全面、更合理的描述自然规律的新理论推翻的过渡性模型。如果一个理论模型一旦被推翻，它就不再是科学的，那么也就没有什么理论能称得上科学。然而，基于与自然界本来面目不符的原子模型做出的许多科学发现和发展的应用成果，至今仍有着现实意义和实用价值。

　　由此，如果基于人们今天对科学本质的认识，把中医学对人体内部结构及其功能的描述视为与原子模型一样的功能模型，我们就不会苛求它一定要与解剖学实体结构相符，更不会就此怀疑它的科学性。基于这样一个理论模型发展的辨证论治体系，几千年来，一直有效地指导着中医学对疾病的诊断和治疗，创造了无数令今天高度发展的现代医学叹为观止的医学奇迹。基于复杂性科学与传统中医学建模方法的一致性，我们所能做的有价值的工作是引进复杂性科学成熟的建模方法和技术手段，依据模型所作的预期与真实系统呈现的实际情况的对比，验证模型拟合真实系统的准确性，并可据此对其与现实系统不符或不符合科学规范之处进行修改与完善。

4.2　阴阳学说：基于对立统一观念的模型分析方法

　　人体的脏腑、基本生命物质各自具有不同的功能。人体各个脏腑之间、脏腑与全身各个部分之间以及人体与外界环境之间存在着各种各样的关联关系。如何理解这些关联关系？如何基于理论模型，对脏腑功能异常导致的疾病过程进行有效的控制？为此，中医学引进中国古代流行的哲学观——阴阳五行学说，建立了独特的模型分析方法。

4.2.1　阴阳的概念及类比

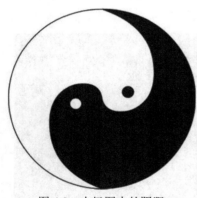

图 4.2　太极图中的阴阳

　　阴阳，在中国古代哲学中，代表着事物既相互对立又相互依存的两个方面。它既可以代表两相互对立的事物，也可以代表同一事物内部所存在的相互对立的两个方面。阴阳学说认为，宇宙间的任何事物，都包含着阴阳相互对立的两个方面，如白昼与黑夜，晴天与阴天，炎热与寒冷，活动与静止等等。阴阳两方面的运动变化构成了一切事物，并推动着事物的发展变化。所以《素问·阴阳应象大论》："阴阳者，天地之道也，万物之纲纪，变化之父母，生杀之本始，神明之府也。"图 4.2 所示是太极图中的阴阳。

　　一般地说，凡是活动的、外在的、上升的、温热的、明亮的、功能的、机能亢进的，都属于阳；沉静的、内在的、下降的、寒冷的、晦暗的、物质的、机能衰减的，都属于阴。例如，天在上故属阳，地在下故属阴；水性寒而下行故属阴，火性热而上炎故属阳；有形者为阴，无形者为阳；上升、向外为阳，下降、向内为阴；静者为阴，动者为阳；涉及人体的生命活动，则凡具有推动、温煦、兴奋作用的事物属于阳，凡具有凝聚、滋润、抑制作用的事物属于阴。

　　事物的阴阳属性并不是绝对的，而是相对的。这种相对性，一方面表现为在一定的条件下，阴阳可以相互转化，阴可以转化为阳，阳也可以转化为阴。另一方面则体现于事物的无限可分性。例如昼为阳，夜为阴；而上午为阳中之阳，下午则为阳中之阴，前半夜为阴中之阴，后半夜为阴中之阳。即阴阳之中仍有阴阳可分，无穷无尽。

　　阴阳学说认为，阴和阳两方面是相互对立、相互制约的。"热者寒之，寒者热之"则清楚地表达了寒和热这种相互对立和相互制约的关系。另一方面，阴阳又是相互依存的。任何一方不能脱离对方而独立存在。上为阳，下为阴，没有上就无所谓下，没有下也无所谓上；同样，没有热，就无所谓寒，没有寒，也无所谓热。阳依存于阴，阴依存于阳，每一方都以另一方存在为自己存在的条件。《素问·阴阳应象大论》说："阴在内，阳之守也；阳在外，阴之使也"，意即在外的阳是内在物质运动的外在表现，在内的阴则是产生机能的物质基础。如果阴阳双方失去了作为依托的对立一方，也就不再能生存和生长了。即"孤阴不生，独阳不长"。

　　此外，相互对立、相互依存的阴阳双方不是处于静止不变的状态，而是处于"阳消阴长"或"阴消阳长"的运动变化之中。例如四季气候的变化，从冬至春及夏，气候由寒逐渐变热，是一个"阴消阳长"的过程；由夏至秋及冬，气候由热逐渐变寒，又是一个"阳消阴长"的过程。就人体而言，各种机能活动（阳）的产生，必然要消耗一定的营养物质（阴），这就是"阴消阳长"的过程，而各种营养物质（阴）的新陈代谢，又必须要消耗一定的能量（阳），这就是"阳消阴长"的过程。在正常情况下，这种"阴阳消长"处于具有一定稳定性的相对平衡。如果这种消长超出一定的限度，不能维持平衡的稳定，便会出现阴阳某一方面的偏盛或偏衰，也就是疾病。

　　由于存在着阴阳的消长，事物的阴阳属性会向着相反的方向转化，阴可以转化为阳，阳亦可以转化为阴。如果说"阴阳消长"是一个量变过程的话，则阴阳转化便是一个质变的过程。《素问·阴阳应象大论》中"重阴必阳，重阳必阴"，"寒极生热，热极生寒"就是指的这种事物属性的质变现象。这种阴阳转化，在疾病的发展过程中是常常可以见到的。某些急性传染病，如中毒性肺炎、中毒性痢疾等，由于热毒极重，会大量耗伤机体正气。在持续高热的情况下，这些疾病的患者可突然出现体温下降、面色苍白、四肢厥冷、脉微欲绝等一派阴寒危象，即属于由阳转阴。若抢救及时，面色和脉象转平和，阳气得以恢复，病情又可出现好的转机。

4.2.2　阴阳学说的实际应用

　　在中医学中，阴阳学说作为一种重要的模型分析方法，被广泛运用在涉及人体的结构、生理功能以及疾病的发生发展过程的描述，并被用于指导临床诊断和治疗。

1）说明人体的组织结构

　　在中医学中，人体是一个有机整体，人体的一切组织结构，既是有机联系的，又可以划分为相互对立的阴、阳两部分。就人体整体来说，上部为阳，下部为阴；体表为阳，体内为阴；背部属阳，腹部属阴；外侧属阳，内侧属阴。以脏腑来分，六腑属阳，五脏属阴。五脏之中又分阴阳，心、肺属阳，肝、脾、肾属阴。具体到每一脏腑，又有阴阳之分，如心有心阴、心阳，肾有肾阴、肾阳。总之，人体上下、内外各组织结构之间，以及每一组织结构本身，虽然关系复杂，但都可以用阴阳来概括说明，正如《素问·宝命全形论》所说，"人生有形，不外阴阳"。

2）说明人体的生理功能

中医学认为，人体正常的生命活动，是阴阳两方面保持对立统一的协调平衡的结果。人体的生理活动是以属于阴的物质为基础的，没有阴精就无以产生阳气。而阳气推动的生理活动的结果，又不断化生阴精。如果阴阳不能相互为用，人的生命活动也就停止了。所以《素问·生气通天论》有说："阴平阳秘，精神乃治；阴阳离决，精气乃绝。"（阴阳处于相互制约又相互促进的稳定的动态平衡，才会有维持生命的源源不断的物质基础，生命活动才会生机勃勃，井然有序。而阴阳失去这种相互制约又相互促进的关联关系而相互分离，则维持生命活动的精与气则失去化生之源，生命也将停止。）

3）说明人体的病理变化

阴阳学说认为，疾病的发生，是阴阳失去相对平衡，出现偏盛偏衰的结果。疾病的发生发展涉及人体的抗病机能和致病因素两个方面。它们之间的相互作用与相互影响，都可以用阴阳来概括说明。人体的抗病能力有阳气和阴精两部分，致病因素亦有阳热和阴寒之分。阳热偏盛，损伤阴精，会出现热证；阴寒偏盛，损伤阳气，会出现寒证。阳气虚不能制阴，则出现阳虚阴盛的虚寒证；阴液亏虚不能制阳，则出现阴虚阳亢的虚热证。由此可见，尽管疾病的发生发展复杂多样，但均可以用"阴阳失调"来说明。

此外，机体的阴阳任何一方虚损到一定程度，常可导致对方的不足。即所谓"阳损及阴"，"阴损及阳"，以致最后出现"阴阳两虚"。如某些慢性病，在其发展过程中，由于阳气虚弱而累及阴精的化生不足，或由于阴精亏损而累及阳气的生化无源，都会出现这种情况。

4）用于疾病的诊断

中医学在诊断辨证过程中，首先要辨清疾病的阴、阳、表、里、寒、热、虚、实，即所谓"八纲辨证"。而八纲之中，阴阳为总纲，统领表里、寒热、虚实，即表、热、实为阳，里、寒、虚属阴。正确的诊断，首先要分清阴阳，才能抓住疾病的本质，做到执简驭繁。正如《景岳全书·传忠录》所说："凡诊病施治，必须先审阴阳，乃为医道之纲领，阴阳无谬，治焉有差？医道虽繁，而可以一言以蔽之者，曰阴阳而已。故证有阴阳，脉有阴阳，药有阴阳……设能明彻阴阳，则医理虽玄，思过半矣。"

5）用于疾病的治疗

由于阴阳偏盛偏衰，是疾病发生、发展的根本原因，因此，调整阴阳，补偏救弊，促使阴平阳秘，恢复阴阳的相对平衡，就是治疗的基本原则。如阳热盛而损及阴液者（阳胜则阴病），可损其有余之阳，用"热者寒之"的方法；若因阴寒盛而损及阳气者（阴胜则阳病），可损其有余之阴，用"寒者热之"的方法。反之，若因阴液不足，不能制阳而致阳亢者，或因阳气不足，不能制阴而造成阴盛者，则必须补其阴或阳的不足。这就是"阳病治阴，阴病治阳；益火之源，以消阴翳"的治疗原则，以使阴阳恢复新的相对平衡。

阴阳用于疾病的治疗，不仅用以确立治疗原则，而且也用来概括药物的性、味、功能，作为指导用药的依据。如寒凉、滋润的药物属阴，温热、燥烈的药物属阳；药味酸、苦、咸的属阴，辛、甘、淡的属阳。药物具有收敛、降逆作用的属阴，具有升举、发散作用的属阳。治疗疾病，就是根据病情的阴阳偏盛、偏衰情况，确定治疗原则，再结合药物的阴阳属性选择使用相应的药物，从而达到治疗目的。

4.3　五行学说：基于五行隐喻、类比的性态模型及相关分析方法

　　自然界的万事万物存在着极其复杂的相互联系、相互影响。人体内部的组织器官、人体与外界环境之间也是一样。如何理解这些错综复杂的相互关系和相互影响，进而有效地指导疾病的诊断和治疗过程呢？在中国古代，古人把宇宙万物根据其特征划分成木、火、土、金、水五大类，统称"五行"。并根据金、木、水、火、土五行之间相互资生、相互制约的关系，推演及解释宇宙间万事万物之间的复杂联系。如图 4.3 所示。

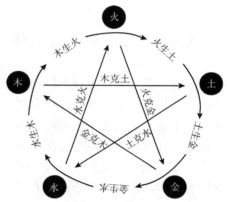

图 4.3　五行的相生相克

　　今天，通过隐喻和类比建立复杂系统的简化模型；通过对简化模型中简单事物间联系的类比，理解并解释复杂事物之间的复杂的关联关系，已经成了复杂性科学认识复杂系统的主要方法。而中医理论中的模型体系，就是在五行的"比类取象"的基础上，通过对人体基本生理病理现象的观察而构建起来的。五行学说在中医学中的意义就是通过五行的"比类取象"，说明人体内部、人体与外界环境间相互资生、相互制约的复杂的关联关系。

4.3.1　对事物属性的五行分类

　　古代中医学家运用"比类取象"的方法，将人体的脏腑组织，生理、病理现象，以及与人类生活有关的自然界事物，按照事物的性质、作用与形态，分别归属于金、木、水、火、土五行。这种用"五行"归纳事物的方法，说的基本上已经不是木、火、土、金、水五种物质本身，而是按其特点，抽象地概括出不同事物的属性。例如，木性的特点是生发、柔和，凡是具有这种特性的便称之为属"木"；火性的特点是阳热、上炎，凡是具有这种特性的便称之为属"火"；土性的特点是长养、变化，凡是具有这种特性的便称之为属"土"；金性的特点是清肃、坚劲，凡是具有这种特性的便称之为属"金"；水性的特点是寒润、下行，凡是具有这种特性的便称之为属"水"。医学上沿用的五行，也是这五种不同事物属性的概括。参见表 4.4。

表 4.4　自然界与人体要素的五行归属

自然界						五	人体					
五味	五色	五化	五气	五方	五季	行	五脏	五腑	五官	五体	五志	五液
酸	青	生	风	东	春	木	肝	胆	目	筋	怒	泪
苦	赤	长	暑	南	夏	火	心	小肠	舌	脉	喜	汗
甘	黄	化	湿	中	长夏	土	脾	胃	口	肉	思	涎
辛	白	收	燥	西	秋	金	肺	大肠	鼻	皮	悲	涕
咸	黑	藏	寒	北	冬	水	肾	膀胱	耳	骨	恐	唾

4.3.2　五行的生克乘侮关系

五行学说，主要是以五行相生、相克来说明事物之间的相互关系。相生，即相互资生和助长；相克，即相互制约和克制。五行相生的顺序是：木生火，火生土，土生金，金生水，水生木，依次滋生，循环无尽。相克的顺序是：木克土，土克水，水克火，火克金，金克木，这种克制关系也是循环往复的。自然界的一切事物的运动变化都存在着这种相互资生、相互制约的关系。只有生中有制，制中有生，相反相成，才能运行不息。没有生，就没有事物的发生和生长；没有克，就不能维持正常协调平衡状态下的变化和发展。

在五行相生关系中任何一"行"，都具有"生我""我生"两方面的关系，生我者为母，我生者为子。在五行相克关系中任何一"行"都具有"我克""克我"两方面的关系，我克者为我"所胜"，克我者为我"所不胜"。至于"相乘"和"相侮"，则属于事物发展变化的异常现象。相乘，即相克得太过，超过正常制约的程度。例如，木气偏亢，而金又不能对木加以正常克制时，太过的木便会去乘土，使土更虚。相侮，是相克的反向，又称"反克"。例如，正常的相克关系是金克木。若金气不足，或木气偏亢，木就会反过来侮金。

4.3.3　五行学说的实际意义及科学局限性

五行学说应用于中医学，就是用事物属性的五行分类方法和生克乘侮关系，通过"比类取象"的方法，解释人体生理、病理现象，并指导临床诊断与治疗。

1）说明脏腑的生理功能与相互关系

五行学说将人体的五脏分别归属于五行，以五行的特性来说明五脏的生理特点。如肝喜条达，有疏泄的功能，木有生发的特性，故以肝属"木"；心阳有温煦的作用，火有阳热的特性，故以心属"火"；脾为生化之源，土有生化万物的特性，故以脾属"土"；肺气主肃降，金有清肃、收敛的特性，故以肺属"金"；肾有主水、藏精的功能，水有润下的特征，故以肾属"水"。

五行学说还用以说明人体脏腑组织之间生理功能的内在联系。如肾（水）之精以养肝，肝（木）藏血以济心，心（火）之热以温脾，脾（土）化生水谷精微以充肺，肺（金）清肃下行以助肾水。这就是五行的相互资生关系。肺（金）气清肃下降，可以抑制肝阳的上亢；肝（木）的条达，可以疏泄脾土的壅郁；脾（土）的运化，可以制止肾水的泛滥；肾（水）的滋润，可以防止心火的亢烈；心（火）的阳热，可以制约肺金的清肃太过。这就是五脏的相互制约关系。

此外，人体与外界环境的五时、五气、五方、五色以及饮食五味等关系，也都可以运用五行学说来加以说明。由此，通过五行的隐喻、类比，深刻揭示了人体脏腑之间、人与自然界万事万物的相互关联关系。五行学说与阴阳学说互补，中医学将人体视为一个有机整体、将人与自然界视为一个有机整体的"天人合一"的观念得到了形象而具体的体现。

2）说明脏腑的病理影响

五行学说也可以用来说明在疾病情况下脏腑间的相互影响。如肝病可以传脾，是木乘土；脾病也可以影响肝，是土侮木。两种方式均可导致肝脾同病。此外，肝病还可以影响心，为母病及子；影响肺，为木侮金；影响肾，为子病及母。其他脏腑的病变也可以用五行生克乘侮的关系，说明它们在病理上的相互影响。

3）应用于疾病的诊断和治疗

人体内脏腑功能活动及其相互关系的异常变化，都可以从人的面色、声音、口味、脉象等方面反映出来。也就是说，从患者面色、声音、口味、脉象的变化，可以诊断疾病。基于五行的分类归属，五脏与五色、五音、五味以及相关脉象的变化有一定的关联关系。所以，在临床诊断疾病时，就可以综合望、闻、问、切四诊所得的信息，根据五行的所属及其生克乘侮规律，来推断病情。如面见青色，喜食酸味，脉见弦象，可以诊断为肝病；面见赤色，口苦，脉象洪大，可以诊断为心火亢盛。脾虚的患者，面见青色，为木来乘土，肝病克脾；心脏患者，面见黑色，为水来克火，水气凌心，等等。

疾病的发生和发展与五脏生克关系的异常有关。因此，在治疗时，除了对病变的本脏的直接治疗外，还应考虑借助脏腑间的关联关系间接治疗本脏的病变或对本脏病变可能波及的脏腑进行预防性的治疗。如《难经·七十七难》所说的"见肝之病，知肝传脾，当先实脾"，就是运用五行生克关系指导临床治疗的具体体现。后世医家运用五行生克乘侮的规律，制订了很多更为具体的治疗方法，如培土生金、滋水涵木、壮水制火等等。

五行学说作为采用隐喻和类比方法建立的简化模型，深刻地揭示了人体各脏腑、脏腑与人体各部分之间，人体与外界环境之间存在着错综复杂的相互联系和相互影响。其中蕴含的人体的整体性，包含人类在内的自然界的整体性无疑有着积极的意义。但这个简化模型太过简化了，远不能客观地反映人体、自然界的复杂性以及人体内部、人体与自然界相互关联的复杂性。基于五行类比对人体各部分属性、人体内部及其与外界关联关系做出的推论，难免会出现一些牵强附会、不符合实际的结论。这一方面，古代中国的医学家就有了清醒的认识。我们今天见到的中医学，其中腑器官的数目便不是五，而是六。涉及脏腑之间的关联关系，并未完全基于五行关联的推论，而只有那些与临床观察相符的部分被流传下来。如由肝气郁滞导致脾虚而出现食欲不振的情况，被认为是"木克土"；脾虚导致肾所主的水液代谢障碍出现的水肿，被认为是"土克水"。而基于五行关联导出的治疗原则，更是只保留了有临床价值的部分，如培土生金、滋水涵木等。也有些是通过"偷换概念"建立一套能"自圆其说"的解释，在中医理论中保留至今。如壮水制火中"水"通常是指肾，而这里的"火"则未必是心，而是阴虚导致的内热。

今天，复杂性科学建立模型、评估模型、改进和完善模型的结构功能，均是以其是否符合现实系统的实际情况为依据的。中医学中引入五行学说的重要意义是确立了基于隐喻、类比方法建立的模型在指导对人类疾病有效治疗的可行性。而基于对人体生理、病理活动的考察，不断地修正、完善这个模型，则为中医学的发展提供了广阔的空间。

4.4　辨证论治：基于模型的状态描述和调控体系

在中医学中，以脏腑-气血津液精为核心，建立了人体的功能模型；通过引进阴阳学说，建立了以阴阳、表里、寒热、虚实为纲领的八纲分析方法；通过引进基于隐喻和类比的五行模型，揭示了人体脏腑之间、脏腑与人体各部分之间，以及人体与外界环境之间的广泛的联系和影响。进一步便是如何基于模型描述人体各种病理状态，以及寻找针对这些状态的调节控制方法。为此，中医学引入了独特的"证候"的概念，而"证候"如何来描述人体的病理状态呢？

4.4.1　证候的本质：描述人体状态的状态变量

在现代科学中，要描述一个系统的状态，总是需要引入一组状态变量。中医学的证候本质上就是中医学为描述人体健康状态引入的状态变量。人体模型对人体状态的描述主要有两个层面：整体层面和脏腑层面。因此，描述人体状态的证候也被分为整体层面的证候和脏腑器官层面的证候。目前在中医学中，整体层面的证候包括气虚、血虚、阴虚、阳虚、气滞、血瘀、湿热、寒湿、痰湿、火热等；脏腑器官层面的证候则有心气虚、心血虚、肝气郁结、肾阳虚等。患者某一时刻出现的所有异常证候的组合，就完整地描述了该时刻患者的健康状态。

今天，整体层面的证候，气虚、血虚、阴虚、阳虚、气滞、血瘀等，已经被用于描述人体的体质。以此为参照系，中医学可以对个体的体质状态进行有效地辨识和调控，改善病态体质。由此，为现代医学无能为力的很多因体质差异导致的病变找到了有效的治疗方法。而更细致的脏腑层面的证候，从古到今，一直被广泛用于中医的辨证论治，形成了中医学独特的状态调控方法。这是现代医学在精准医学出现之前的几百年，一直未能涉及的研究领域和调控方法。

如对于五脏中最重要的器官心脏，为了表征它的功能状态，中医学引入一组状态变量：心气、心血、心阴、心阳、心血流动状况（有无瘀阻）、心火状况（有无心火），由此，就构成了心脏的状态空间。每一状态变量的取值通常有正常状态以及几种异常状态（证候）。如状态变量心气有正常、心气虚、心气大虚几种状态。每种状态，则是由一组可感觉或可观察到症状、体征定义的。如心气虚对应的症状群为：心悸怔忡、气短乏力、活动后尤甚、面色㿠白等；心气大虚则对应：心悸、多汗、气促、动则尤甚、神疲乏力、脉虚或结代等等。如表 4.5 所示。

表 4.5　心脏子系统的状态变量与证候的对应关系

状态变量	取值区间	证候名称	对应的基本临床表现
心阳 H_1	H_{10}	心阳正常	无异常表现出现
	H_{11}	心阳虚	心悸气短、畏寒肢冷、心胸憋闷作痛等
	H_{12}	心阳虚脱	突然冷汗淋漓，四肢厥冷，面色苍白，呼吸微弱，或心悸，心胸剧痛，神志模糊或昏迷，唇舌青紫，脉微欲绝
心气 H_2	H_{20}	心气正常	无异常表现出现
	H_{21}	心气虚	心悸怔忡，气短乏力，活动后尤甚、面色㿠白
	H_{22}	心气大虚	心悸，汗多，气促，动则尤甚，神疲乏力，脉虚或结代
心阴 H_3	H_{30}	心阴正常	无异常表现出现
	H_{31}	心阴虚	心悸怔忡，失眠多梦，潮热盗汗，五心烦热，颧红，咽干，舌红苔少，脉细数
心血 H_4	H_{40}	心血正常	无异常表现出现
	H_{41}	心血虚	心悸怔忡，失眠多梦，眩晕，健忘，面色苍白或萎黄，口唇爪甲色淡，脉细弱
心血通畅 H_5	H_{50}	心血通畅	无异常表现出现
	H_{51}	心血瘀阻	心胸憋闷疼痛，痛引肩背，并可向左上肢放射，唇甲青紫，舌有瘀点、瘀斑
心火状况 H_6	H_{60}	心火平和	无异常表现出现
	H_{61}	心火上炎	心烦、失眠多梦、面赤口渴、口舌生疮、小便短赤
	H_{62}	心火亢盛	烦躁、不寐、面赤口渴、神昏谵语等

这些状态变量的集合就构成了心脏的状态空间。如此，对每一脏腑、基本生命物质都引入一组表征其功能状态的适当的状态变量，所有这些状态变量的集合就构成了人体的状态空间。基于这样一批状态变量，中医学建立了每一状态变量的状态区间与人体可观测的症状、体征之间的对应关系。由此，临床上根据患者的症状、体征，就可确定每一脏腑、基本生命物质的每一状态变量是否偏离了正常状态，偏离的方向和程度，从而确定机体的状态。而整体层面的状态变量则描述了人整体层面的功能状态，也就是体质。

4.4.2　科学的必然：从"群雄割据"走向"大一统"的辨证论治体系

引入状态变量描述机体的状态，通过适当的干预措施影响这些状态变量，从而达到对机体状态的调控。显然，中医学对人体疾病状态的描述和调控，与现代科学对形形色色的系统进行描述与调控的方法是一致的，反而是现代医学的对疾病的描述与调控与现代科学的方法风马牛不相及。从这个意义上说，目前许多医学家和科学家持有的"医学不是科学"的说法不无道理。

借助于基于功能模型的状态描述，尽管我们不清楚疾病过程中人体内部器官组织确切的形态功能异常，还是可以通过对疾病过程中患者症状、体征的了解把握机体的状态，并采用相应的状态调控方法达到治疗疾病的目的。

在这个状态描述系统中，由于状态变量是基于人体模型的功能规定引入的，人体模型对人体功能描述的完整性，决定了状态变量系统的完整性；人体模型的结构化和严谨的逻辑性确保了引入的状态变量间的独立性。事实上，中医学在状态变量系统的完整性和独立性方面还是存在一些问题的，如以五脏六腑和气血津液精为核心的状态描述系统，无法表达外感病在人体内发生、演变的规律，于是，人们不得不对模型结构和状态变量系统进行拓展和补充。

《黄帝内经》中奠定的脏腑-气血津液精辨证体系之主要涉及人体基本的生理功能，可以描述这些功能发生异常时的病变，但用于描述外界致病因素引发的传染性和感染性疾病的发展传变规律和治疗规律却远不够用。汉代名医张仲景（约 150～219），为有效地应对当时大规模暴发的传染病，在拓展《黄帝内经》中太阳、少阳、阳明、太阴、少阴、厥阴六经的概念基础上，创立了描述外感寒邪引发疾病的发生、发展、传变规律及调节控制规律的六经辨证模型。由于明末清初与张仲景时代流行性传染病的特征显著不同，因而《伤寒论》建立六经辨证模型不能涵盖其发展传变规律和调节控制规律。清代名医叶天士（1667～1746）引入卫气营血-从表到里的人体层次，建立了描述外感温热病在人体内发生发展和治疗过程的卫气营血辨证模型。在叶天士之后，清代名医吴鞠通（1758～1836）将《黄帝内经》中三焦的概念引入到外感病的阶段划分，建立了表达外感温热病和湿热病在人体内发生发展和治疗过程的三焦辨证模型。由此产生了适用于外感热病的三个辨证体系，每个体系的每一证候有相应的症状、体征群对应。辨证论治体系这种"群雄鼎立"的割据局面持续至今。

不同类型的致病因素引发的疾病在人体的发展传变过程中有时会进入同样的状态。如感受风寒而化热而出现的阳明经证（属于六经辨证），与因感受风热传导入里而引起的气分热盛证（属于卫气营血辨证），二者的临床表现及治疗方法是完全一致的。而对同一类型的致病因素引发的疾病过程，尽管在不同的模型及状态描述体系下被赋予了不同的名称，但由症状/体征群变化反映的疾病的发展传变过程及治疗方法却是一致的。如风热引起的疾病可以用三焦辨证描述，亦可用卫气营血辨证描述。三焦辨证描述的上焦、中焦疾病与卫气营血辨证描述的卫分病、气分病尽管名称不同，其临床表现却基本是一致的。

由于几大辨证体系互不兼容，尤其是外感病辨证体系与脏腑-气血津液精辨证体系适应范围的差异，某类疾病通常只能采用相应的辨证体系进行辨证论治。对于素有内伤疾病的患者，当其新发外感时，由于没有统一的体系指导全面的辨证论治，中医学通常是先治好外感病，再治疗其素有的内伤病。这种治疗上的先后程序，在中医界似乎已经成为约定俗成的常规，以至于没有人怀疑其合理性。实际上，发生在同一人体内的外感病和内伤病之间常常存在着各种各样的关联关系。新发的外感病常常会使原有的内伤病恶化，而治疗外感通常采用的发汗解表方法，有时也会对原有的内伤病产生不利的影响。作为辨证体系涵盖范围不足的补充，以往中医学在治疗外感病的辨证体系中，通常会有一些同时应对患者体质偏颇的治疗办法，如有感冒兼气虚、血虚、阴虚、阳虚、气滞等特定的治疗处方。

但疾病过程中患者的病情千差万别，这种"打补丁"的方法显然不是基于统一模型的综合分析基础上的全面的应对方案。我们经常会看到，患有严重内伤疾病的患者，当并发外感病时，单纯采用常规针对外感病的治疗方法效果并不理想；而若因外感而中断了针对内伤病的治疗，待治好外感病后，患者原有的内伤病却常常加重了。从中医学的角度，有些治疗内伤病的干预措施，对外感病初期的治疗会产生一定的不利影响，如外感初期病在体表时，不适合大剂量使用降气通便药，有引邪内陷，出现结胸证的风险。虽然中医学也有"急则治标，缓则治本"的治疗原则，但基于统一的模型和状态描述系统，考虑到外感证候与内伤证候间的关系制定综合的治疗方案，才是治疗的最佳选择。基于这种思路制定的治疗方案，只要解表药和降气通便药比例得当，会使在外的表邪得解，气顺便通，却不会有引邪内陷之虞。

由于脏腑–气–血津液精辨证体系不足以应对感染性疾病的状态描述和治疗分析，才有了这三个辨证体系的出现。类似的现象在自然科学中并不鲜见。在理论物理学中，曾经有过两个互不相容的理论并存的时期：描述大尺度宇宙的广义相对论和描述微观物质结构的量子力学；关于光的理论，也有过"粒子说"和"波动说"的争执。但从科学发展的趋势来看，这种现象随着科学的发展，已经或终将会被"大一统"的结构化的理论所替代。如果我们把中医看作一个科学的体系，那么由一个"大一统"的结构化的人体模型以及与其相适应的统一的辨证体系代替互不相容的四个体系，也将是中医学发展的一种必然。

4.5　审证求因：与人体模型相适应的病因模型

人生活在自然界和社会之中，与它所处的环境形成一个密切相关、不可分割的整体。外界环境的变化如果超过了机体的自调节、自适应能力，即可导致机体的状态偏离正常的稳态平衡。可以引发疾病的致病因素包括物理的、化学的、生物的、心理的因素；从作用方式上包括持续的、随机的、累积的方式。有些致病因素的发现有限于科学技术的发展水平和人类对人体认识的深化程度；有些疾病则是多种因素在不同时序综合作用的结果。

对这些致病因素本身及致病作用的研究，对于消除病因、预防和治疗这些致病因素引发的疾病无疑是必要的，这是现代医学应对致病因素的主要方法。但即使是具有实体的致病因素，如细菌、病毒等微生物，在古代的科学技术水平下人们也是看不到的。而且，有些致病因素是非实体的，引发疾病后并不会存留于人体，留下的只是其引起的机体状态偏离。因此，把对病因的认识建立在对病因本身的分析上在许多情况下是不可能的。但面临的问题又是必须有效地对付这些致病因素。怎么办呢？

4.5.1　建立在机体反应状态上的病因模型

中医学是采用被称为"审证求因"的方法建立它独特的病因理论的。审证求因是通过对致病因素作用于人体引起的人体结构功能的变化的考察，反过来建立致病因素的特征及其致病作用的模型。也就是说，将病因作用于人体之前和之后的机体状态分别作为对病因黑箱的输入和输出，根据对输入和输出之间对应关系的分析，通过"比类取象"的方式建立致病因素的性态模型。

如前所述，为了弥补在传染性和感染性疾病治疗分析方面的不足，中医学发展了"六经""卫气营血"和"三焦"辨证论治体系，完善起了主要引发外感疾病的"六淫"病因模型：风、寒、暑、湿、燥、火。并基于模型描述的"六淫"致病特征，将其应用拓展到内伤杂病的治疗分析中。基于类似的方法，中医学建立了可引发内伤疾病的"七情"模型：喜、怒、忧、思、悲、恐、惊；也建立了既是生命活动的代谢产物同时又是致病因素的"痰饮""瘀血"模型。由此，完善起了基于对病因引发的机体反应状态差异性的病因模型体系。

六淫病邪具有邪从外来，自口鼻或皮毛而入，由外传内、由表传里等共同特征。但其中的风、寒、湿、燥、火几种致病因素也可以由体内产生，因体内阴阳气血津液亏损不足或输送散布失常所致。为了区分来自外界环境中的"六淫"致病因素，中医学将那些由内而生的致病因素称为内风、内寒、内湿、内燥、内火。下面以"风"为例来说明中医学建立病因模型的过程。

在临床表现上，外感风证的症状特点为恶风寒、发热、脉浮等；内风则表现为晕眩、抽搐、震颤、拘挛、瘙痒等症状。无论外风、内风，都具有发病迅速，症状游移而多变的特征。治疗外风宜疏风解表，内风则有平肝息风、养阴或养血息风。基于这类证候的临床特征和在此基础上的"比类取象"，中医学将引发这类病理状态的致病因素称为"风"，从而建立了"风"的性态模型，如表 4.6 所示。

表 4.6　风邪的属性及致病特征

风的属性	风邪的特点	风邪的致病特征及临床表现
风为阳邪，其性开泄	风为春季的主气，具有升发、向上、向外的特点，属阳邪	风邪伤人，容易侵犯人体的上部（如头面）和肌表，并使皮毛腠理开泄，出现汗出、恶风等症状
风性善行而数变	风性善动不居，游移不定。风邪致病变幻无常，发病迅速	致病具有病位游移、行无定处的特征。如风、寒、湿三气杂至而引起的痹证，若见游走性关节疼痛，痛无定处，则属于风邪偏盛的表现，称为"行痹"或"风痹如风疹"（荨麻疹）就表现为皮肤瘙痒时作，疹块发无定处，此起彼伏，时隐时现等特征。同时，以风邪为先导的疾病，一般发病急，传变也较快。如风中于头面，可突发口眼㖞斜；小儿风水证，起病仅有表证，但短时间内即可现头面一身俱肿、小便短少等症状
风性主动	风邪致病具有动摇不定的特征	风邪入侵，常现颜面肌肉抽掣，或眩晕、震颤、抽搐、颈项强直、角弓反张、两目上视等。临床上因受风而面部肌肉颤动，或口眼㖞斜，为风中经络；因金刃外伤，复受风毒之邪出现四肢抽搐、角弓反张等症，也属于风的临床表现
风为百病之长	一是指风邪常兼它邪合而伤人，为外邪致病的先导。二是指风邪袭人致病最多	因风性开泄，凡寒、湿、暑、燥、热诸邪，常依附于风而侵犯人体，从而形成外感风寒、风湿、风热、风燥等证。风终岁常在，故发病机会多；风邪侵入，无孔不入，表里内外均可遍及，侵害不同的脏腑组织，可发生多种病证

以上描述中，充斥了属于"风"类的致病因素引发疾病的临床表现特征与"风"的属

性的比类取象。中医学中，风、寒、暑、湿、燥、火"六淫"病因模型均是采用这种方法建立的。如表 4.7 所示。

表 4.7　"六淫"病因模型

序号	临床表现	特征
风	外风表现为恶风寒、发热、脉浮等；如为内风，症状为晕眩、抽搐、震颤、拘挛、瘙痒等	风性开泄，易于侵犯人体上部和体表；风性善行而数变，疼痛的特征为游走无定处，具有起病急、传变快、变化多的特点；风性主动，多现动风征象；风为百病之长
寒	表寒表现为恶寒发热，无汗，头身疼痛，脉浮紧等；内寒为四肢不温，畏寒喜暖，脘腹冷痛，得热痛减，小便清长，大便稀溏，不渴或喜热饮，舌淡苔白，脉迟等	寒为阴邪，易伤阳气，阳虚则寒；寒性凝滞，易致血瘀疼痛；寒性收引，易致拘挛，汗孔闭合无汗
暑	表现为高热，口渴，心烦，尿黄赤，多汗，脉洪大等	暑为阳邪，其性炎热；暑性升散，扰神伤津耗气；暑多挟湿
湿	外湿的特点为头重如裹，身重，关节肌肉疼痛，胃脘满闷等；内湿则脘腹胀闷不舒，四肢关节沉重疼痛，痛处固定，口淡无味，不渴，恶心欲呕，大便黏滞不顺畅，小便短少等	湿性重浊，致病易出现以沉重感为特征的临床表现，且易呈现分泌物和排泄物秽浊不清的现象；湿性黏滞，致病易出现排泄物和分泌物的滞涩不畅，起病缓，病程较长，反复发作或缠绵难愈
燥	外燥表现为口干、鼻干、唇干、咽干、喉痒、口渴、干咳无痰，或胁痛等；内燥为口干咽燥，唇焦干燥，皮肤干燥，甚则皮肤皲裂，大便秘结，小便短少，毛发枯黄不荣，心烦口渴，舌红体瘦，舌干少苔等	燥性干涩，易伤津液；燥易伤肺
火	火与湿同类，但火为热之甚。外感火热的特点为发热、口渴思冷饮，甚则高热，烦躁，面红目赤，小便短赤，或谵妄、衄血、吐血、斑疹，舌红或红绛，苔薄黄或黑黄，脉数；内火（热）者身热，口渴喜冷饮，大便秘结，小便短赤，咽喉疼痛，口鼻溃破，或脘腹胀痛，遇热痛增，舌红苔黄，脉数	火热为阳邪，其性炎上，故致病多呈热象，且病症多见于上部；易生风、动血；易扰心神；易致疮痈

在中医学的病因理论中，"六淫"是通过自然气候相关的六类致病因素与相应疾病特征的比类取象而建立的病因模型。而"七情"则是指人的七种情绪：喜、怒、忧、思、悲、恐、惊。"七情"模型描述的七种情绪的致病作用，主要体现在七情的过激或持续不解，可导致脏腑功能失常，气血运行失调。如大喜伤心，郁怒伤肝，过度思虑伤脾，过度恐惧伤肾等。

至于痰饮、瘀血，是由于人体津液代谢或气血运行失常所形成的病理产物。它们形成后积聚于体内，又可作为继发性致病因素引起新的疾病。痰与饮均是水液代谢障碍的病理产物，其中黏稠者为痰，清稀者为饮。痰液分为有形痰和无形痰。有形痰是指视之可见、闻之有声的痰，即咯吐而出的痰液。无形的痰，则是指见不到有形之痰，但采用化痰方法可以消除的病理表现，如皮肤与肌肉间形成的结节、久治不愈的眩晕。痰饮引发的疾病主要表现有胸闷，咳嗽，哮喘，咯痰，脘痞不舒，纳呆，恶心，呕吐痰涎，头目眩晕，瘰疬痰核，或腹胀肠鸣等。瘀血形成的原因很多。如寒邪侵袭，寒性凝滞，可使血脉瘀滞；忧思气结，气滞可致血瘀不行；也可因气虚推动无力，阳虚温煦不足导致血运失常而出现瘀血。瘀血引发的疾病主要表现为面色黧黑，口唇爪甲紫暗，肌肤青紫，局部固定性刺痛、拒按，紫色血肿，或出血不止，血色紫暗，并挟有血块，大便色黑，经闭，舌紫暗或有瘀斑、瘀点，脉涩等。治宜活血化瘀。

4.5.2　基于机体反应状态建立病因模型在疾病调控方面的优越性

如上所述，无论是基于隐喻、类比的方法建立的六淫模型，还是基于情绪因素建立的"七情"模型，或是作为代谢产物的痰饮、瘀血模型，对病因致病作用的描述均是基于中医学的人体模型的。也就是说，中医学对病因的认识是建立在致病因素引起的机体反应状态的。与现代医学将对病因的认识建立在对病因本身的研究上相比，这种建立病因理论的方法有什么好处呢？我们通过对比中西医学应对传染病的方法便可一目了然。

近年流行的传染病大多是由病毒引发的。现代医学将战胜它们的希望寄托于在对致病病原体——病毒的研究上，似乎只要找到能够杀灭病毒的方法，就"万事大吉"了。研究应对病毒的方法，通常是先将病毒从病体中分离出来，进而研究可治疗它的药物，或制造可以杀死或灭活该种病毒的疫苗。通过接种疫苗到人体，可使人体产生相应的抗体从而达到预防病毒感染的目的。显然，这种研究理念目前受到了几方面的挑战：

（1）病毒在传播过程中变异太快，应对先前病毒类型的疫苗还没投入临床，就已经出现多个不同的变种了。

（2）在体外试验中能够杀灭病毒的药物，用于人体总是有这样或那样的副作用。

（3）因接种疫苗而引发感染的风险也是存在的。

2014年8月26日，美国全国公共广播电台（NPR）网站记者麦克林·迪克勒夫在他发表的《杀死你的不是埃博拉病毒本身》一文结合了科学家们的最新研究，描述了埃博拉病毒的致病机理，说出了一个惊人发现：最后杀死患者的并不是埃博拉病毒本身，而是患者自己的免疫系统。是免疫细胞对病毒损害的反应以及由此引发的对人体的继发损害，要了患者的命。研究病毒在其引发的疾病发病及发展演变过程中的作用，以下事实也是不容忽视的：

（1）"无症状感染者"的存在说明病毒即使侵入人体，也并不是一定会引发疾病。

（2）从病毒感染中痊愈的患者，虽然从其血液中还可分离出病毒，但对他已经不再为患了，原因是他的免疫系统对这种病毒产生了免疫力。

（3）在病毒引发的疾病在人体内发展演变的过程中，并非所有损害均是病毒直接造成的。很多损害是病毒造成的损害按照人体内固有的因果关系链传递的结果。

显然，在疾病过程中，即使我们能够杀灭病毒，并不意味着解决了病毒性疾病的所有问题。而不杀灭侵入人体的病毒，被感染的人体未必一定会发病或者一定不会痊愈。由此，可以得出一个结论：病毒本身在病毒性疾病的发展过程中的作用并不总是决定性的。针对病毒本身的研究，并不是解决病毒引发疾病的唯一途径。

近年来，在对细菌、病毒引发的传染性疾病的临床研究中，人们注意到，许多情况下，虽然侵犯人体的病毒不同，但引发的机体反应状态可能是同样的，或是相近的。例如，

SARS、H3N2、COVID-19 等由不同病毒引发的传染病初期，都可能出现发热、头痛，肌肉、关节疼痛、咽喉疼痛的临床表现，甚至许多细菌感染性疾病（如链球菌、肺炎双球菌引起的感染）初期出现的临床表现也可能是相近的。相同的临床表现，通常意味着机体对病原体的反应状态的一致，而这恰恰体现了贝塔朗菲在他的著作《一般系统论：基础、发展与应用》揭示的生物体的等结局性。

而采用同一中医治疗方法，如疏解风热，这些由不同病原体引发的疾病都能得到改善。这就提供了一种可能：只要纠正了致病因素引起的机体状态偏离，就可以达到治疗由病原体引发的疾病的目的。也就是说，如果我们把传染性疾病的治疗关注点放在病原体引发的机体反应状态上，则不仅不必理会病毒的变异及病毒的类型，甚至可以不理会究竟是病毒还是细菌引发了这种疾病。只要我们找到了应对这种反应状态的方法并将其及时纠正，阻止了这种病理反应状态可能造成的继发损害，中止了疾病沿着因果关系链传递的过程，同样可以达到治疗的目的。

就像在道路中间出现了一块大石头，阻塞了车辆的通行。我们当然可以先探究这块石头是从哪里来的：是天上掉下来的陨石？是山体滑坡跌落的石块？是从过往的运输车辆上滑落下来的？还是被人为抬到路上，有意阻碍交通的？然后因应不同的情况确定解决方案。也可以全然不管这些，找来起重车，把石头移走，或挪到路边，问题就解决了。后一种方法似乎简单许多，但同样有效。把应对传染性疾病的着眼点放在机体的反应状态上，这正是在科学技术远落后于现代的古代中国，中医学家们仍能找到应对流行性感冒甚至大规模瘟疫流行的有效方法的奥妙所在。

另一方面，由于人体具有自组织、自适应和自调节能力，在同样的致病因素作用下，一个人会不会生病、发生疾病的性质与程度是不确定的。其不仅取决于致病因素的致病性能的质和量的差异，与机体自调节能力的强弱和调节机构的状态也有极其重要的关系。因此，仅通过对病原体本身的分析把握致病因素，从控制的角度来讲也是不客观的。

侵入人体的病原体与人体形成了一个相互关联的整体，通过与人体的相互作用产生伤害。中医学根据从人体外部获知的症状、体征研究致病因素引发的人体状态变化，恰恰准确地把握了病原体与人体相互作用的结果。把这个结果作为受控量找到的能改善和消除它们的方法和药物恰恰是针对了病原体对人体造成的损害。

在中医学中，传染性和感染性疾病的致病因素是按人体的反应状态进行分类的。风、寒、暑、湿、燥、火"六淫"以及在此基础上复合而成的风热、风寒、湿热等病因类型，就是对病原体引发的机体反应状态的划分。能够改善或消除某一类型的病理反应状态的方法和药物，显然可以治疗相应病原体引发的疾病。也就是说，把这些反应状态作为受控量研究出来的治疗方法和药物无疑可以改善或消除相应致病因素引起的伤害。而在此过程中，一定会对这些致病因素起到杀灭或灭活作用。因为如果这些致病因素依然起着伤害作用的话，机体异常的反应状态很难得到改善，致病因素引起的损害也往往得不到修复。

中医学的临床实践已充分证明，把对致病因素的认识建立在它引起的机体反应状态上的方法是相当有效的。在我们无法确知致病因素或致病因素太繁杂、不易把握时，通过这种方法，我们仍可以准确地了解致病因素的性质，找到恰当的应对措施，实施及时而有效的治疗。近年来，针对来去不定、时常变异的病毒引发的各种传染性疾病，中医学"以不变应万变"，总能及时找出适当的应对措施，就是这种病因研究方法有效性和科学性的有力证明。

4.6 药性与效能：与人体模型相适应的药物和方剂的性态模型

治疗通常需要采用某种干预手段对人体施加影响，以期改变机体的病理状态，因此使用某种干预手段（如药物）之前，需要了解其性能及对人体的作用。

中医学在几千年同疾病作斗争的过程中发展的治疗手段，最重要的就是中药和基于中药的方剂体系。并在长期应用它们治疗疾病的过程中，建立且逐步完善了它们的功能模型。

4.6.1 药物模型

古代的中医学，限于科学技术发展的水平，是不可能像现在一样，采用分析的方法深入研究药物在人体内的作用部位和作用机制的。因此，对药物性能和作用的了解，只能通过不断地"尝"和"试"。所谓"尝"，就是通过品尝，了解药物的性、气、味，进而推导出药物的性能；所谓"试"，就是通过对药物作用于人体后产生的反应进行归纳总结，进而推导、验证它的性能和作用。中国古代传说中的"神农尝百草，一日而遇七十毒"即是这个过程的生动描述。中医学是通过建立药物功能模型的方式描述中药的性能和作用，进而建立中药的理论体系的。药物的性味（四气五味）描述了药物的基本属性。在长期临床应用积累起来的关于药物相对于中医人体模型的各方面作用的认识，与药物基本属性的结合，便构成了完整的药物模型。药物模型对药物性能和作用的描述主要有以下几方面内容：

1）性味

性味又称四气五味，是对中药基本属性的描述。药物的性味与它的功效和治疗作用通常具有很强的关联性。四气包括寒、热、温、凉四种药性。通常，寒凉性药有清热泻火解毒类作用，多用来治疗热性病症；温热性药则有温中助阳、散寒作用，用来治疗寒性病症。另外还有一种性质平和，作用和缓的药物，称为平性。

五味包括辛、甘、酸、苦、咸五种味：

（1）辛：有发汗、行气、行血的作用。发汗解表的药物如麻黄、生姜、薄荷，行气行血的药物如木香、红花。

（2）甘：补益、和中、缓急止痛的作用，也被用来调和药性。滋补强壮药如党参、熟地，缓急止痛、调和药性的药物如饴糖、甘草。甘味药多质润而善于滋燥。

（3）酸：有收敛、固涩作用，被用来止汗、止泻。如山茱萸、五味子涩精敛汗，五倍子涩肠止泻。

（4）苦，有清热泻火、燥湿、通泄作用。清热泻火的如栀子；通泄的如大黄；燥湿的温性药如苍术，寒性药如黄芩、黄连。

（5）咸：有泻下通便、散软化坚作用。如瓦楞子软坚散结，芒硝泻下通便，均是咸味药。

（6）另外还有一种淡味，有渗利水湿，通利小便的作用，例如茯苓、通草。

药味最早是由口尝滋味而来，但口味与功效之间的对应关系形成后，也会有一部分药物的味是依据其临床效能反推而确定的。所以一些药的药性与口尝不符合，例如赤石脂味酸、牡蛎味咸、麻黄味辛等。

2）升降浮沉

升降浮沉是指药物作用的趋向。在各种疾病过程中，病理状态存在向上（如呕吐、喘咳）、向下（如泻痢、崩漏、脱肛）、向外（自汗、盗汗）、向内（如表邪内陷）等不同的趋向。要改善这些趋向，就需要了解药物的升降浮沉属性。升是上升，降是下降，浮是发散，沉是泻利。升浮药上行而向外，有升阳、发表、散寒等作用，如麻黄、桂枝、黄芪之类。作用趋势为沉降的多为气寒凉、味苦酸的药物，如大黄、芒硝、黄柏之类。作用趋势为升浮的多为花叶及质轻的药物，如辛夷、荷叶、升麻等。作用趋势为沉降的多为子、实及质重的药物，如苏子，枳实、寒水石等。

临证处方用药，需要根据疾病部位的在表、在里，病势的上逆、下陷，选择具有相应作用趋势的药物，才能有效地治疗疾病。具体而言，病变部位在表者宜升散不宜沉降，如外感风热应选用薄荷、菊花等。病势上逆者，宜降不宜升，如肝阳上亢头晕目眩则应选用代赭石、石决明等沉降药；病势下陷，宜升不宜降，如久泻致气虚下陷引起脱肛，则应用黄芪、升麻、柴胡等升阳举陷。

对中药功效和治疗作用的描述则是基于中医的理论模型的。如针对气虚、血虚的证候有补气、养血的功效，针对气滞、血瘀的证候有行气、活血的功效；针对咳嗽、气喘的病症有止咳、平喘的功效，而针对出血、出汗的病症则有止血、止汗的功效。通过功效与证候、病症的对应，证候、病症与相关的症状、体征的对应，中医师在临床中就可根据患者实际病情灵活地应用这些药物。

如位列补血药之首的当归，中药学中对其性味的描述是甘、辛、温。从其性味属性可知其大致有补益、温通、散寒的作用，与对其功效的描述：补血、活血、止痛、润肠是吻合的。其临床应用：

（1）用于血虚诸证；

（2）用于月经不调、经闭、痛经；

（3）用于虚寒腹痛、瘀血作痛、跌打损伤、痹痛麻木；

（4）用于痈疽疮疡，能起到消肿止痛、排脓生肌的作用；

（5）用于血虚肠燥便秘。

通过建立药物的功能模型，虽然我们不知道中药的成分及其在人体内的实际作用机制，我们仍然可以掌握药物的性能，在临床治疗上恰当地应用。目前，中医师常用的中药约有 400～600 种。明万历六年（1578 年），中国历史上最著名的医学家、药师、博物学家李时珍所著的《本草纲目》，收录了各类中药 1892 种。中华人民共和国成立以来出版的《中药大辞典》收录了 5767 种中药。在这些中药书籍中，对每一种中药的来源、产地、性质、味道、功效、主治都有记载。

4.6.2　方剂模型

　　每一味中药的作用是有限的，用一种中药应付临床出现的错综复杂的疾病通常是不够的，尤其在患者多种证候和疾病同时出现的情况下更是如此。从古至今，中医师用中药治疗患者时，通常都需要根据患者的具体病情将多种不同的中药组成处方。有针对性地选择多种适当的单味药组成的方剂，不仅可大大增强特定的治疗作用，也可减少某些中药的副作用，产生更好的整体效应。即使针对仅有单一证候或疾病的患者，有时也需要组织多种具不同作用机制的药物一同应用，产生协同效应。

　　在漫漫的历史长河中，中国古代的医学家在总结临床实践的基础上，创造了大量行之有效的方剂。在长沙马王堆汉墓中发现的《五十二病方》，是现存最早的一部方书，大约成书于公元前三世纪之前。书中收载临床各科医方 283 首，还记述有汤、丸、散等剂型。战国时期的《黄帝内经》虽仅载方 13 首，但对中医治疗原则、方剂的组成结构，药物的配伍规律以及服药宜忌等方面都有较详细的论述，奠定了方剂学的理论基础。汉代的《神农本草经》是中国最早的一部中药学专著，已载有关于如何选择剂型的理论。张仲景的《伤寒论》载方 113 首，《金匮要略》载方 262 首。这些方剂由于组方合理，选药精当，用量准确，变化巧妙，疗效卓著，被后世尊为经方。这些方剂制成的剂型有汤剂、丸剂、散剂、栓剂、软膏剂、酒剂、醋剂、灌肠剂、洗剂、浴剂、熏剂、滴耳剂、灌鼻剂、吹鼻剂等，几乎包括了除注射剂以外的所有传统剂型。晋代仅存的葛洪《肘后方》中收载了大量验、便、廉的有效方剂，并首次提出成药的概念，主张将药物加工成一定剂型，贮之以备急用。唐代孙思邈著《千金要方》，载方 5300 首。王焘的《外台秘要》载方 6000 多首。宋代由朝廷组织编写的《太平圣惠方》，载方 16834 首，《圣济总录》载方 2 万余首。《和剂局方》载方 297 首，是第一部由朝廷颁发的成药典。明代周定王朱橚组织编著的《普济方》（编于洪武二十三年，公元 1390 年），载方 61739 首，为方书之最。

　　在有文字记载的几千年历史中，中医古籍中收载的方剂数量之巨大，人们通常用"浩若烟海，汗牛充栋"来形容。一种以上药物组合成为方剂给患者一起服用，其中的药物组织并不是杂乱而无规则可循的。治疗某种疾病或某种病理状态的好的方剂，通常不是具有相同或相近治疗作用的同类药物的简单堆积，而是由具有不同性质和作用的药物组成。组成处方的药物由于相互的协同或拮抗，通常会形成其中任一种药物所不能达到的治疗作用。如四君子汤将具有补气健脾作用的人参、健脾燥湿的白术、利水渗湿的茯苓、调和诸药的甘草组合在一起，相辅相成，对脾胃气虚，表现为面色㿠白，语声低微、食少便溏、四肢无力的患者具有很好的疗效，因而成为千古名方。

　　方剂的组成迄今为止依然是遵循《黄帝内经》中确立的原则，分为"君、臣、佐、使"四个部分。君药是方剂中针对主要证候起主要治疗作用的药物。它体现了处方作用的主要方向，其药力居方中之首，是组方中不可缺少的药物。臣药协助君药，以增强治疗主要证候的作用。佐药的意义有三个方面：一是为佐助药，用于治疗次要兼证；二是为佐制药，用以消除或减缓君药、臣药的毒性或烈性的药物；三是为反佐药，即根据病情需要，使用与君药药性相反而又能在治疗中起相辅相成作用的药物。使药的作用是引导方中诸药直达病证所在，或调和方中诸药，使其更好地发挥作用。例如：《伤寒论》的麻黄汤，由麻黄、桂枝、杏仁、甘草四味药组成。主治恶寒发热，头疼身痛，无汗而喘，舌苔薄白，脉浮紧等，属风寒表实证。方中麻黄辛温解表，宣肺平喘，针对主要证候故为君药；桂枝辛温解表，通达营卫，助麻黄峻发其汗故为臣药；杏仁肃肺降气，助麻黄以平喘为佐药；甘草调和麻黄、桂枝峻烈发汗之性为使药。

　　在辨证的基础上确定治疗原则，进而根据治疗的需要将具有不同作用或相近作用的药物有机地组合成方剂。方剂能够发挥单味药难以达到的协同作用，并对单味药的副作用进行有效的制约，因而实现更好的整体效能。然而，方剂组成后，能否如人所愿，发挥预期的治疗作用呢？一个传世方剂的形成，通常需要经历中医师在反复的临床实践中对其组成的不断完善和调整。一个方剂在临床实践中进行验证和完善的过程，实际上是通过对方剂黑箱输入输出的考察建立方剂模型的过程。在这个过程中，患者服用该方剂前后的机体状态分别被看作对方剂黑箱的输入和输出。由于中医学家对机体状态的描述都是基于中医的理论模型的，在实践中得出的对方剂性能及作用的结论，自然是相对于中医理论模型的。因而，由此建立的方剂模型也就很方便被熟悉中医人体理论模型的后代医学家学习和理解，从而使这些传世之方剂得以广泛流传和沿用。

4.6.3　治疗干预手段的模型必须与人体模型相适应

　　要用某个医学的理论支配药物的应用，药物研究中关注的药物作用受控量一定是来自这个医学的理论模型和状态描述体系。这是从方法论角度不容置疑而且在现代医学和中医学中均习以为常的方式。然而，在现代医学传入中国并开始与中医学的碰撞之后，这一点却变得模糊起来，有时甚至产生很大的争议，令人无所适从。

　　如阿司匹林是医药史上三大经典药物之一，已应用百年，至今仍是世界上应用最广泛的解热、镇痛和抗炎药，也是作为比较和评价其他药物的标准制剂。它的作用在现代医学记载主要有以下几方面：

　　（1）解热、镇痛　可缓解轻度或中度的疼痛，如头痛、牙痛、神经痛、肌肉痛及月经痛，也用于感冒、流感等退热。本品仅能缓解症状，不能治疗引起疼痛、发热的病因，故临床上常需配合其他药物一起使用。

　　（2）消炎、抗风湿　阿司匹林为治疗风湿热的首选药物，可解热、减轻炎症，使关节症状好转，血沉下降，但不能去除风湿的基本病理改变，也不能预防心脏损害及其他合并症。

　　（3）治疗关节炎　除风湿性关节炎外，也用于治疗类风湿性关节炎，可改善症状，为进一步治疗创造条件。此外，还可用于骨关节炎、强直性脊椎炎、幼年型关节炎以及其他非风湿性炎症的骨骼肌肉疼痛，缓解症状。

　　（4）抗血栓　对血小板聚集有抑制作用，阻止血栓形成，临床可用于预防暂时性脑缺血发作、心肌梗死、心房颤动、人工心脏瓣膜、动静脉瘘或其他手术后的血栓形成。也可用于治疗不稳定型心绞痛。

丹参具有活血化瘀作用，是被中医学应用了几千年的一种常用中药，中药学对它的记述是这样的：

性味：苦，微寒。

功效：活血调经，祛瘀止痛，凉血消痈，清心除烦，养血安神。

主治：月经不调，经闭痛经，癥瘕积聚，胸腹刺痛，热痹疼痛，疮疡肿痛，心烦不眠等。

按照这样的描述，阿司匹林只能当作西药应用于现代医学，而丹参只能当作中药用于中医学。民国时期，河北省的名医张锡纯先生自创石膏阿司匹林汤治疗外感风寒，并用溴化钾配煅龙骨、煅牡蛎、山茱萸治疗梦遗症。实际上，这是已经将阿司匹林、溴化钾当作中药使用了。而现代中药药理研究的进展，发现丹参提取物具有增强心肌收缩力、扩张冠状动脉、抗血栓形成的作用。当现代医学在临床上将丹参提取物的制剂用于治疗心血管疾病时，实际上也是把它作为西药来使用了。

从这个意义上说，现有的药物和治疗手段分别归属现代医学和中医学两个体系，并不是由这些药物和治疗手段本身的特性所决定的。原则地讲，对一个药物作用的描述以哪个体系为参照系，就能在哪个体系内选择这种药物用于临床治疗。换句话说，如果通过临床研究，一种药物的作用能分别以中西医两大体系为参照系进行描述，中西医学就均可以在临床上自如地应用它。比如，根据阿司匹林的作用特点，并且参照中医学的理论模型，阿司匹林相对于中医人体模型的作用可以归纳为：

性味：味辛，性温。

功效：发汗解表，疏通血脉，祛风湿，活血化瘀。

主治：外感风寒，身痛头痛，风湿痹证，胸痹心痛。

由于阿司匹林的发汗作用，连续服用易导致表虚不固的自汗；而汗出过多则会导致津液和气的亏虚。它的辛温属性助火，可能导致肺热而出现咳喘、胸闷、皮肤红疹，也可能导致心火上炎而出现烦躁、精神兴奋的现象。它的辛温走窜，久服亦可能伤阴动血，导致出血倾向。这里，基于中医人体模型对阿司匹林性能的归纳只是依据现代医学对其药理作用及不良反应认识的初步总结，并没有以中医人体模型为参照系进行临床观察和统计分析。但从这里可以看出，当我们以中医的人体模型为参照系，通过对服用阿司匹林出现的各种反应的观察分析，就可以建立起阿司匹林相对于中医人体模型作用的药物模型。而基于这样一个药物模型，我们就可以将阿司匹林作为中药用于中医的临床了。事实上，张锡纯的石膏阿司匹林汤，就是通过这种方式把阿司匹林作为中药应用的成功范例。

从这个角度我们就不难理解目前采用化学分析和药理实验的方法进行中药研究的尴尬局面。近年来，采用分析和实验方法对常用中草药的化学成分、药理作用的研究已经进行得相当深入了。但为什么既不能触动中医的理论体系，从本质上更深入地揭示其中的奥秘，又不能运用这些成果把中医学对中药的支配再推进一步呢？原因就在于这些研究均是以现代医学的人体理论为参照系进行的，研究出来的药物作用和作用机制是相对于现代医学人体模型（如缓解平滑肌、扩张冠状动脉、抑制免疫反应之类），而不是中医人体模型的。

4.6.4　对因、对症和对证治疗手段研究的方法学探讨

中医学治疗疾病主要是从消除致病因素、改善症状、纠正偏离的机体状态（证候）三方面着手的，因此，治疗方法和手段的研究也相应地就分成了对因、对症和对证三个方面。

1）针对致病因素的治疗手段的研究

现代医学对致病因素的认识是建立在对致病因素的直接分析基础上的，因此研究对因治疗方法（尤其是药物）的受控量自然就是实际的致病因素，如细菌、病毒、寄生虫等。如前所述，中医学是把对致病因素的认识建立在致病因素引起的机体反应状态上，因此受控量实际上是致病因素引起的最初的状态偏离。由于对致病因素的认识、规定方式不同，导致了中西医学两个体系对致病因素治疗方法（药物）的不同特色。

把细菌、病毒、寄生虫、癌细胞等这些以实体形态存在的致病因素作为受控量研究出来的治疗手段，其特异性是相当高的，对这些致病有机体很敏感。但这种研究方法发展的药物其弊端亦是不能忽视的。由于这些致病因素与人体某些组织在结构上的相近性，且药物通常通过血液散布到全身而发挥作用，因此，它们常常会对所到之处的结构相近的组织发生作用。而这种作用不可能总是有利于人的健康的，也就是说副作用常常是不可避免的。

中医学是把对致病因素的认识建立在机体对它的反应状态上的。因此，其针对致病因素的药物和治疗手段的研究也是以致病因素引起的机体状态为受控量的。这种方法发展的有效药物和方法，显然是能消除致病因素引起的状态偏离的，而且也必然会直接或间接地对以实体形态存在的致病因素产生作用。因为在大多数情况下，不消除导致机体状态偏离的这些致病因素，也就不能起到使偏离的状态变量恢复正常的作用。中医学研究针对致病因素的治疗方法（或药物）是在没有把实体病因作为受控量的情况下进行的。显然，与直接把实体病因作为受控量的研究方法相比，这种方法更容易发现一些通过调动自身的抗病能力来消灭实体致病因素的治疗方法（或药物）。

与把致病因素作为受控量的研究方法不同，把机体的反应状态作为受控量发现的有效治疗方法通常是在人体内杀灭或灭活致病因素的方法。在这个过程中，研究致病因素作用于人体引起的状态变化是把人体的整体模型描述的机体反应状态作为参照系的。整体模型是一个宏观模型，被它揭示的致病因素引起的状态变化以及干预措施（如药物）对人体的作用（包括治疗作用和副作用）都具有时间和空间上的稳定性。以这样的模型描述的机体反应状态作为参照系，更容易找到既可杀灭或灭活致病因素、纠正其引发的人体状态偏离、对人体副作用又尽可能小的治疗方案。

另一方面，现实中无疑存在一些无法测知或分离实体致病因素或非实体因素引发的疾病，或是虽然分离出了实体致病因素，但没有找到针对它们的有效治法的疾病。在这种情况下，通过把致病因素引起的状态偏离作为受控量，我们还是可以找到消除致病因素、纠正机体状态偏离的方法，进行有效的治疗。中药对病毒引发疾病的有效性就是这种研究方法优越性的有力证明。

更重要的是，人所处的环境是极其复杂的，疾病都是在与环境的相互作用中发生、发

展和变化的。要追寻其发展过程中曾发生过作用的各种因素以及把握现在影响人体的各种因素都是相当困难的。在这种情况下，从机体的反应性着眼把握病因的方法就显示出了它的优越性。因为机体现时刻的状态反映的正是以往各种因素累积和综合作用的结果，把其作为受控量研究出来的药物和治疗方法也就自然体现了针对这些累积和综合因素进行控制的效果。这比起逐个找出影响它的因素，逐一寻求治疗方法的做法，显然要简便、有效得多。

2）针对病理变化或对症治疗手段的研究

在很多情况下，现代医学针对局部病理变化和对症治疗的药物在迅速控制病情、改善病理变化、减少继发损害方面的显著效果，有些方面是中药所不能及的。现代医学对症药物研究的着眼点通常是病变直接关联的环节或邻近环节。而这些环节往往不是疾病因果链中的始发原因，而是病变引起代偿变化或继发效应的环节。如高血压患者，血压持续升高通常是由某种原因导致的代偿性反应，根本性的疾病常常不在与血压密切相关的心脏和血管。由于人体是一个各部分机能密切相关的整体，某个实体部位的病理变化与其他部分的形态功能改变是相互联系、互为因果的。针对疾病因果链中某一环节的形态功能改变而研究出的治疗方法（或药物）通常可以暂时消除或改善这一部分的病理变化。但这一部分的改变常常并不能消除疾病的根本性的起因和因果链中这部分之前的邻近环节，把整个系统拉出病理状态。因此，由于疾病原发环节沿着因果链对这一部分的作用，常常会使得一旦药物作用消失，这一部分的状态又恢复到先前的病理状态。这就是人们所说的西医对症药物"不除根"的原因，甚至由于机体自调节、自适应能力导致的适应性，还会出现"反跳"现象而加重病情。现代医学以"控制血压"为目的发展的降压药、以"控制血糖"为目的发展的降糖药，通过缓解支气管平滑肌痉挛的定喘药都是这种药物研究方法的研究成果。这些基于控制病情的理念发展的药物通常在迅速控制病情、减少继发损害方面有着良好的短期作用。但通常由于这些药物长期服用会干扰或改变机体由自身性质决定的代偿反应，因而往往会引发一些不可忽视的副作用。这也是现在许多人不愿采用现代医学控制疾病的方法治疗慢性疾病的原因所在。

中医学虽然说是以辨证论治为核心，但也有它的疾病分类体系。它的疾病分类很大一部分是基于患者自我感觉的症状和可以观察到的体征定义的，因此又称为病症，如头痛、头晕、呕吐、腹胀等。中医学也有直接针对病症的对症药物，如治疗头痛、止晕或具有止血、止汗作用的中药。由于中医学对症药物的研究是直接把这些病症作为受控量进行的，原则上，发现的有效药物可以是作用于引发这些病症的因果关系链上的任何环节。对比现代医学与中医学的对症药物临床作用特点，我们注意到，中医学的对症药物特异性不够好，但较少出现适应和"反跳"现象。而且，与疾病关联的受控量的偏离在药物作用下恢复正常时，药物通常不会继续作用，使对受控量的纠偏过度，向另一个方向偏离正常，这也就是中药通常具有"双向调节"的作用。这种现象或许与中药在疾病因果关系链上的实际作用点通常并不靠近受控量，或者与受控量关联的因果关系链存在不同分支的情形有关。通常，在疾病因果链上，与受控量有较好关联性的环节通常是邻近受控量的环节。因为某一环节在疾病因果链上离受控量越远，意味着与受控量之间相隔的环节越多，通常会有越多的因果关联链分支，与受控量的关联度会越小。如调节血压通常通过扩张血管来降低血压，作用较直接，通常具有较好的特异性。但由于血管紧张度高通常不是产生高血压的原始原因，扩张血管虽然可以使血压暂时得以降低，但由于没有解决引发高血压症的原发原因，因此，停药后血压通常会反弹。在使血压升高的原发原因持续存在的情况下，原来剂量的降压药效用会逐渐降低，维持正常血压常常不得不逐渐增加剂量。在血压正常时服用通过扩张血管降低血压的药物，虽然受到机体血压自动调节机制的制约，但通常也会发挥一定的降压作用，有可能造成血压过低的情况。也就是说，基于现代医学药物研究机制研发的对症药物通常不具有"双向调节"的机制。

　　由于现代医学对症药物较好的特异性，以及在迅速控制病情、减少继发损害方面的积极作用，在临床治疗时有着不可替代的作用。如何恰如其分地应用它们，中医学"急则治其标，缓则治其本"的治疗理念提供了有价值的启示。既然它们是用于"控制"病情的对症药物，就应当把它们的应用限制在恰当的时期，恰当的环节。也就是说要将它们的应用局限于控制病情进展，而不是不加节制地长期滥用。一旦病情得到控制，就应当基于"缓则治本""治病求本"的理念，对疾病进行根本的治疗。或者基于"标本同治"的原则，将对症治疗与"治本"的方法同时应用。基于这种理念，有可能把现代医学的对症治疗和中医学针对整体的辨证论治有机地结合起来。通过中西医学治疗方法的协同配合，有可能最大限度地减小单独应用现代医学对症药物时的副作用，从整体上提升医学对疾病的治疗水平。

　　如在中西医结合治疗糖尿病的实践中，人们注意到，单纯中医的方法通过辨证论治，能很好地改善患者的症状，但降糖的效果常常并不理想；而西药降糖效果快捷，但改善患者的症状方面却差强人意，且长期服用，副作用几乎是不可避免的。而把西药的控制血糖和中药的治病求本结合起来，会大大地提高治疗效果。而在血糖得到控制的情况下逐步减少西药的服用量，也最大限度地减少了长期服用降糖药的副作用。结合中西医方法治疗高血压病也是一样。

　　总之，站在中西医学协同治疗疾病的视野，如果现代医学对症药物作为快速控制病情的权宜方法使用，可以配合依据辨证论治的整体治疗，以增强疗效同时最大限度地减少它的副作用。如果标本兼顾进行治疗，就应当把它作为整体方案中的一个环节，发挥治标的作用，同时制约它的不良反应。

　　3）针对机体状态变量（对证）治疗手段的研究

　　基于模型和状态描述体系，将状态变量作为控制手段研究的参照系，以这样发展的控制手段为基础，实现对系统的控制，这是目前科学应对形形色色的系统进行调控的主流方式。如前所述，中医学的辨证论治与现代科学的这种调控方式是一脉相承的。中医学用于辨证论治的药物的研究就是以人体模型以及相应的状态描述系统为参照系，将证候作为受控量进行的。从古至今，无论是数以千计的中药材，还是浩如烟海的中医方剂，中医学对药物作用的描述主要是基于它独特的证候体系的。而现代医学，直到最近的药物研究一直是以针对病原体的药物和对症药物为主的。精准医学的兴起，用于辨析人体个性化状态的生物标志物不断被发现，与以往疾病分类体系不同的、可以在一定程度上描述人体个性化状态的生物标志物体系初显端倪。然而，我们后面章节的分析将会看到，现代医学基于生物标志物发展的个性化医学体系，对于在微观层面进一步区分疾病状况的个体化差异是有意义的。但这种方法并没有跳出还原论方法的局限性，要基于它实现对人体状态的整体把握和全面调控依然是不可能的。中医学基于整体层面建立的理论模型、发展的药物和方剂等治疗方法体系，在医学走向整体综合的道路上依然扮演着不可替代的角色。

中医学以整体模型为参照系进行的药物和治疗手段研究，其着眼点是机体的状态偏离，也就是把病变时出现的证候对应的临床表现群作为受控量。而这一临床表现群正是机体处于特定病理状态时内在形态功能变化的综合反映。如果在某种药物干预下这一临床表现群减轻或消除了，先前有病变的相应的形态功能往往会向正常的方向恢复，也就是疾病得到了减轻或治愈。基于临床表现群与证候（状态变量）的对应关系，即使我们不知道发生病变的实体部位和病变性质、各实体要素的相互联系和发病的确切机制，不知道疾病在体内发展和传变的因果关系，我们还是可以通过观察干预前后患者临床表现的变化，找出针对证候的切实有效的药物和治疗方法。

与把某个实体部位的病理变化作为受控量研究出来的药物相比，把由症状/体征定义的证候（状态变量）作为受控量研究出来的药物对特定的机体状态显然有更好的针对性，因此不仅长远疗效好，副作用也要小得多。这也正是中医辨证论治之所以具有长盛不衰的生命力所在。而近年来，现代医学在没有中医辨证论治体系支持下应用中药和中医治法暴露出的大量副作用，也从另一个侧面说明了中医学的状态描述体系指导中药临床应用的不可替代的作用。

在中医药学关于中药及方剂作用的记载中，每种中药/方剂都是有适应证的，并且这些适应证均是基于中医的证候体系描述的。不顾这些适应证的不当使用也经常也会产生一定的副作用。即使是对健康非常有益的人参、大枣这类人们经常食用的食材，若常服久服，某些人也一样会产生"壅堵"和"上火"的副作用。20世纪90年代以来，美国、英国相继披露了使用含有中草药麻黄的减肥产品引发大量的副作用甚至死亡的案例，导致2003年12月美国FDA宣布全面禁售含有麻黄的减肥食品。基于中医学的认识，麻黄是一种具有发汗解表、宣肺止咳平喘、温通血脉的功效，作用较峻猛的草药。通常用于治疗病毒性外感，咳嗽哮喘，风寒湿痹和结核性的肿块、阴疽等病症。服用后通常会有出汗较多、心率加快等兴奋作用，尤其不适合体虚、心脏功能较差的人群长期服用。将这样一种作用峻猛的中药用作减肥的健康食品长期服用，对中医师来讲是不可思议的。因此，问题不在于一种药物是不是有副作用，而在于我们如何应用它，以及在应用的过程中，如何最大限度地发挥对人体有益的治疗作用，最大限度地减小其副作用和不良反应。今天中药的应用之所以显示较少的副作用，一方面是由于使用这些中药的中医师清楚地了解这些药物的作用和副作用，知道在怎样的个性化状态下可以应用它；更重要的是在应用过程中，中医师利用药物的协同和拮抗，使配方有益的治疗作用得到加强，而副作用得到最大限度的制约。

近年来披露的所谓中药副作用的案例，基本上均是由于抛开中医的辨证论治体系，不顾中药适应范围的滥用而导致的。20世纪90年代引起日本社会的强烈的震动的小柴胡汤有巨大副作用的事件是一典型的案例。小柴胡汤是在汉方医学中备受推崇的经典名方，在日本经历过长期临床应用，屡试不爽。日本厚生省 1994 年对小柴胡汤改善肝功能障碍的功效予以认可，并将该方作为肝病用药正式收入国家药典。由此，日本出现了上万肝病患者服用这一处方的"盛况"。但两年以后，88 例慢性肝炎患者因小柴胡汤副作用而导致间质性肝炎，10 例死亡。此事件后，小柴胡汤在日本的销售额下降了三分之一，还遭遇了从医疗保险中开除的危险。这完全是因脱离中医辨证论治的指导，不恰当地应用小柴胡汤造成的恶果。

我们前面从针对致病因素、对症治疗、辨证治疗三个角度比较了中医学和现代医学的药物研究的方法。但无论是中药还是西药，临床应用均要求对药物功效和特性有全面的了解。也就是说，以消除病因为目的发展的药物也要同时了解它们对机体各个状态变量的作用和针对某些病理变化的作用，包括有益的治疗作用和不良反应。对症药物和对证药物研究也是一样。只有在对它们的作用全面了解的基础上，才能在临床中将它们组成有效的配方，强化针对病情的治疗作用，最大限度地制约配方中每一种单味药的副作用。

4.7　辨病施治：基于疾病分类的病情描述和调控方法

目前的现代医学基本上还是以疾病为核心建立的医学体系。国际疾病分类（ICD），是 WHO 制定的国际统一的疾病分类方法。它根据疾病的病因、病位、病理和临床表现等特性，建立了一个多轴心的疾病分类体系。截至 2021 年 12 月底，全世界通用的是第 10 次修订本《疾病和有关健康问题的国际统计分类》。最新的 ICD-11 版本已发布，于 2022 年 1 月 1 日开始生效。ICD-10 收录了疾病记录 29000 多条，涵盖医院所有科别的各种疾病，ICD-11 则包含了约 55000 个与损伤、疾病和死因有关的代码。目前现代医学的疾病分类主要是以这个分类体系为基础的。

虽然说中医学是以辨证论治为核心，但其临床治疗也是通过分门别类，将辨证论治与辨病施治相结合进行的。

4.7.1　中医学关于疾病的分类与规定

与现代医学的疾病分类体系类似，中医学的疾病体系也是在分科基础上进行分类。分科主要有内、外、妇、儿、皮肤、五官等科，而其疾病分类则主要是基于病因和临床表现建立的。与现代医学不同，中医学基于病因的疾病分类不是根据致病因素的差异，而是基于致病因素引起的机体反应状态的差异。中医学基于临床表现的疾病分类可以是根据常见的病症，也可以根据由一组症状、体征描述的综合征。

基于致病因素分类的疾病主要是指由诸如细菌、病毒或其他致病微生物引发的传染性和感染性疾病，在中医学属于感冒的范畴。感冒分普通感冒和流行性感冒。中医根据发病季节、初期临床表现以及发展转化的特点，将流行性感冒分为春温、暑湿、秋燥等疾病。显然，中医学对流感类疾病的划分，与引发疾病的病原体无关，而是基于发病季节以及描述机体对病原体反应状态的临床表现。与贝塔朗菲揭示的生物体的等结局性相一致，同样的反应状态可以由相当不同的病原体引发，如同属风热袭表的证候，可以由不同的病毒引发，甚至差异相当大的病毒和细菌感染可以出现相同或相近的证候。而同一种病原体，在不同的季节、环境以及侵犯不同的个体，可能会引发出不同的临床表现。中医学对这类外界致病因素引发的疾病的认识是建立在机体对致病因素的反应状态上，对这类疾病的调控也是基于对机体反应状态的辨识，因而这种基于病原体的疾病分类及诊断实际上并没有太大的治疗意义。目前在中医学中感冒的病名主要是用于区分外感和内伤疾病范畴的概念，以界定由外界致病因素引发的一大类突发的疾病。当然，对不同类别的病原体引发疾病的发展传变规律的研究，对于疾病发展演变的预测，采取预防性的治疗措施还是具有积极意义的。今天，现代医学对致病微生物的研究已经相当深入了，使得基于发病初期的临床表现、发展传变规律及治疗方法的差异，对致病微生物进行分类成为可能。由此，可以细化在致病因素作用下的机体反应状态，进而细化及完善中医学的病因模型。同时，可以将现代医学针对这种病原体的有效治疗方法（如果有）纳入中医学与外感病相关的辨证论治体系中。例如感染埃博拉病毒出现的临床表现为突发高烧、头痛、咽喉疼、虚弱和肌肉疼痛。如能确认初期的反应状态局限在中医学外感风热的范围，不呈现个体差异，而且其病情的发展演变呈现独特的规律性（如继而出现恶心、呕吐、腹泻，且很快出现体内及体外出血），则可以考虑将其作为外感风热的一种亚型。如果现代医学发现的病原体与机体的反应状态不存在具诊断意义的相关性，但存在针对这种病原体的有效治疗方法，则可以基于这些病原体对中医学相应疾病分类体系进行细化，进而把现代医学针对这些病原体的治疗方法纳入中医学辨证与辨病相结合的治疗体系。如感染 COVID-19 初期的临床表现呈现个性化，但有针对这种病毒的治疗方法（如疫苗及抗病毒药物），则可以将 COVID-19 作为外感病的一种亚型。

基于单一临床表现建立的疾病分类通常依据的是人们感觉不适、需要解决的症状和体征，如头痛、头晕、咳嗽、臌胀等。将这种症状、体征单独列出来作为疾病分类的意义有两方面：一方面是把问题局限化，专注于研究这种病症有关联的病理状态（证候），从而采用相应的辨证论治方法进行治疗。如头痛在中医学被分为外感和内伤两大类。外感引发的头痛可见于风寒、风热和风湿等证候；内伤头痛则会出现在肝阳上亢、肾虚、气血不足和血瘀等不同证候中。另一方面则是便于寻找专门针对这些病症的有效治疗方法和药物。在中医学中对药物作用的描述有很多是针对病症的。如治疗头痛通常会加川芎，而不同部位的头痛还会选择不同的对症药物配合应用：前额痛加白芷，头顶痛加藁本，两侧痛加柴胡，头痛牵涉颈部加羌活等。此外，止呕吐竹茹、半夏，止咳用枇杷叶、紫菀、款冬花，止遗尿用桑螵蛸、金樱子、覆盆子等均是中医针对病症的特定治疗方法。

我们注意到在中医临床教科书中这种类型的疾病下列出的证候，通常并不能囊括实际在临床出现的与此病症有关的所有证候。有些证候在这一病症下虽然不常见，但作为小概率事件也是现实存在的。此外，在很多情况下，患者出现的某种病症不能简单地归结为所列出的某一种证候，而是与患者被辨识出同时存在的其他证候也存在关联，也就是说患者出现的病症，与一种以上的证候的组合有关联。如一个头痛的患者，辨证有气虚和血虚以及肾虚，同时也有风热上扰的证候迹象。也就是说，患者的头痛是在气血不足、肾虚的情况下，有风热上扰所致。而将益气补血、补肾和祛除风热、清利头目的方法同时使用才能收到较好的治疗效果。由此，中医教科书列出的某一病症的证候分型只是可并发的基本证候类型。临床时应根据患者实际出现的临床表现判定与病症相关的证候，而不是仅仅局限于教科书列出的几个基本证候类型。

基于综合征症状群建立的疾病分类依据的是临床经常同时出现的一组症状、体征。这类疾病的发生没有明显的外界致病因素，其成因或者是多种因素综合作用的结果，或者是某些隐性因素的累积，或者是疾病发展过程中病理状态演变的一种归结。但当机体一旦表现出这一综合征症候群后，机体的状态或者维持在这一病理稳态，如消渴（现代医学的糖尿病）、绝经期前后诸证（现代医学的更年期综合征）；或者其后的发展演变呈现出某种特定的规律性。

这类疾病从中医学的角度，是对某类病理稳态或病理过程的概括。针对这类疾病中医学中不存在对症治疗的方法，而是完全采用辨证论治的方法。治疗的着眼点是使机体逐渐脱离特定的病理稳态或病理过程，向正常的稳态平衡恢复。中医学的临床实践表明，基于辨证论治的个性化治疗能有效地改善消渴患者多饮、多尿、多食、消瘦的临床表现。这里要说明一点，中医学以症状群定义的疾病与现代医学的综合征并不一定存在一一对应的关联关系。对于中医学根据症状群诊断为消渴病患者，如果经过检测发现血糖、尿糖指标高，则会被现代医学确诊为糖尿病。当然，也有诊断为糖尿病的患者，并没有出现多饮、多尿、多食、消瘦的症状群。今天，现代医学通过检测血糖、尿糖可以准确地对糖尿病进行定性诊断和程度定量。以这些指标为受控量的药物研究已经发展了一些控制这些指标、减少继发损害的有效药物。如降糖药对血糖乃至糖尿病相关症状体征的控制，神经抑制剂对神经衰弱症状的控制。但如前面药物研究方法中分析的，这些药物的目的是控制病情，而不是从根本上治疗疾病。

关于证候与病症的关系，中医学通常认为，证候是本，病症是标。当现代医学引入客观指标对这些疾病进行细化，并找到直接针对这些指标的对症治疗方法时，这类基于综合征规定的疾病实际上就转化为基于单一病症（检测指标）规定的病症了。当然，中医学基于病症定义的疾病，在引入某些客观的检测指标实现准确的定性、定量诊断后，也同样可以细化。而现代医学发现的针对这些指标的治疗方法，与中医的对症治疗方法从方法学角度上实际上是一样的。中医辨证论治和现代医学对症治疗的有机结合，在很多时候显示出了比单纯应用中医方法或现代医学方法更好的临床效果。显然，将中西医学的疾病体系进行整合，结合两种体系的治疗方法应用于临床治疗，有着非常广阔的前景。

然而，对疾病的划分并非划分越细、病种越多就越好的。过细的划分无疑会增加统筹的复杂性，使治疗方案越来越失去对整体的综合性。如果基于症状、体征或者现代医学检测指标对疾病的进一步细化在治疗上没有意义，就没有必要细化。这恰恰是自然科学在应对形形色色复杂系统时通行的"最简可适用"规则，即在满足应用的前提下，对模型的建构、体系的分类越简单越好。

4.7.2　疾病过程的描述及发展演变规律的探索

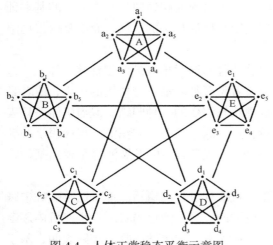

图 4.4　人体正常稳态平衡示意图

如前所述，人体是由一些具有自组织、自适应、自调节能力的子系统构成的复杂的特大系统。每一子系统的各个状态变量间相互联系、相互制约，维持着子系统处于稳定的动态平衡，而各子系统之间的相互联系、相互制约又维持着系统整体的稳态平衡。如图 4.4 所示。但是，任何系统的这种维持稳态平衡的能力都是有限的。如果作用于系统某一状态变量的外界干扰过于强烈或持续，超过了子系统维持稳定平衡的能力，则这个子系统内各状态变量间相互联系、相互制约的稳态平衡会被打破。由此，这个子系统的状态进入了病理状态。如图 4.5 所示。

由于各子系统之间的相互联系、相互影响，如果一个子系统发生了不大的状态偏离，那么别的子系统对它的影响通常会产生使其向正常状态恢复的作用。而子系统恢复正常状态，也就意味着重建了子系统内部各状态变量间相互联系、相互制约的稳态平衡。各子系统之间的这种相互作用，就表现为系统整体对每一子系统内维持正常稳态平衡的修复。

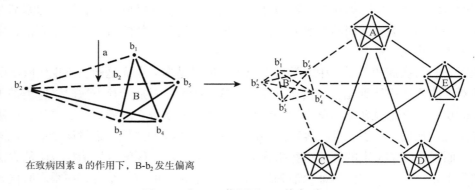

在致病因素 a 的作用下，B-b$_2$ 发生偏离

图 4.5　在 B-b$_2$′作用下，B 偏离到 B′

然而，系统整体对各子系统内稳态平衡的修复能力也是有限的。如果某一子系统的状态偏离过大或持续过久，别的子系统对它的作用不足以使其恢复正常的稳态，即重建已经被破坏了的各状态变量间的稳态平衡。那么反过来，它对其他子系统的作用，也会使其他子系统的状态脱离正常稳态，即破坏其他子系统内部的稳态平衡。于是疾病被扩展到了更大范围。如图 4.6 所示。

作为自组织、自适应、自调节系统，人体从性态上表现出的维持稳态平衡和修复稳定结构的特性自然应归因于人体的自组织、自适应、自调节能力。这样，疾病就可看成是在致病因素的破坏作用和机体自组织、自适应、自调节能力对损害的修复作用的相互抗争中，机体状态的变化过程。脱离了正常稳态一批状态变量（或子系统）在与其他状态变量（或子系统）的相互作用中，总是在不断地变化以趋向于某个稳态平衡的。如此，其自然的发展趋势必居下述三种情形之一：

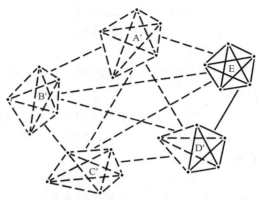

图 4.6 在 B′作用下，多个子系统发生偏离

（1）机体在外界可控输入（干预治疗方法）的作用下，逐步修复各子系统的稳定结构，纠正偏离的各状态变量，使系统的状态恢复到正常的稳态平衡，恢复各子系统、各状态变量间相互联系、相互制约的稳态平衡，即通常所讲的疾病的痊愈。

（2）在致病因素的作用下，系统（或子系统）的状态偏离正常稳态平衡过远，或系统（或子系统）维持正常稳态平衡的某些要素遭到难以修复的破坏，以至系统无法恢复原来正常的稳态平衡，而稳定在一个病理状态上。这即是通常说的"痼疾"。

（3）由于致病因素的作用超过了系统维持稳态平衡、修复稳定结构的能力，系统的状态按一定的程序向有序性降低的方向运动下去，直至系统的解体。这就是疾病的逐渐趋向恶化的过程。

当我们用状态变量描述系统并用状态空间分析系统状态演变的轨迹及可能性时，利用稳态结构，我们可以推演并预测疾病在人体内极其复杂的发展演变过程。机体状态脱离了正常稳态平衡或一个病理稳态后，通常会有一段不断变化的不稳定过程。在这个过程中，人体状态的演变路径会有不止一种可能性。如果我们能在状态空间中找出与之前的稳定状态相邻的那些具有稳定结构的状态，就能确定疾病发展变化的有限的可能性。由此，就可以对疾病的发展和转归做出合理的判断。

中医学利用人体的性态模型动态地描述疾病的发生、发展和演变过程，并因而可以有效地指导对疾病中人体状态的调节和控制。基于这个模型，可以通过症状、体征与证候的对应关系，辨识表征人体健康状态的状态变量的状态（证候）。而患者所有状态变量（证候）的组合，则全面地反映了机体某一时刻的状态。在辨识清楚了机体的状态，通过基于模型的推演，可以准确地预见疾病中机体状态发展转化的可能性。而中医的辨证论治则是基于状态辨识的结果及对其发展转化可能性的推演预测，制定适当的治疗干预方案，阻止机体状态向病情扩散和恶化的方向发展，推动偏离的状态变量向正常范围恢复。由此，一步步使机体的状态趋向于与正常稳态相对较近的稳态平衡，最终回归正常的稳态平衡。

中医学对呼吸道传染病的发生、发展、演变及调控规律的描述就是基于其特有的人体模型和状态描述体系的。实际上，无论是昔日的 SARS、禽流感、甲流 H1N1，还是今日的 COVID-19，这类被称为"瘟疫"的流行病，在中国自古以来就多次发生过。今天，中医学应对传染性疾病的六经、卫气营血、三焦辨证体系就是中医学为应对呼吸道感染性疾病建立的人体模型和状态描述系统。它们是中国古代医学家在与形形色色的传染病的抗争中，经过 1500 年漫长的经验积累逐渐发展起来的。

近年来流行的呼吸道传染病，从中医学的角度分析，初期症状及相应的治疗方案主要分以下类型：

（1）风热袭表：发热恶寒、头身疼痛、鼻塞流涕、喷嚏、口渴、咽痛、苔薄白或薄黄、脉浮。

（2）风寒袭表：体温在 38℃左右、无汗、口不渴、喉痒、咳嗽、苔薄白、脉浮紧。

（3）风寒挟湿：恶寒，发热，头痛，胸闷，脘腹疼痛，恶心，呕吐，肠鸣泄泻，舌苔白腻。

（4）风热挟湿：恶寒，头痛，身重，身痛，肢体倦怠，面色淡黄，胸闷，食欲不振，午后身热，口不渴，舌苔白腻或黄腻。

中期阶段主要有几种类型：

（1）气分热盛：壮热、口渴引饮、大汗出，舌苔黄，脉洪数。

（2）邪热壅肺（相当于西医的肺炎型流感）：高热、口渴、咳嗽、气喘、咯血或痰呈铁锈色、舌红苔黄、脉滑数，体温多在 39℃以上。

（3）痰热壅肺：发热、口渴、咳嗽、哮喘，痰黄黏稠，量多、舌红苔黄腻、脉滑数。

（4）胃肠湿热：发热，胸脘痞闷，腹痛，腹泻、黏液便或大便溏而不爽，舌苔黄腻。

极期阶段主要有几种类型：

（1）热入营血：深色或带血的粪便、咖啡样吐血、目赤、皮肤出现红斑、斑丘疹、紫斑和内出血。身体任何孔的出血，包括鼻、口、肛门、生殖器。舌质红绛或紫绛。

（2）热结胃肠：临床表现为腹痛拒按，大便秘结，或发热，呕吐，或烦躁、口渴、舌干、舌红、苔黄，脉沉而有力。

（3）热扰心神：高热不退、心烦不寐、神昏谵语，甚则昏迷不醒。

（4）热极生风：表现为四肢抽搐或颈项强直，脉弦数。

在极期之后，部分重症患者或者严重并发症的患者可能会出现低血压、低血容量、心动过速、体内器官严重受损（尤其是肾、脾和肝），或引致弥散性全身坏死及蛋白尿。更严重的最终可能导致心力衰竭、休克及肝、肾功能的衰竭，直至死亡。这个阶段相当于中医学的血脱、气脱导致阴阳离决的过程。图 4.7 是外感热病（呼吸道传染病）发展传变的主要路径图。

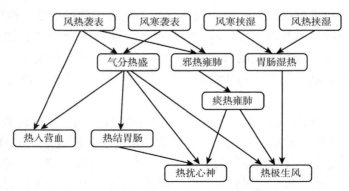

图 4.7　外感热病发展传变主要关联图

　　显然，通过把对致病因素的认识建立在机体的反应状态上，中医学总结出了呼吸道传染病初期的证候类型以及发展演变过程中可经历的证候演变。从中医学角度，无论引发呼吸道传染病的是何种病毒以及它们如何变异，始终不外风寒、风热、挟湿几种类型或它们的复合型。其发展过程中各个阶段患者所处的状态以及相应的诊断、治疗方法，甚至处方用药，在中医的温病学中均有详尽的描述。这是中国人的祖先在现代医学还没有发展起来的时代长期应对病毒引发的流行性疾病的经验总结。在中医学的史料中，大量用这种方法治愈的案例有案可查。只不过随着以近代科学为基础的近代医学的兴起，被视为"非科学"的东西，尘封在科学的"垃圾堆"里。

　　自 2022 年 2 月，香港第五轮 COVID-19 疫情大暴发起，我们临床团队诊治了上千例感染 COVID-19 的感染期和后遗症的患者。基于患者的临床表现，感染初期以风热袭表、风寒袭表、风寒挟湿的证候为多，间或有风热挟湿的证候，亦常见到风寒未解，内热已成的证候。接诊的患者中也不乏西医认为重症或有发展为重症趋势的案例，所涉及的证候有气分热盛、邪热壅肺、痰热壅肺以及脾胃湿热等。在这些案例中，有仅表现为单个证候的，相当一部分表现为多个证候并见。总之，感染初期患者的病理状态及病情的发展变化呈现很强的个性化特征，可分成多种不同的情形。在我们接诊的病人中，感染期患者除了两名第一次视频就诊后，由于对中医缺乏信心没有坚持服用中药，转而寻求西药治疗外，其余患者均获痊愈。后遗症患者的所有后遗症均通过中医治疗得到改善和消除。我们治疗的患者中，最大的 95 岁，最小的只有 2 个月；高烧（最高体温达 41℃）、剧烈咳嗽、胸闷胸痛、气短、不能进食、呕吐、腹泻等重症病例较多；也有年老体弱、旧疾缠身甚至怀有身孕的患者。无论是感染期还是有后遗症，患者的所有病理状态都可以用中医辨证论治体系中的证候来描述。采用辨证论治的方法，只要辨证准确，患者均有良好的反应。我们自己的临床实践、中国在 COVID-19 疫情流行期间无数成功的治疗案例以及以往 SARS、禽流感、猪流感、甲型 H1N1 流行期间中医治疗的卓越成效，都充分证明中医辨证论治的个性化疗法应对病毒引发的传染病的有效性。这些临床实践也从实证的角度说明：杀灭病毒与治愈疾病对于治疗病毒引发的传染病是两个完全不同的概念。在当今世界，并非不存在针对病毒引发的流行性传染性疾病的有效方法。无论是应对当前的 COVID-19 还是以后会发生的流行性感染性疾病，找出引发疾病的病毒，进而有针对性地研发疫苗和抗病毒药并非是唯一可行的方法。无须任何前期研究，基于病原体引发的机体反应状态，中医学个性化的辨证论治也可对这类疾病进行有效的调控。

　　再如，中医学对肺痨（相当于现代医学的肺结核病）疾病发展演变规律的描述。在中医学中，肺痨的致病因素为痨虫（相当于现代医学的结核杆菌），其主要致病作用为损伤肺脾、耗伤气阴。其发展过程，主要可分为三个阶段：

　　初期：痨虫侵袭肺、脾两脏，出现肺阴耗伤、脾胃机能受损的征象。临床表现可见干咳少痰，或痰中带血，胸痛，潮热通常午后较重，盗汗，颧红，咽干，口渴，乏力，食欲不振，消瘦，舌质红，脉细而快等。

　　中期：如果初期疾病得不到控制，其发展主要呈现两种趋势。一部分患者，肺阴亏耗较甚，波及肾阴，致肾阴亏损，虚火上炎。临床表现为咳嗽加剧，干咳少痰或痰黄黏稠、口干多饮、潮热、颧红，或时时咳血，甚则大量咳血，盗汗，失眠，胸闷、胸痛、心烦、易怒，男子梦遗失精，女子经闭，舌红绛，脉细而且快。另一部分患者呈现脾胃虚损、气阴两虚的证候。临床表现除了有咳嗽、咯血、潮热、颧红、自汗、盗汗外，还见面色苍白、神情疲惫，气短、语声低微，倦怠乏力，食欲不振，舌质光红，苔少，脉细、快而无力等。初中期的疾病关联及态势如图 4.8 所示。

后期：基于中医的人体模型，肾阴为一身阴液的根本，肾阳（命门火）是一身阳气之根本，肾精是人体生命活动的最根本的物质，肾阴和肾阳（命门火）是在肾精的基础上产生和维持的。肾阴耗伤，必损及肾精，而脾胃虚弱，又会致肾精的后天化源不足，日久必致肾精亏损。肾精一亏，以它为基础的肾阳（命门火）亦必随之而衰。故不论是阴虚火旺还是气阴两虚，最后都会导致肾精耗伤，肾阳衰退，出现为肺、脾、肾三脏俱损、阴精阳气俱虚的状况。如图 4.9 所示。

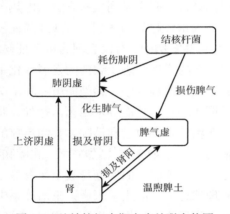

图 4.8　肺结核初中期疾病关联态势图

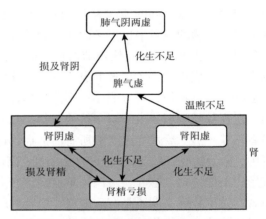

图 4.9　肺结核后期疾病关联态势图

对于由单一症状、体征定义的疾病（病症），中医学研究主要关注在与这些病症相关的基本的证候类型，就是根据患者的临床表现，确定患者出现的病症与哪些证候有关。但发生于实际患者的病症，常常不是仅关联到一种基本的证候类型，而可能关联几种基本证候类型的组合。

如眩晕病，中医学对其研究发现至少与三类因素相关：

（1）气、血、阴、阳的亏虚；

（2）气滞、血瘀及痰浊阻滞；

（3）邪气上扰，包括实火、虚火、风热、痰热和湿热。

临床见到的眩晕病可能同时与几种因素相关，如气血不足与气滞、风热同时并见。这种情况下，治疗方案通常也需要同时针对几种因素才能取得较好的效果。

4.7.3　疾病的调节控制艺术

基于中医学的理论模型和状态描述系统能够准确地描述和把握机体的状态，中药学和方剂学的研究揭示了中医学的治疗干预手段相对于人体模型的性能和治疗作用，治疗过程就是通过适当地改变机体的输入或采取某些干预措施，或直接作用于机体的状态变量，或调动机体内在的抗病因素，以期打破系统稳定的病理平衡，中止机体状态向有序性降低方向的运动，恢复和重建各子系统、各状态变量间相互联系、相互制约的正常的稳态平衡。

治疗疾病最直接的办法是选择对状态变量偏离有相反方向作用的干预手段，推动偏离的状态变量向正常状态的方向运动。基于这种理念的治疗可以被广义地称为负反馈调节法。

1）负反馈调节法

依据负反馈的原则，选择针对致病因素，或作用方向与机体状态偏离方向恰好相反的干预手段（如药物），直接杀灭致病因素，或纠正机体的状态偏离。这种治疗方法在《中医学现代方法》中称为"定向控制法"。这是目前在中、西方医学中最广泛应用的方法。在现代医学中，采用促进甲状腺素分泌或补充甲状腺素的方法应对甲状腺素分泌降低导致的甲状腺机能衰退，采取降压、降糖的措施应对高血压、高血糖病，采取杀灭细菌、病毒的方法应对细菌、病毒引发的疾病，都属于这种方法。中医学中，用补气、补血的方法治疗气虚、血虚，用行气、活血的方法治疗气滞、血瘀，以及"寒者热之"，"热者寒之"，也均是基于这种理念的治疗方法。

但中西医学的临床实践都已证明，在各部分机能密切相关的人体，针对个别环节实施的负反馈调节并非总能达到预期的目的。在致病因素作用下，机体既有功能活动的障碍，又有病理产物的蓄积，还有本身自组织、自调节能力的降低。功能活动的障碍导致了生命活动基本物质的不足和代谢产物的蓄积，而病理产物的蓄积反过来又影响了功能活动的发挥，人体的自组织、自调节能力得不到充分的营养而日渐衰退，自组织、自调节能力的衰退反过来不利于机体功能活动的恢复和消除病因、病理产物，……疾病就是在这几方面因素交互作用下发展变化的。另一方面，疾病常常不止涉及一个子系统。不同的子系统具有不同的功能，每一功能在人体生命活动中占据着不同的地位。因此，各子系统的病理变化、各种功能活动异常以及描述病理状态的各个状态变量在疾病发展和恢复过程中的重要性也有所不同。

通常，打破病理的稳态平衡，中止机体状态向有序性降低方向运动，能够采用的方法不是唯一的。就像去一个地方旅行，可采用不同的不同交通工具，循不同的路径。尤其是对于病情复杂，多个状态变量异常的情况更是如此。显然，治疗方案的制定不仅应当考虑疾病中各种要素的相互关系，疾病中各子系统、各功能活动的相互联系，也应当考虑各子系统、各种功能活动在人体生命活动和疾病恢复过程中的重要性。在此基础上，疾病的关键环节、关键因素应当成为治疗方案的主要靶点。如果盲目地抓住某个异常的子系统或某个偏离的状态变量，由于病变各部分之间相互联系、相互制约关系维持的病理状态的稳定性，常常收不到很好的疗效。而且由于药物往往具有多方面的作用，对一个状态变量的偏离有治疗作用的药物或许就能加重另外一些状态变量的偏离，或许会从整体上产生不利于机体恢复的结果。相反，在全面准确地把握机体状态和疾病特性的基础上，明确了疾病的主要因素、主要环节，治疗就可以从最有利于机体恢复的环节着手。而随着这一部分状态的改善而对其他部分产生的继发影响，也会使其他部分有不同程度的好转，收到事半功倍的效果。

那么如何抓住疾病的关键因素、关键环节呢？这需要以下方面有全面与明确的认识：

①各子系统、各状态变量在人体生命活动及在各种疾病恢复中的重要性；

②各种疾病的急迫程度、对人体的危害程度；

③人体各部分在各种生理病理状况下的相互联系、相互制约关系；

④各类药物的治疗作用和其偏性对机体的不良影响等。

在传统中医学中，以上用于疾病治疗分析的原则是以如下方式呈现的：

①急则治其标，缓则治其本；

②五脏皆虚，当先实脾；

③补气在补血之先，养阳在滋阴之上；

④补气防壅，滋阴防滞。

　……

有了这样一些原则，临床上依据对患者各方面状况的综合分析，就可根据患者各方面疾病的严重性和急迫性，制定最佳的治疗方案。

在几千年的临床实践中，中国古代的医学家创造发展了多种独具特色的治疗思路。如金元时期张从正的汗吐泻三法，这里称为"打破稳态法"，应用它时并不太关注患者病理状态的不同；李东垣基于"脾胃内伤，百病由生"的理念创立的百病皆从脾胃入手的方法，尽管患者临床表现的病理状态千差万别，而治疗多以调理脾胃，补中益气为主；而朱丹溪提出了"阳常有余，阴常不足"的理念，更注重滋阴、清热方法的应用，即使对于热象不显著的患者也是如此。

2）打破稳态的方法

采用较强烈的干扰输入，或促进机体功能活动，或祛除病因、病理产物，直接作用于支撑病理稳态的关键环节，以破坏患者所处的病理稳态。一旦机体状态离开了先前的病理稳态，机体在自组织、自调节能力的作用下，将自动寻求并趋向于新的稳态平衡。在治疗过程中，为打破这种稳态所采用的方法通常是有利于患者抗病能力恢复或是削弱致病因素的方法。因此，新的稳态通常会较先前的病理稳态离机体的正常状态更近，患者的病情通常会因此得到了显著的改善。

这种方法的机制可以用一个简单的物理实验形象地说明：取一张上面放满小磁针的纸片，把它置于一块磁铁上。显然，这时在磁铁周围有一个磁场，磁场力作用于每一个小磁针上使它们产生了按一定方式有序地排列起来的倾向。设想一下，如果这时磁场力不够大，不足以克服小磁针与纸片间的摩擦力，尽管存在着使小磁针有序化力量，但磁针仍处于原来杂乱无章的状况。但如果我们用手轻轻地抖动纸片，就会发现磁针按磁力线的方向有序地排列起来了。为什么呢？显然，抖动不会增加磁铁的磁场力，也不会对处于不同状态的每一个磁针产生使其有序排列的推动力。因为假如我们把下面的磁铁抽去，不论你如何抖动，也不会使磁针有序化。奥妙在于抖动的瞬间减小了磁针与纸片间的摩擦力，打破了摩擦力与磁场力相互作用而形成的稳态平衡，于是系统在磁场力的作用下达到了有序结构。如图 4.10 所示。

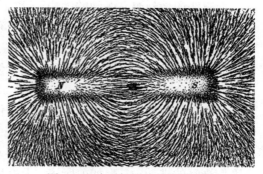

图 4.10　小磁针形成的有序结构

与此相类似，人体具有修复稳定结构、维持和达到新的稳态平衡的自组织、自适应、自调节能力。当机体处于某个病理稳态或朝有序性降低的方向运动时，这种能力依然发挥着作用。只是由于疾病整体或某个环节过于稳定，这种能力不足以使系统脱离病理稳态或使病情恶化过程逆转罢了。选择某些适当的强烈干预措施促进机体的功能活动以祛除致病因素、病理产物，可能打破疾病的稳态结构，使机体的状态脱离病理的稳态平衡。这样，尽管我们没有施加任何直接针对某些偏离的状态变量的干预，由于自组织、自调节能力的作用，机体状态在各状态变量相互作用，寻求新的稳态平衡的过程中，还是会向正常稳态的方向移动。

一般的疾病，尤其是中医认为属于"实证"或"虚实夹杂"的疾病，总是既有功能活动的障碍，又有代谢产物的蓄积。或者是系统长期处于一个十分稳定的病理稳态，偏离的一批状态变量盘根错节，表现出某些难以理解的现象或假象，用一般的负反馈调节方法很难打破病理平衡的稳定性，或是由于致病因素过于强烈，病理产物堆积过甚，疾病中某个环节过于稳定，以致引发整体状态向病情恶化的方向演变。这时采用打破稳态的方法常可收到意想不到的效果，而且比负反馈调节的方法效果要快得多。在患者状态偏离正常稳态平衡过远而机体抗病能力较弱时，这种方法尽管难以使患者完全恢复正常的稳态平衡，也可使某些偏离的状态变量向趋于正常的方向移动。重要的是，强烈的干扰刺激可以打破病理稳态，完全或部分消除病因与病理产物，消除病变各部分盘根错节和功能紊乱造成的某些假象，使病情明朗化，再用负反馈控制的方法进行治疗就容易多了。在金元时期，著名的医学家张从正（公元 1156~1228），广泛采用发汗、涌吐、致泻一起使用的方法治疗形形色色的疾病；我的外祖父，河北民间医生刘鸿义（1904~1982）采用独具特色的泻下法用于治疗各种患者，均是应用这一方法的典型代表。

张从正临床治病注重攻邪，对汗、吐、下三法的运用十分纯熟。他认为，只要邪气存于肌表，尚未深入体内，或病已入里但兼有表证之象者均可应用汗法。使用汗法的原则是汗出渐渐，周身出遍，且不宜过多。对于吐法，他认为凡风痰、宿食、酒积等病在胸膈以上的大实大满证均可应用。至于下法，并不局限于通泻大便，催生、下乳、消积、逐水、通经、降气均属于下法的应用范围。张从正二十余岁悬壶应诊，由于疗效卓著，中年时代即成一方名医。

我的外祖父刘鸿义，治病主张先通后补，擅长应用泻法攻积导滞。临床诊治患者，不论实证还是虚实夹杂，只要有胸闷、腹胀、腹痛、大便不畅等涉及气血不畅、上下枢机不通的迹象，均是先采用泻法。而许多多方求治不效的疑难病患者，经此一泻，诸症尽失，神清气爽。即使体虚气弱、虚实夹杂的患者，经此一泻，亦使病情简单化，少了盘根错节，使之后的调补变得容易。

显然，不同个体的病变千差万别，其状态偏离不可能都是一样的，但不论张从正的汗、吐、下三法还是刘鸿义医师的泻法，"以不变应万变"，反而大多能取得意外之效。原因就在于，尽管不同个体的病变部位、性质及程度各有不同，但大都存在着某种病理稳态或较稳定的病变环节，阻遏着机体靠自我调整、恢复正常的稳态平衡的努力。而采用这种强烈峻猛的推荡之法，打破这种病理稳态，机体自动调节能力就会推动机体从形形色色的病理稳态向正常稳态的方向恢复。

采用"打破稳态"的方法，如何能确保脱离了病理稳态的系统会向正常的稳态平衡移动呢？首先，为打破病理稳态采用的方法，通常是作用于与病理稳态维持密切相关的状态变量，具有推动该状态变量向正常状态移动的作用，因此通常会产生使机体状态向正常稳态平衡恢复的推动力。但如前所述，无论是金元时期医学家张从正的"汗、吐、下"三法，还是刘鸿义医师的独特的泻法，虽然对人体机能活动的障碍、代谢产物的堆积有强有力的直接的调整作用，但其峻猛的药力，对人体自组织、自适应、自调节能力也会造成一定的损伤。因此，使用这种方法，人体自组织、自适应、自调节能力，即人体正气的强弱就成了成败的关键。如果人体的自组织、自适应、自调节能力足够强大，能够承受住打破稳态所需的峻猛的干预，则脱离先前的病理稳态的机体通常会向正常稳态平衡的方向移动。而如果患者病情深重、盘根错节，而机体的自组织、自适应、自调节较衰弱，承受不了这种峻猛的药物干预，那么脱离原病理稳态的系统，也有可能向正常稳态平衡相反的方向，把机体引入更坏的病理稳态，甚至进入病情不断恶化的不稳定状态，导致系统的解体。因此，在人体自组织、自适应、自调节能力较弱时，这种方法的使用通常会较慎重。且无论什么情况下，这种方法均不宜久用，通常会以负反馈控制的方法作为这种方法的后续支持。当然，在采用这种方法的同时，配合补益正气，提升、强化人体自组织、自适应、自调节能力的药物一同应用，也是临床经常的选择。

3）百病皆从脾胃入手的方法

在中医学中，气来源于先天，但又依赖于后天水谷的不断补充，才能保持充盛，生命不竭。而人生之后，气的先天来源已经终止，其唯一来源则在于后天脾胃。脾胃功能健全，化生有源，则气得到补充而充盛；若脾胃虚衰，则气得不到充养而随之衰退，也势必影响脏腑和全身的机能活动。

李东垣本名李杲，字明之（公元 1180～1251），河北正定人，晚年自号东垣老人。他十分强调脾胃的重要作用，认为脾胃为元气之本，是人生命活动的动力来源。由此，李杲诊治内伤虚损病证，多从脾胃入手。治疗其他脏腑的疾病，也十分重视调养脾胃的作用。此外，李杲认为脾胃为人体气机升降的枢纽。饮食物中精气的吸收输布依赖脾气之升，饮食物中代谢产物的排出依赖胃气之降。因此，脾胃升降失常成为内伤病的主要病机。升降之中，李杲更重视脾气的升发作用，认为只要气充足则百病不生，而气虚多因脾气不升而致。在治疗时，李氏将补脾胃，升阳泻火，调整升降失常作为其治疗大法。补中益气汤是他创立的名方之一。

临证时，李杲也是运用辨证论治的原则，虚者补之，实者泻之。甚至对实性的病邪，亦采取汗、吐、下的方法治疗。李杲也会应用苦寒泻火或解表散热的方法，但十分慎重，认为不可久用，因为寒凉大过，可以耗损阳气。而苦寒太过，更易于损伤脾胃，因此非阴火炽盛时不可选用。他应用泻火之法时，通常会适当加入益气健脾之品，顾护人身正气以及脾胃功能。

李杲二十岁时，母亲患病卧床不起，后因众医杂治而死。李杲痛悔自己不懂医而痛失生母，于是立志学医，拜燕赵一带的易水名医的张元素为师。凭着他扎实深厚的文学功底，经过数年的刻苦学习及临床实践，医技日益精湛，各科疾病均能诊治，成为一代医家大宗。当时的人都把他当作神医来看待。

临床患者的疾病状态千差万别，而李杲多应用健脾益气的方法。而以不变应万变，为什么大多数患者经过这样的治疗后均能取得良好的疗效呢？原因在于，脾胃为后天之本，脾胃强健则气血充盛，人体的自组织、自调节、自适应能力自然会得到加强。而这种能力的强化自然会推动其他部分已经偏离正常状态的状态变量向正常的稳态平衡恢复。因此，强化脾胃的消化吸收功能，调顺作为气机枢纽的脾胃的升降机能，对其他部分病理状态的恢复都会起到积极的推动作用。临床上，以脾胃气虚、升降失常为主要病理状态的患者，当然可用。而以其他脏腑疾病为主的患者，常常也会或多或少伴有一些脾胃功能的异常，采用（或）兼用这种方法也是"有百利而无一弊"。而由于此法使用的药物药性平和，即使对于没有脾胃功能异常的患者，用之也会发挥强化脾胃功能而"治未病"的功能，不会有其他任何副作用。由此，从脾胃入手治疗的方法不必"有是证"才能应用，而是治疗各个脏腑多种疾病均可应用的具有普适性的方法。

4）注重滋阴、清热的方法

朱丹溪本名朱震亨（1281～1358），字彦修，元代著名医学家，浙江义乌人，因其故居有条美丽的小溪，故名"丹溪"。朱震亨医术高明，临证治疗效如桴鼓，多有服药即愈不必复诊之例，故当时人又誉之为 "朱半仙"。他先习儒学，后改医道，在研习《素问》《难经》等经典著作的基础上，访求名医，后来成为融诸家之长为一体的一代名医。朱震亨力倡"阳常有余，阴常不足"之说，被后世称为"滋阴派"的创始人。

在人体生理方面，朱震亨重视阴血，认为阴精难成而易亏，提出著名的"阳有余阴不足论"；在病因病机方面，朱氏重视湿热、相火，指出正常相火虽为人身动气，但若因情欲妄动，则可成为贼邪；在治疗上，朱氏注重滋阴、养血、清热，反对滥用温补和盲目攻邪。朱丹溪治疗火热病，分虚火和实火分别对待。提出实火可泻的原则。对于火盛而体虚之人，又认为不可骤用凉药，应用从治或反佐之法。对于火邪内郁不得宣散泄越之证，可以采用发散方法治疗。至于虚火，属阴虚火动者，则宜滋阴降火。

假若金元时代的四大家生活于同一时期，面对一个患有多种疾病，虚实夹杂，疾病累及多个脏腑器官的患者，根据他们的学术观点和处方用药习惯，张从正多会先祛邪，后扶正，或以祛邪为主，兼顾正气；李东垣或以调理脾胃为主，兼顾祛邪；而朱丹溪则在扶正祛邪之外，会更关注处方的寒热属性，避免损伤阴液。他们开具的处方有很大机会大相径庭，但大都会有不错的临床疗效。与当今时代不同，这些中医大师均是不局限于专病甚至专科的全科医师。作为一代名医，他们的名声均是靠卓越的临床疗效奠定的。

显然，对于患有多种疾病、累及多个脏腑器官的患者，采用不同的治疗思路，从患者不同部分着手治疗，都可能取得医者期待的疗效。也就是说，中医学治疗疾病，在很多情况下，有效的治疗方法不是唯一的。先治什么，后治什么，以什么为主，兼顾什么，这种调节控制的艺术，对于中医师聪明才智，有着极大的探索和发挥的空间。近年来，随着现代医学知识体系的迅猛扩展，分科越来越细，临床医师日益专科化。这种思潮也深刻地影响到了中医学。中医学被日益局限于西医辨病、中医分型的架构下，中医师擅长的治疗范围也被日益局限于狭窄的专科领域，这种中医临床调控艺术也没有了探索和发挥的空间。从古到今，中国各地均有像金元四大家一样医术高明、疗效卓著的全科名医。甚至民国时代，京城四大名医萧龙友、施今墨、孔伯华、汪逢春亦广为人知。然而，今天已经很难造就这种多科通治的中医大师了。

下　篇

走向整体医学

第5章　现代医学的危机及其改革开放

医学，根据中世纪医学家阿维森纳（Avicenna）在《医典》中给出的定义，是如何维护健康的技艺和健康丧失时使之恢复的技艺。英国《简明大不列颠百科全书》则把医学定义为"研究如何维持健康及预防、减轻、治疗疾病的科学，以及为上述目的而采用的技术"。

近代医学是 16 世纪以来，随着近代自然科学的兴起，从古代自然医学中脱胎出来的基于实证的知识体系。经过四百多年的发展，医学从深度和广度上极大地推进了人类对人体、健康、疾病的认识及诊断治疗技术的进步，建立了庞大的知识体系。然而今天，面对复杂的人体发生的许多疾病，医学依然无能为力。而为治疗而采用的干预措施对人类健康带来的副作用，越来越令人难以接受。以至今天越来越多的有识之士，开始质疑现代医学方法的局限性，把探索医学发展道路的目光投向新的方法和新的领域。

5.1　以分析为特征的近现代医学的兴起及发展

5.1.1　近代医学的奠基

古代西方的自然医学大约起源于公元前 7～6 世纪的古希腊，基于当时流行的哲学理念，宇宙一切物体都是由气（风）、水、火、土四种元素按一定的数量、比例混合而成。古希腊医学的代表人物希波克拉底（Hippocrates，公元前 460～前 377）和他的学生则在此基础上，发展了"四体液病理学说"，认为血液、黏液、黄胆汁和黑胆汁这四种体液决定有机体的生命，而每一种体液又与一定的"气质"相应，每一个人的气质取决于体内哪种体液占优势。四种体液平衡，则身体健康，反之则多病。如图 5.1 所示。

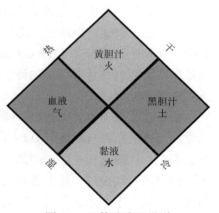

图 5.1　四体液病理学说

在古希腊医学中，人体各部分是相互联系的统一体，局部的疾病可能引起全身性的反应。希波克拉底在他的著作中曾这样描述道："身体个别部位的疾患会引起其他部位的疾病，腰部的问题会引起头部的疾病，头部的问题会引起肌肉和腹部的疾病……，而这些部分是相互关联……，能把这些变化传播给所有部分。"希波克拉底还强调人体与自然界的统一，认为外界因素，如气候、土壤、水质、空气、居住条件以及其他环境因素均会影响身体健康，并有比较明确的预防观念。古代的自然医学不免带有"自然哲学"的形态，在粗略而直观的观察和经验总结的基础上，辅之以哲学思辨和逻辑推理，并受到神话、巫术的影响。进入中世纪后，又不可避免地打上了宗教的烙印，因此，理论体系笼统、粗糙、并包含一定程度的逻辑混乱就不足为怪了。

进入 16 世纪，天文学的进步、航海大发现极大地拓展了人们的视野。在医学领域，医学家冲破了中世纪长达 1000 多年的藩篱，解剖学对人体的实体观察取得了巨大的进步。1543 年，比利时学者维萨里（Vesalius，1514～1564）发表了他的划时代的著作《人体的构造》，建立了人体解剖学。1628 年，英国医生威廉·哈维（William Harvey，1578～1657）发表了《心血运动论》，建立了血液循环理论。由此，解剖学、生理学乃至医学从神学中解放出来，成为科学可以研究的领域。

5.1.2　以还原分析为特征的近代科学方法的确立

近代自然科学继承了古希腊哲学思辨、理性的传统，同时将视线投向实践，形成了以观察实验的感性方法与假说推理的理性方法相结合的方法论。科学家们不再像古代学者那样仅仅把感性直观和哲学的思辨作为研究探索的手段。他们对每一种自然现象都严格地在经验材料的基础上透过现象深入本质，求得理论上的说明，并相应建立起严密的理论体系。为此，近代科学家常常需要通过专门的仪器、设备，把某种自然现象从大自然的整体中抽离出来，在人工力量的干预和控制下加以研究，从而获得比感性直观更加可靠和更加准确的认识。当然，将部分从与整体的联系中抽取出来单独进行研究，割裂了事物本身的整体性和事物与其环境关联的整体性以及部分在与整体相互联系中发展变化的动态过程，这种方法论的弊端和局限性也是显而易见的。

近代自然科学由于完成了从经院哲学传统到实证科学方法的转变，从而走出了"自然哲学"形态，数学、物理学、化学、生物学等学科都各自得到发展。培根（Francis Bacon，1561～1626）和笛卡儿（Rene Descartes，1596～1650），作为近代自然科学的代表，强调要依据实验观察和计算结果的证据得出结论，从而开辟了通过严谨的观察和实验发现自然法则的经验之路。

培根在《新工具》中指出，探求和发现真理，只有亦只能有两条道路。一条道路是从感觉和特殊的东西飞越到其真理性被视为已定而不可动摇的最普遍的真理，由这些真理进而去推论，从而发现一些中间的公理。这是当时流行的方法。另一条道路是从感觉和特殊的东西引出一些公理，经由逐步而无间断地上升，直至最终达到最普通的真理。这是正确的方法，但迄今还未试行过。因此，培根提出了一种新的归纳逻辑方法，即基于观察、实验和经验进行归纳、总结和分析，进而发现理论、验证理论的新三段方法。这种方法的提出，奠定了科学研究方法的基础，对近代自然科学的发展产生了巨大的影响。

与培根相同时代的法国哲学家和科学家笛卡儿则开创了近代推理主义的先河。笛卡儿提出"普遍怀疑"的原则，认为科学应起始于怀疑。他主张用"理性的尺度"审查以往的一切知识，怀疑一切信以为真的和一般被当作真理的东西。同时指出，这种怀疑并不是目的，而是为了保证认识的基础绝对可靠而没有错误。笛卡儿倡导科学研究中的演绎法。他认为要达到对事物的认识有两条道路，要么是经验，要么是演绎。演绎方法必须从几个不证自明的公理出发，一步一步推出其他定理，直至构成一个能够自圆其说的知识体系。而推理的每一步都要清楚明白，只有这样才能到达真理。

在观察、实验基础上，通过归纳、分析和总结，结合严谨和推理和演绎，形成了近代自然科学发现真理和验证真理的方法论。正如科恩在《科学中的革命》中所说："任何一位通晓实验技术的人都可以对科学真理进行检验——这正是新的科学与传统知识（无论是旧的科学、哲学或神学）大相径庭的一个因素。而且，方法很容易掌握，从而使任何一个人都可以做出发现或找出新的真理。"17 世纪的科学没有哪方面像其方法带来的结果那样富有革命性。

5.1.3　医学从近代到现代的突飞猛进的发展

科学理念的革命和科学方法的确立，使科学成了人类探索真理、推进技术进步的有组织的活动。在这种大背景下，17 世纪以后的医学，取得了持续的进步和发展。

（1）显微镜的应用和毛细血管的发现，把医学对人体结构的认识带入了更深的层次。

（2）病理解剖学的建立，将人类对疾病的认识与人体内部的组织、器官的异常联系了起来。

（3）细胞的发现，细胞学和细胞病理学的建立，使人类对人体结构及其疾病发生发展的认识推进到了细胞的层次。

（4）细菌学的建立和发展，开启了人类对可能导致疾病的微小生物体的研究，为细菌引发的传染性和感染性疾病的预防和治疗奠定了基础。

近代医学经历了 16～17 世纪的奠基，18 世纪的系统分类，19 世纪的大发展，到 20世纪与进入高速发展时期的现代科学技术紧密结合，发展为现代医学。随着机械论自然观的兴盛，主张把高级运动形式还原为低级运动形式进行实验分析的还原论方法成为主流的科学方法。以解剖分解和单因素分析为特征的医学方法被视为符合当时科学理念的科学方法。基于这一方法逐渐发展起来的分析医学，在整体论医学水平相对薄弱的欧洲，成为科学的医学体系，占据了主流医学的地位。基于整体论方法的传统医学则被视为不科学的东西，被边缘化，逐渐淡出了历史舞台。20 世纪随着科学技术的迅速进步，现代医学也进入了迅猛发展的黄金时期。这个时期具有里程碑意义的标志性事件有：

（1）磺胺、青霉素等抗生素的发现以及对感染性疾病的有效治疗，带来了药物学和治疗学的重大进步，同时也极大地促进了现代西医主流医学地位的确立。

（2）分子生物学的建立和发展，标志着人类对人体的分解深入到了组成生命的最基本层次。

（3）免疫现象的发现以及免疫学的建立，标志着人类开始探索与生俱来的免疫机制和与免疫机能相关的疾病的发生发展规律，开始利用免疫机制有效地预防和治疗疾病。

（4）病毒的发现，使人类对传染性疾病致病因素及发生发展过程的认识进入比细胞更为基本的分子层次。

（5）医学成像技术（B 超、彩超、X 线透视、CT、核磁共振、正电子扫描等）的进步、心电、脑电连续记录仪器的发展、人体血液及代谢物分析技术的成熟，极大地推进了人类对疾病过程的观测及疾病诊断的水平。

（6）对疾病分类长期而详尽地研究，建立了目前超过 29000 种疾病的庞大的疾病分类体系。

（7）人类基因组计划的完成，各种组学研究以及基于基因、蛋白质、代谢物等生物标志物与人类疾病相关性研究的开始，从更深的层次揭示了之前不为人知的疾病的本质，发现了新的有效的治疗方法。同时也更深刻地展示了生命与疾病过程的复杂性以及现代医学方法的局限性。

今天，随着自然科学和技术的发展，现代医学通过不断引进新的技术、新的方法，今天仍在深度和广度上拓展着自己的知识体系。新的致病因素、新的检测技术、新的治疗方法被不断发现，疾病分类体系不断被细化，诊断标准在准确化、定量化的路上越走越远。组学研究的兴起，标志着医学研究已经开始在组成生命的最低层次——分子层面开始了规模化的拓展。医学研究的方法从静态的分离研究走向动态的观察；从单因素分析到开始建立反映一个以上因素关联的动态模型；从着眼于疾病共性到注重机体状态的个性化；……今天的医学与甚至二三十年前相比，依然可以说发生了天翻地覆的变化。然而，面对一直严重威胁人类的许多疾病，医学家们却更多地发现自己处于困惑和无能为力的境地。

5.2　对生命还原研究的困境

近代医学对人体的解剖和分析研究是从器官组织层面开始的，然而，仅仅靠这一层面的知识，无法完整地揭示人基本的生理病理活动和生命过程的奥秘。随着显微镜的出现，细胞的发现，生物化学的兴起，人类对生命的认识逐渐走向深入。分子生物学的创立，标志着人类对生命的认识已经深入到了作为生命的最基本单元——分子层面。

5.2.1　现代科学的伟大成就几乎都是基于还原论方法实现的

自 16 世纪开始兴起的自然科学，实际上是在后来被称为还原论的科学理念指导下逐渐发展起来的。笛卡儿认为，如果一件事物过于复杂，以致一下子难以解决，那么就可以将它分解成一些足够小的问题，分别加以分析，然后再将它们组合在一起，就能获得对复杂事物的完整、准确的认识。这就是哲学上的还原论的通俗表达。还原论方法是经典科学方法的内核，将高层的、复杂的对象分解为较低层的、简单的对象来处理；世界的本质在于简单性。

还原论的思想对近代自然科学的发展有着极其深远的影响。在近代科学家眼里，认为化学是以物理学为基础，生物学是以化学为基础等等。然而，即使还原论思想最为盛行的时代，在社会科学中，对于心理学是否能够归结于生物学，社会学是否能归结于心理学，政治学能否归结于社会学等问题也存在很大争议。

在还原论方法的解析下，世界图景展现出前所未有的简单性。早在 19 世纪，德国物理学家亥姆霍兹（Helmholtz.Von）就认为"一旦把一切自然现象都归结为简单的力，而且证明自然现象只能这样来简化，那么科学的任务就算完成了"。基于还原论的理念，现代物理学把世界的存在归于基本粒子及其相互作用；生物学家开始相信分子水平的研究将揭开生命复杂性的全部奥秘。复杂的世界经由还原被清晰地分割为可以重组的简单粒子、部分，关于世界的知识也被分解为各种不同、分类庞杂的学科与部类。正如弗里特霍夫·卡普拉（Fritjof Capra）指出的那样："过分强调笛卡儿的方法导致了我们一般思维和专业学科的特征是支离破碎，并且导致了科学中普遍存在的还原论态度——相信复杂现象的所有方面都可以通过将其还原为各个组成部分来理解的信念"。由此，还原论方法转变为本体论意义上的还原论信念。

还原论信念的核心理念在于"世界由个体（部分）构成"，即世界的简单性。牛顿力学观盛行的 18～19 世纪是还原论信念的高峰。古代有机的、生命的和精神的宇宙观被把世界看作"钟表机器"的观念所取代。还原论信念的持有者相信客观世界是确定的，世界是由基本粒子等"宇宙之砖"以无限精巧的方式构成。"宇宙之砖"的性质与相互作用从根本上决定了世界的性质，即使最复杂的对象也是由最低层次（同时也是最根本）的"基本构件"组装而成。从德谟克利特的原子论构想，到牛顿的具有一定质量和运动的物体，又经道尔顿的原子论，最终发展到当代还原论者对原子内部的基本粒子和能量的确认。既然世界由不同层次的基本单元构成，那么那个最终无法还原的最小实体就是宇宙的本质与本原。

由此，根源于还原论方法的还原论信念反过来强化了还原论方法，并对科学方法论产生了普遍的影响：各种复杂现象被认为总可以通过把它们分解为基本建筑砌块及其相互作用的关系来加以认识；不同科学分支描述的是实在的不同层次，但最终都可建立在关于实在的最基本的科学——物理学之上。

不能低估还原论在科学发展中的积极作用，实际上，现代科学就是沿着这道路发展起来的。复杂性科学研究的学术权威、桑塔菲研究所所长考温说过："通向诺贝尔奖的堂皇之路通常是由还原论的方法开辟的。"但当科学发展到目前这个阶段，还原论方法的局限性就越来越明显地表现出来了。

5.2.2　面对复杂的生命体，还原论方法的局限性

现实世界是一个完备的整体，组成系统整体的各个部分总是处在相互联系、相互作用的动态过程中。它们的相互作用决定着系统整体的性质和特点，并常会使系统在整体层面"涌现"出其中各个部分均不具有的新的属性。系统的任何一部分从整体中分离出来后就不再处于"相互作用"的状态，它所显示的功能与在系统中的实际功能是不完全相同的。这种情况在还原论生物学研究中屡见不鲜，并常使科学家陷入理解的困境。

例如 IL-2 是一种被激活的免疫细胞产生的细胞因子，它是美国 FDA 最早批准应用于转移性黑色素瘤和肾癌的免疫药物。纯化的 IL-2 在体外可以刺激 T 细胞生长，所以又称为 T 细胞生长因子。科学家利用基因敲除技术去除小鼠基因组中的 IL-2 基因后，小鼠就丧失了产生 IL-2 的能力。预期的结果应当是，这种小鼠 T 细胞的数量与功能将大大下降。

但结果却完全相反，IL-2 基因敲除小鼠表现为 T 淋巴细胞大量增殖，淋巴结肿大，并表现出明显的自身免疫病症状。这说明 IL-2 一旦从整体中分离出来后，所显示的功能与在体内环境中的功能是不相同的。现在知道 IL-2 在体内具有促进 T 细胞凋亡的功能，而这在体外是表现不出来的。

又如，在研究人参类（包括生晒参、高丽参、白参、西洋参、红参等）对细胞的作用中，科学家们发现人参有促进或刺激代谢之功，可增强细胞活性，包括在某些状态下促进癌症患者体内癌细胞的增殖。换句话说，在参类的刺激下，正常细胞和异常细胞的活力都会增强，好的坏的一起补。显然基于此，癌症患者是不宜服用人参的。然而，癌症发病机理研究表明，人体免疫功能失调或低下与癌症的发生发展关系密切。临床试验证明服用人参的人群比不服用人参的人群患癌症的几率大大减低。也有研究表明，人参也能使患者肝功能得以改善并且有升高外周血白细胞的功能，使患者的免疫功能得以提升，因而可作为治疗肿瘤患者的辅助用药。人参有效成分用于癌症患者的临床研究表明，人参中含有的多种活性物质，如人参皂苷 Rh2、Rg3 都是有抗癌效果的，它们能有效调节人体免疫功能，抑制癌细胞增殖，诱导癌细胞向正常细胞转化。在放、化疗期间配合使用人参，能有效地防止白细胞减少，增强免疫功能，起到增效减毒的作用；不仅能提升患者生活质量，也有利防止癌症复发和转移。显然，人参对癌细胞的直接作用和在体内通过提升免疫力和人体各部分的相互作用而发挥的间接作用有显著的不同。

传统还原论的分析方法要求在观察和实验中，"每次只能变动一个变量"，因为如果同时存在两个以上的变量发生变化，就难以判断出现的结果是哪个变量引发的以及它们之间的因果关系。但在人体这个各层次、各部分密切相关的有机体中，无论是观察还是实验，人们均无法严格地控制条件。而为控制条件进行的人为干预，又往往会影响人体由自身性质决定的功能活动，给观察和实验结果带来很大的误差。

在目前的生命科学研究中，还原论的方法仍占主导地位。人类基因组计划的启动曾使人们认为，只要完成了对整个基因组的测序，就能揭开生命的全部奥秘。然而这个历时十多年的巨大工程最终提供给人们的只是人类基因组中 30 亿个碱基的排列顺序。通俗地说，结构基因组学研究给出的只是组成生命天书的单词，"天书"的内容仍大多不清楚。人类基因组图的完成既没有揭开生命的奥秘，也没有对临床医学实践有明显的促进。解读天书的工作将是 21 世纪生命科学家的重要任务。

从器官组织、细胞到分子层面，人类对生命的认知，逐渐远离了人类感官所能直接感知的范围。在分子层面要建立人体的状态描述，不仅需要了解人体在这个层面由哪些要素组成的静态信息，也需要了解这些要素的结构关系以及相互作用等动态联系。基因组学、蛋白组学、脂类组学、糖类组学、转录组学等组学研究就是在这个层面展开的。目前，这方面的研究刚刚开始，揭开生命奥秘之路还很漫长。

近 400 年来，从古代的经验医学中分离出来的生物学与医学，通过对人体的分解和分析建立起了庞大的知识体系。今天，沿着器官、组织、细胞、分子的层次，对生命的认识已经深入到了组成生命的最基本层面。但令科学家感到不解的是：人体仍有很多内在规律没有很好地被揭示，在许多严重危害人类健康和生命的疾病面前，人们仍是那样无能为力。宏观层次无法理解的生机勃勃的生命现象，在深入到微观层次后反而更加失去全貌，对其本质的理解越发渺茫了。2000 年《自然·医学》（*Nature Medicine*）杂志发表一篇题为"正在转向中的生物医学研究"的编辑部文章。文章说："现在生物医学家中已有相当多的人已经认识到：还原论生物学研究除了最简单的问题以外什么问题都解决不了。然而在生物学中几乎没有简单问题。"现实面前，科学家们逐渐清醒了：生命也许本来就不能简单地归结为组成生命的细胞与细胞、分子与分子、原子与原子之间的相互作用。把还原论方法视为揭示生命本质奥秘的唯一可行的方法，本身就存在问题。

5.3　疾病医学面临的危机

对于什么是疾病，目前国际上尚没有一个统一而明确的定义。随着已有 120 年历史的国际疾病分类系统（International Classification of Diseases，ICD）被医学界越来越广泛地接受，迄今为止的现代医学基本上可以说是为应对这个分类体系定义的疾病而建立的诊断、治疗和预防体系。

5.3.1　随疾病种类增加而日趋膨胀的疾病分类体系

ICD 是世界卫生组织（WHO）制定的国际统一的疾病分类方法，它根据疾病的 4 个主要特征，即病因、部位、病理及临床表现（包括：症状体征、分期、分型、性别、年龄、急慢性发病时间等）将疾病分门别类。其中每一特性构成了一个分类标准，形成一个分类轴心，因此 ICD 是一个多轴心的分类系统。截至 2021 年 12 月 31 日，国际通行的疾病分类是基于 ICD-10。ICD 的第 11 次修订版（ICD-11）已于 2022 年 1 月 1 日生效，疾病的种类有进一步的增加和细化。

然而今天，临床学家发现，已经如此庞大的这一疾病分类体系用于把握临床上实际出现的纷繁复杂的疾病仍然远不够用。为治疗某种疾病的某种类型专门研发的药物，依然会由于患者的个体差异，有的人有效，有的人就无效，而且总也避免不了这样或那样的副作用。

人类基因组计划的成功，极大地开阔了人们的视野。根据最新研究，人类蛋白质编码基因的数量约为 19 000～20 000 个。这是随着基因组序列质量和识别蛋白质编码基因方法的改进而逐渐向下修正的结果。人类基因组总大约有 30 亿个 DNA 碱基对，人类基因突变是指 DNA 分子中发生碱基对的替换、增添和缺失而引起的基因结构的改变。因此，与人类疾病有关的基因变异种类可能也要数以亿计。进一步的研究显示，绝大多数的基因变异与人类的疾病的关联并不具有绝对的特异性，也就是说，人一生中患不患某种疾病远非基因能够完全决定。就像一个塑料厨具的制造过程，模具设计当然是首要的，但模具制造、产品加工过程也是不可忽视的。产品出了问题，可能是模具设计的缺陷，可能是模具加工没有达到要求，也可能是生产工艺有问题，问题还可能出在工人的技术水平及生产过程的管控。同样，一个人罹患某种疾病，可能是与之相关的基因有了问题。问题也可能出在蛋白质的合成和代谢过程，还可能是由于形形色色的外界致病因素或情绪、饮食、生活习惯影响到了人体正常的生理功能和器官、系统层面的代谢过程。

显然，仅仅搞清楚基因，远不足以了解人的生命过程以及疾病的发生和演变过程。近年来，伴随着基因组学研究的进展，蛋白组学、代谢组学、转录组学、脂类组学、免疫组学、糖组学和 RNA 组学等组学研究云涌而起并蓬勃发展。目前针对上亿种基因变异与人类疾病相关性的研究还在起步阶段。然而，生物学家们清楚地知道，蛋白组、代谢组在人类生命过程中可能出现的异常比基因变异要多得多。而且不同于相对稳定的基因变异，它们的变化会呈现出显著的动态特征。若把组学研究过程中发现的异常指征都用于进一步细化人类的疾病，即使不包括各种指征组合出现的情形，我们也将面对一个疾病种类以数十亿、甚至数百亿计的庞大的疾病分类系统。这将是任何科学和人类智力所无法应对的情形。

基因变异与人类疾病相关性的初步研究表明，人类的一种疾病，常常与不止一种基因变异有关联，也就是说，人类疾病在大多数情况下不是由某种基因单独决定的。这样，与一种疾病有关的基因变异的不同组合，对这种疾病的影响就可能有所不同。如果我们将基因变异的差异用于细化疾病，则不仅要考虑单一基因变异导致的疾病，也要考虑多个基因变异的不同组合导致的疾病。上亿种基因变异的两两组合就达到了兆的数量级，加上三三组合、四四组合，更是不可想象的天文数字。可以设想，即使这些组合只有万分之一有临床意义，对于只计算两两组合的情形，我们仍要面对万亿级规模的疾病种类。何况目前的基因相关研究揭示，对一种疾病有影响的基因突变超过 3 个，甚至 5 个以上的情形并不少见。2015 年 *Molecular Cancer Therapeutics* 发表的一项研究结果就说明了这一问题。在这项研究中，Schwaederle 等人对 439 个不同肿瘤患者的基因检测结果表明，96%的患者的肿瘤中至少存在一个基因突变，平均存在 3 个突变，而且大部分患者的基因突变的类型是不同的。然而，我们还要面对比基因组更加庞大的蛋白组、代谢物组等等。

现行的疾病分类体系用于疾病过程中人体纷繁复杂的病理状态的描述已经令医学家眼花缭乱了。而组学研究发现的大量异常的生物标志物，无论是用于现行疾病分类的细化，还是单独建立一个用于疾病个性化特征区分的新的分类体系，都会令医学面对比现在要远庞大得多的疾病分类体系。疾病分类和病理状态描述体系的拓展，意味着在一个人身上能够诊断或发现的疾病或异常健康状态的数量的增加。目前，在一个患者身上诊断出几十种疾病的情况已经司空见惯。如果加上基因、蛋白质检测发现的生物标志物异常，所能作出的诊断数量将更加庞大。

5.3.2　疾病分类体系的扩展使综合治疗的难度越来越大

现代医学目前针对许多疾病，都开发了一些控制性的药物并已在临床应用。在临床中，为治疗患者的一种疾病所应用的药物常常不止一种。为了增加疗效，医师通常是选择作用机制不同的几种药物配合应用以发挥协同效应。如在上篇第 4 章所述，由于作为研究参照系的受控量的限制，现代医学的药物研究目的通常是为控制疾病的直接损害和继发损害。所研究出来的治疗药物的作用的环节常常并不是疾病的根本环节，而是疾病中发生代偿反应的环节。面对诊断出的几十种甚至更多的疾病，不要说一种疾病需要多种药物配合使用，即使每种疾病只用一种药物，也将面临几十种药物同时应用的联合用药问题。几十种分别带有相同或不同副作用的药物一同服用，由于相互间的协同和拮抗，加上机体状态的差异带来的这种协同和拮抗的多样性，在患者身上会产生什么样的综合及远期效应，常常也是不确定的。

科学的发展、技术的进步在增加着对人体和疾病描述的知识体系的复杂性。而我们基于分析方法建立的目前这个庞大的医学知识体系尚不能描述，更谈不上自如地应对这种相互关联导致的复杂性。今天，生物学、生理学、医学研究从深度和广度上在不断取得进步。然而，对大量严重危害人类健康和生命的疾病，尤其是慢性病、病毒引发的疾病，现代医学依然是无能为力。而无论发现什么新的药物，副作用、耐药性仍是人们无法摆脱的梦魇。生物学和医学的研究进展日益深刻地揭示出了人体自身和人与自然界密切相关的整体性，而我们的临床医学却仍主要采用对疾病分门别类，各自独立地进行治疗的方式。对人体、疾病、治疗方法和药物以及相关的知识总量在迅猛地增长着。然而，由于人的生理因素对智力的限制，一个人终其一生所能掌握的知识相对于这个领域的全部知识所占的比例却越来越小。昨天我们可以称张先生是内科专家，李先生是外科专家，今天，我们只能称王先生是心血管专家，徐先生是胸外科专家了。明天这些人又将怎么称呼呢？

科学的发展把人们的视野引入纵深，而引入纵深的结果又使人们失去了对整体的把握。人们日益被局限于越来越狭窄的领域，对与它相邻的领域一无所知或知之甚少。但人体作为一个各部分密切相关的有机整体，对整体健康状态的控制绝不等于对各层次、各部分疾病控制的简单相加。要全面、最优地调节控制人体，既要求我们深入地把握人体的各个部分乃至各个细节，更重要的是要把握各个部分之间的相互联系，即把它们综合到整体。

显然，以疾病为核心的医学已经走到了它的尽头，现代医学的发展不仅需要新的技术和方法，也期盼着新的模式的诞生。

5.4　现代医学的改革开放

现实面前，在沿着以往的研究方式推进理论发展和技术的进步的同时，医学界的有识之士开始思考医学方法、体系的局限，并把他们的探索的目光投向医学体系之外。于是，自然疗法、传统医学在世界范围内引起了越来越广泛的关注；补充和替代医学、循证医学、整合医学这些名词和概念越来越多地进入人们的视野。由此开启了现代医学的"改革开放"时代。

5.4.1　向自然医学的回归

自然医学（Naturopathic Medicine）是起源于 19 世纪欧洲的非主流医疗方式。它通常被理解为是利用自然环境、自然界本身存在的物质医治疾病，或动员人体本身的能力使身体恢复健康的医学。根据美国自然医学学院协会（Association of Accredited Naturopathic Medical College）的观点，自然医学是一个结合了自然智慧和现代科学严谨性的特殊的医疗行业。它注重采用增加人体自愈的方法来预防和治疗疾病，提高健康水平。它可以采用现代、传统、科学甚至先验性的方法。其基本原则是：

（1）引发人体的自然治愈能力。

自然疗法医师相信，人体拥有可观的自愈力，自然疗法医师的角色则是借助自然无毒的疗法来促进与加强自我疗愈的过程。

（2）找到并治疗致病的原因，而不是单纯地消除症状。

自然疗法医师所受的训练是要找出疾病背后的原因，而非单纯抑制症状。而疾病的起因可能源自身体、心智与情感，以及精神层面。

（3）治疗过程最重要的是不能对患者造成伤害。

自然疗法医师力求运用安全有效的自然疗法达成治疗效果，不对患者造成伤害。

（4）从整体角度部署治疗。

自然疗法医师力求从整体的角度看待患者及健康问题，将疾病视为身体、心智与情感、精神、社会等多种因素相互作用的结果，从整体角度考虑各种治疗措施的协同配合应用。

（5）给患者正确的教育和导向。

自然疗法医师重要的角色是作为老师，教育及激励患者对疾病采取正确的态度，调整不良的生活方式和饮食习惯。

（6）重视对疾病和安全隐患的预防。

自然医学认为，预防就是最好的治疗。因此自然疗法医师非常重视通过教育正确的健康理念，改善不良的生活与饮食习惯达成预防疾病的目的。

自然医学把人体视为一个有机的整体，相信人体有一定程度自愈的能力，力求利用自然界存在的物质和人的主观能动性来预防和治疗疾病。它鼓励人们尽可能减少接受外科手术与服用化学药物，而使用自然、无害的治疗方式改善病况、促进痊愈及保持健康。自然医学医师一般反对使用疫苗预防疾病。应用于自然疗法的方法很多，最基础的是饮食和有规律的锻炼。自然医学也采用许多源自传统医学的治疗技术，如针灸、草药、刮痧、推拿、火罐、花精、水浴熏蒸疗法等，也广泛使用顺势疗法、物理医疗以及催眠、导引等身心疗法治疗患者。近年来它反对人工基因改造食品，倡导通过自然均衡的饮食治疗，恢复身体自然平衡。自然疗法的医生目前正日益被认可为保健医生以及天然和预防医学领域的专家。自然疗法医生的职位在美国、加拿大以及欧洲等国的医院，多学科诊所和专门的健康中心均有开设。

广义的自然医学包含一切各种天然的疗法与自然医学体系，包含数千年历史之久的欧洲医学、中国医学、印度医学。因此，世界各国、各民族使用的各种非化学合成药物、非手术医疗方法，均可纳入自然医学的范畴。显然，自然疗法主要是随着近代医学的兴起，被当作"糟粕"而"扬弃"掉的传统医学行之有效的治疗方法和药物。虽然自然疗法源远流长，但这一术语的流行只是近几十年的事情。是因应化学药物充斥、药物的副作用大量出现、食物大量加入化学添加剂、饮食结构改变造成食源病增多的社会现实而出现的。它体现了人类对化学合成药物的反抗和对自然的回归。在经历了几百年的发展以后，面对大量危害人类健康的疾病的无奈和其治疗方法、药物体系日益彰显的弊端和局限性，现代医学不得不从"历史垃圾堆"里拣回这些曾经不屑一顾的东西重新认识。近年来，随着基于现代医学角度的补充和替代医学的概念的兴起，自然疗法医学已被纳入补充和替代医学的范畴。

5.4.2　补充和替代医学的迅猛发展

根据世界卫生组织的定义，"'补充医学'或'替代医学'指的是并非该国自身传统或常规医学一部分、并且尚未被充分纳入主流卫生保健系统的一套广泛的卫生保健实践"。显然，补充和替代医学（Complementary and Alternative Medicine，简称 CAM）是指主流医学之外，能补充主流医学的不足的诊断、治疗和预防方法。也就是指尚未在通常的医学院校内讲授的医学知识和尚未在一般医院内普遍实践的医学或医疗方法。基于现代医学为主流医学的理念，现代医学是"常规医疗"或称"正统医疗"，而尚未纳入现代医学的"非常规医疗"或"非正统医疗"则属于补充和替代医疗的范畴。

补充和替代医学在美国的发展是在国家层面推动下逐步拓展的。1992 年美国国会授权美国国家卫生研究院（NIH）成立了替代医学办公室（OAM），之后又于 1998 年将其升级为国家替代医学中心（NCCAM）。2014 年，NCCAM 被更名为国家补充与综合健康中心（NCCIH）。NCCIH 资助补充和替代医学研究，包括基于 CAM 的临床试验。自 OAM 设立以来，这个领域的科学研究迅速发展。哈佛大学、哥伦比亚大学、斯坦福大学等 10 个大学相继设立了研究中心，并且开始了针对部分学生的课程教育。美国之外，西方国家的许多医学院校纷纷开设补充替代医学课程。内容包括针灸、推拿、按摩、顺势疗法、草药、精神与机体互动法以及自然疗法等。加拿大的医务工作者则走得更远。他们认为应该把补充和替代医学强调和理解为卫生保健系统的组成部分。

补充和替代医疗在医学领域的地位近几年来提升得越来越快。世界卫生组织（WHO）将世界上 65%～80% 的健康医疗划归为目前属于补充和替代医学的传统医疗。如果按人口数量来说，目前世界上更多的人使用的是补充和替代医疗，而不是现代医疗。主流医学杂志发表补充和替代医学的文献，也是主流医学界接受补充和替代医学的重要标志。在 20世纪 50 年代，这些杂志上出现的有关补充和替代医学的文章都是对患者使用补充和替代医学这种"未经科学证实的方法"表示关注的文章。而 20 世纪 80 年代则出现了对患者使用补充和替代医学的情况及补充和替代医学有关知识进行调查的文献。进入 20 世纪 90 年代后，对补充和替代医学进行科学研究的报告开始出现在主流医学杂志上。近年来，*JAMA*、新英格兰医学杂志、*The Lancet*、英国医学杂志及一些专业杂志如 *Cancer*、*The Journal of Clinical Oncology* 等都发表过补充和替代医学的科研文章。

尽管在谈到补充和替代医学时，"补充"和"替代"这两个术语通常合为一个类别，但区分这两个术语的含义还是有意义的。美国国家补充与综合健康中心（NCCIH）这样区分两者的差异：当非主流实践与常规医学一起使用时，则被视为"补充"，当使用非主流实践代替正统医学时，它被视为"替代"。这些类别之间可能会有重叠。例如，芳香疗法有时可以用作补充治疗，而在其他情况下则用作替代治疗。

补充和替代疗法，涵盖了主流医学以外的一切疗法与医学，自然也包括前面所说的自然疗法医学以及整合医学、家庭疗法和东方医学。在现代医学范畴内提出补充和替代医学，从某种意义上说，意味着现代医学边界的扩展。目前，NCCIH 将补充和替代医学的涵盖范围分成五个主要领域：

1）心身疗法

结合了精神集中，呼吸和身体运动，有助于放松身心。包括：

（1）冥想：集中呼吸或重复单词或短语以使思想安静。

（2）生物反馈：通过简单的机器，患者可以学习如何影响通常无法察觉的某些身体功能（例如心律）。

（3）催眠：一种放松而集中注意力的状态，使一个人专注于某种感觉，想法或建议以帮助康复。

（4）瑜伽：伸展和姿势系统，尤其要注意呼吸。

（5）太极拳：包括缓慢而柔和的动作，重点在于呼吸和注意力。

（6）意象：想象场景，图片或体验以帮助身体康复。

（7）创意渠道：诸如艺术，音乐或舞蹈之类的兴趣。

2）食疗

食用自然界中发现的天然食物。包括：

（1）维生素和膳食补充剂。

（2）植物药，如卡瓦胡椒或银杏叶。

（3）草药和香料，如姜黄或肉桂。

（4）特殊食物或饮食。

3）物理治疗

包括：

（1）按摩：推拿，按摩，敲打和抚摸身体的软组织。

（2）整脊疗法：一种脊柱、关节和骨骼系统的整复操作方法。

（3）点穴疗法：利用手或脚上的压力点压身体的特定部位。

4）生物场疗法

又称为能量医学，它认为人体具有可以用于康复和保健的能量场。治疗师使用压力或通过将手放在这些区域内或穿过这些区域来移动身体。包括：

（1）灵气：通过远距离或将手放在患者身上或附近来平衡能量。

（2）治疗性触摸：将手移过身体的能量场。

5）完整的医学体系

这些是在不同的历史时期和不同的文化背景下，在世界各地发展起来的医学或康复体系。包括：

（1）阿育吠陀医学：一种印度医学，目的是清洁身体并恢复身体、思想和精神的平衡。

（2）传统中医：以整体观念和辨证论治为核心的医学体系。

（3）针灸是中医一种通过刺激身体上的某些部位以促进健康或减轻疾病的治疗方法。

（4）顺势疗法：使用非常少量的物质来触发身体自我修复。

（5）自然疗法医学：使用各种自然的方法帮助身体痊愈。一个例子是草药疗法。

近年来，作用机理和有效性得到科学证明的非常规、非正统疗法越来越多，接受这些疗法治疗的患者人数逐年增加。由此，主流医学无法再回避非常规、非正统疗法，开始以客观的态度去重新认识它们。起源于中医学的针灸等已被主流医学界广泛接受。2007 年 2 月美国联邦食品和药物管理局（FDA）公布的《补充和替代医学产品及 FDA 管理指南》，承认针灸针为医疗器具，并承认中医为独立于主流医学之外的一种具有完整理论和实践的"整体医学系统"。

概略地说，补充和替代医疗多为非损伤性的疗法，几乎没有副作用。特别对于那些被现代医学认定为难病的患者而言，无疑提供了更多的选择。而且，补充和替代医疗对于解决药品的副作用、环境污染、医生的信用危机、经济问题等见之于 21 世纪的种种与医学相关的问题，提高医疗整体质量，都有积极的意义。

5.4.3　循证医学：进入现代医学临床治疗体系的"通行证"

1）循证医学的概念和定义

循证医学（evidence-based medicine，缩写为 EBM），意为"遵循证据的医学"，是国际临床领域在 20 世纪 90 年代后迅速发展起来的一种新的医学模式。循证医学的概念是由国际著名临床流行病学家 David Sackett 提出的，其定义是：慎重、准确和明智地应用目前可获取的最佳研究证据，同时结合临床医师个人的专业技能和长期临床经验，考虑患者的价值观和意愿，完美地将三者结合在一起，制定出具体的治疗方案。循证医学旨在得到更准确和更可靠的诊断方法、更有效和更安全的治疗方案，最终使患者获得最佳治疗效果。

循证医学要求临床医师要努力寻找和获取最佳的研究证据，同时结合个人的专业知识包括疾病发生和演变的病理生理学理论以及个人的临床工作经验，也要结合专家的意见。在此基础上，还要基于"患者至上"的原则，尊重患者的个人意愿和实际可能性，尔后再作出诊断和治疗决策。

无论临床医生确定治疗方案还是专家确定治疗指南，都要基于临床科研所取得的最佳证据进行。证据是循证医学的基石。临床证据主要来自大样本的随机对照临床试验（RCT）、系统性评价或荟萃分析。运用循证医学思想指导临床实践，最关键的是根据临床所面临的问题进行系统的文献检索，了解相关问题的研究进展，对研究结果进行科学评价以获得最佳证据。

循证医学是一种强调应用研究证据将决策优化的医学诊疗方法。虽然所有医学都从科学角度出发需要有一定程度的经验支持，但循证医学更进一步。它将证据依认识论上的强度分类，并要求只有强度最高的证据（如统合分析、系统性评论和随机对照试验）才能归纳为有力的建议证据；相对较无力的证据（如个案对照研究）只能归入有力程度不高的建议。循证医学方法起初是用于医学诊疗教学及改善医师面对不同患者时的决策方式。然而，它的应用范围迅速扩大到设计适用于患者群和整个群体的指引及政策，包含教育、管理、法律、公共政策和建筑安全等其他研究领域。

广义来说，循证医学是应用科学方法进行医疗决策。它主张无论应用在医学教育、个人决策、适用于群体的指引/政策的制定，还是一般健康服务的管理决策/政策，都应尽可能根据证据，而非单单依据医务工作者、专家或管理者的信念。因此，它试图确保临床医师的意见是基于对科学文献的所有可用资料的分析总结，以确保服务为最佳诊疗。循证医学与传统医学的不同之处在于它并不依赖于经验主义或过往案例，提倡使用认真且明确的方法来分析证据，并提供给决策者。

目前循证医学有两个主要分支。首先是指在发布临床诊疗指引时，坚持对有效性证据进行明确评估。其次是将流行病学方法导入医学教育和个别患者层面的决策。2005 年，艾迪为循证医学的两个分支提供一个总括定义："循证医学是一套原则和方法，旨在确保制定医疗决策、指引和其他类型的政策时，尽最大可能根据有效果与效益的良好证据，并与之一致。"以下是 2003 年循证卫生保健教师和开发人员大会的代表汇编的以医学教育和个人层级决策为目的，实施循证医学的五个步骤：

（1）将不确定性转化成一个可回答的问题，包括批评性的质疑，研究设计和证据强度。

（2）系统性检索现有的最佳证据。

（3）从以下方面严格评估证据的内部效度：

①因选择偏误，信息偏误和干扰因素而产生的系统性误差；

②诊断和治疗的定量结果；

③效应值及其精确度；

④结果的临床重要性；

⑤外部效度或可推广性。

（4）在临床诊疗中应用结果。

（5）成效评估。

2）循证医学的证据

对已发表的研究进行系统性评论是评估特定治疗方法的重要部分。一旦评估了所有的最佳证据，对治疗方法的评价将可分为三种：可能有益，可能有害，或证据不足以支持有利或有害。

循证医学依据研究是否能避免各种会影响它的偏差，将不同类型的临床证据分类和评级。如证据力最强的治疗方法研究是系统性评论，且需纳入随机且隐匿分组，完整追踪，同质性高的族群和医疗情况，双盲法评估的安慰剂对照试验。相比之下，病患推荐、个案报告和专家意见没有作为参考证据的价值，因为存在安慰剂效应，观察和报告个案时固有的偏误，难以确定谁是专家等因素。以下是 1989 年美国预防服务工作小组提出的证据质量的评级建议：

Ⅰ级：证据来自至少一个设计良好的随机对照试验。

Ⅱ-1 级：证据来自未随机化，设计良好的对照试验。

Ⅱ-2 级：证据来自设计良好的队列研究或个案对照研究，最好包含一个以上的医疗中心或研究群组。

Ⅱ-3 级：证据来自多个时间序列研究不论是否有处置介入。有特别显著结果的无对照试验也纳入这一级。

Ⅲ级：意见来自受尊敬的权威人士、临床经验、描述性研究或专家委员会报告。

2000 年，Grading of Recommendations Assessment，Development and Evaluation（GRADE）发展了一个评级系统，除了医学研究的质量外，还考虑更多维度。尽管各评级系统存在差异，但宗旨都是指导临床研究信息的用户分辨哪些研究的可信度更大。然而，个别研究仍需经过严格的评价。

EBM 受到的持续挑战就是支持或反对当前治疗方法的证据结论不断变化，而要及时了解每个变化实际上是不可能的。这也是部分临床工作者不愿依实证进行诊疗的重要原因。例如，2003 到 2017 年间，有数百种医学诊疗的实证结论改变，从激素替代疗法是否安全，到婴儿是否应该服用某些维生素，以及抗忧郁药对阿尔兹海默病是否有效。此外，临床工作中面临的很多问题在现成的 EBM 述中找不到参考答案。如果要回答的紧急临床问题，做 EBM 分析因太费时而不可行。

遵循循证医学的临床工作者也认识到，对个体患者采取的医疗手段会受到多种因素的影响，包括对生活品质和生命价值的不同理解等，不能被单纯科学方法所完全涵盖。然而循证医学试图厘清那些可以被科学手段涵盖的医疗方法，并且试图采用科学的方法确保这类医疗方法能带来最佳治疗效果，即便对于何种治疗效果是人们最想要的可能还存有争议。

3）循证医学的实施步骤

EBM 并不是盲目应用从最近发表的文献中收集到的建议。事实上，EBM 要求通过运用一系列步骤来有效获得有用的信息以解决患者的问题。充分整合 EBM 原理也要考虑患者的价值体系，包括医疗费用、患者的宗教信仰以及患者的自主权利。在临床上运用 EBM 原理，通常包括以下几个步骤：

（1）提出临床问题　问题必须很明确。明确的问题更容易在医学文献中定位。一个比较好的问题应包括涉及的人群、干预措施（如诊断性检查、治疗）、比较（如不同治疗方案的比较）以及预后。

（2）寻找证据回答问题　通过回顾文献广泛收集相关研究。标准的文献来源例如：MEDLINE、国际循证医学协作网（Cochrane Collaboration）、美国国立指南库（National Guideline Clearing-house）、美国内科医生学会（ACP Journal Club）。

（3）评估证据的质量及准确性　不同类型的研究具有不同的科学价值及合理性，任何特定的研究、个案报道都根据其方法学、内部效度以及结果的普遍性（外部效度）而不同。证据的级别共分为 1～5 级。对于 EBM 分析来说，对于 EBM 分析来说，应尽可能选择高质量的证据。但是由于高质量的随机对照试验可能和临床问题有一些细微的不同，因此较低级别的证据也常常被采用。低质量的证据并不表示 EBM 不采用，仅仅表明依靠这些证据所得的结论比较弱。

（4）决定如何在一个具体患者身上运用证据　由于最高质量的证据来源与提出问题的患者有些特征不同，因此是否适用于具体的患者，需要医生进行判断。另外需要考虑到患者对于侵袭性检查及治疗的耐受程度，以及对不适、危险和不确定性的忍受度。例如，EBM 提示的一种侵袭性的化疗方案可以延长某种肿瘤患者 3 个月的寿命，但是不同患者对是否愿意获得这额外的生存时间还是避免这额外的痛苦各有不同的想法。检查和治疗的成本也可能影响医生和患者的决策，特别是当一些选项对患者特别昂贵的时候。

　　4）医学指南日益成为医生临床不可或缺的工具

　　循证医学的理念是不容置疑的，但要临床医生对每一个病例时都经过上述的循证过程，实际上是不现实的。于是形形色色的医学指南应运而生。医学指南也称为临床指南或是临床实践指南，目前在临床上运用越来越广泛，许多专业委员会发表了指南。好的临床指南结合是 EBM 原理及专家的一致建议制定的。发布临床指南的目的是提供医疗决策及标准指南的文件，以说明医疗保健特定领域中的诊断、管理及治疗。在医学史中，几千年前就有类似医学指南的文件。不过以往的临床指南是以传统或是权威为基础，现代的临床指南则是依循证医学的模式，以对现有证据的检索为基础。临床指南一般会包括经过整理的医学共识或是医疗保健的最佳实践。医疗保健人员必须了解其专业科别中的临床指南，在个别治疗时则需依个别情形，决定是否依照临床指南的建议进行。

　　现代的临床指南会确定、总结和评估有关预防、诊断、预后、治疗的最高质量的证据和最新数据，包括药物剂量，风险/效益和性价比。然后，它们定义与临床实践相关的最重要问题，并确定所有可能的决策选项及其结果，有些指南还包含要遵循的决策或计算算法。在此基础上，他们将确定的决策点和各个环节的具体方案与从业者的临床判断和经验整合起来。许多指南会将治疗替代方法归类，以帮助临床医生决定使用哪种治疗方法。

　　临床指南的其他目标是使临床医疗标准化，提高医疗服务品质，降低各种风险，并在成本和效益之间取得最佳平衡。实践证明，医疗保健提供者（例如医院）使用准则是实现上述目标的有效方法。

　　临床指南通常由医学协会或政府机构（例如美国医疗保健研究与质量局）在国家或国际级别制定。区域的医疗保健提供者可以制定自己的临床指南，也可以根据现有的顶级指南进行修改。保险公司通常也会发布自己的临床指南。美国和其他国家、地区都设有医疗指南交换所。在美国，国家指南交换所维护着由各种健康和医学协会出版的高质量指南目录。在英国，临床实践指南主要由国家健康与护理卓越研究所（NICE）发布。在荷兰，两个机构：医疗保健改善研究所（CBO）和全科医生学院（NHG）分别发布了专家指南和初级保健指南。在德国，德国药品质量管理局（ÄZQ）负责协调国家疾病管理指南计划。所有这些组织现在都是国际指南网络（G-I-N）的成员，该网络是参与临床实践指南的组织和个人的国际网络。

　　虽然临床指南描述了标准的做法，但指南本身并不能成为个别患者的医疗方案。一些临床指南遵循"假如……那么"规则（例如，假如一位患者有发热和中性粒细胞减少，那么就用广谱抗生素）。更加复杂的多步骤的规则可能需要运用形式化算法。指南和运算方法都是直截了当，很容易运用的，但是仅能够用于和指南中描述的患者状况相似的患者。另外，指南没有考虑到检查结果的不确定性、治疗成功的可能性以及每个措施的相对风险和益处。在临床决策中为了将不确定因素和预后的价值纳入临床决策，经常需要运用定量原理或分析医学决策方法。

　　随着新的医学发现的出现以及医学研究的，医学指南的内容是不断充实、更新的。有些失去其临床意义内容可能会被删除。专家发现，医学指南中之前强烈建议的项目，后来有将近 20% 被取消了（尤其是依个人意见而不是试验结果的内容）。

5.4.4　"改革开放"带来的进步以及面临的问题

显然，自然疗法医学、补充替代医学与现代医学的知识体系完全风马牛不相及。这些方法和药物被现代医学认可和应用需要有一定的依据。而循证恰恰是解决这一问题的最简单的办法。"不管白猫黑猫，能抓住老鼠的就是好猫"。不管这些方法和药物来源于哪里，只要有证据证实了它们在临床实践中适用的范围和应用的效果，就可以拿来为现代医学所用。

自然疗法医学、补充和替代医学实际上是现代医学为弥补自身的缺憾，有条件地承认传统医学，将传统医学的疗法和经验纳入现代医学体系的一种"改革开放"的举措。从某种意义上说，它们是对现代医学疆域的拓展。循证医学则给出了将体系外的医学方法和治疗技术纳入现代医学体系，得到现代医学对他们认可所必须的程序。

传统医学的治疗方法和技术很大程度上是奠定在其自身的理论体系上的。如对中医疗法和药物作用的描述通常离不开中医学的辨证论治体系，这个理论体系与现代医学体系是格格不入的。自然疗法医学、补充和替代医学将传统医学治疗方法和技术纳入其体系的过程中通常不会理会其相对于传统医学理论的作用描述，而以其相对于现代医学疾病体系的作用描述来代替。由此，这些基于传统医学理论的治疗方法、天然药物在某种程度上成了"无源之水""无本之木"，其应用常常与传统医学的理论是相悖的。

如在中医学中，淫羊藿（epimedium）是一味温阳药，对于内热或有阴虚体质的患者是不适宜的。但根据对其有效成分药理作用的研究，淫羊藿总黄酮（epimedium fla-voniods，EF）有免疫调节作用，能够显著提升人的免疫力。而淫羊藿苷（icariime）在诱导肿瘤细胞凋亡起到一定的作用，淫羊藿次苷Ⅱ（icariside Ⅱ）也有较好的抗癌活性。由此，自然疗法医生将淫羊藿萃取物用于免疫力低下的肿瘤患者显然是有依据的。但如果患者存在较严重的内热或阴虚状况时，常常会因助长内热或加剧阴虚，出现一些令自然疗法医生无法理解的不良反应。上篇中曾提及近年来发生的一系列事件：在美国出现的将麻黄中含有的生物碱无差别地用于减肥；在日本抛开汉方适应证，将小柴胡汤无差别地用作慢性肝炎的治疗。这些引发严重不良反应的事件，本质上都是因为不顾这些药物在原来传统医学体系中的适应证而滥用导致的。

循证医学抛开了对医学基本原理的探讨，淡化了医学知识、经验和方法来源的学科归属，仅着眼于它们的真实性和有效性。它采用严谨的方法对证据进行验证与分析以便做出客观的评价，在此基础上将它们纳入临床指南。由此，为将不属于现代医学体系的知识、经验与方法，经过实证的验证，纳入主流医学的临床实践敞开了大门。自近代走向现代的几百年，人类一直企盼着能通过分解、分析的方法，在观察和实验基础上最终建立起一套严密的医学理论，从而使医学发展成一门可以在理论指导下进行临床实践的真正意义上的科学。然而今天，循证医学理念在医学界的盛行，标志着在现代医学框架下，从根本上实现理论指导下的实践这一努力的失败。医学的发展正掉头向后，走回经验时代。所不同的是，目前的经验是基于实证的经验，而不是古代带有一定主观色彩的经验。

然而，循证医学将不属于现代医学体系的知识、经验与方法，经过实证的验证纳入主流医学临床实践的道路也并非一马平川。它显然正面临着来自几个方面的挑战：

1）精准医学对循证医学证据的挑战

现代医学把对患病人体的治疗归结到对人体各部分的疾病分别进行治疗，它所依据的证据都是分门别类、相对孤立的。迄今为止，药物研发和临床研究一直是以随机对照试验为核心进行临床评价的。随机对照试验的核心是通过一系列的筛选标准选取尽可能均一化的受试人群，并将受试人群随机分配为实验组和对照组。随机对照试验通过严格控制试验条件和参试者的随机分组能够显著减少试验偏倚，最大限度地排除受试者的个体差异。基于随机对照试验等"高质素"证据的临床指南是排除个体差异的规范性诊疗指导，这种经统计确认的治疗方案给出的只是一种概率有效性。对某些具体的个体而言，其结论是不准确甚至是完全不符合实际的。

据 2015 年自然杂志发表的一个美国研究人员的统计，排在美国药物销售收入前十名的药物的有效率实际上并不理想。其中有效率高的药物是 4 个服药人中 1 个有效，而差的药物则是 25 个服药人中 1 个有效。2018 年，一项以"为什么所有随机对照试验产生具偏误见的结果"为题的研究，评估了 10 篇引用率最高的 RCTs，认为试验存在大量的偏差和局限性。这些试验只适合研究易于随机化的一小部分问题，通常只能评估样本的平均治疗效果，是否能将结果外推到其他情境还有待于进一步的研究。为了应对"随机对照试验"的非个性化研究特征带来的精确性低的挑战，也是导致以个性化为特征的精准医学兴起的一个重要原因。

我们后面将会看到，随着精准医学的兴起，与个性化医学相适应的"篮子试验""雨伞试验"得到美国 FDA 的认可，"随机对照试验"在临床试验和疗效评价方面"一统天下"的局面已成为过去。当临床试验顾及各种不同的个性化特征时，原有的一项试验就变成了包含多项子试验的系列试验。要保证每一项子试验的案例数，那么这个系列试验包含多少项子试验，完成它所需案例的总数就至少要增加到多少倍：

系列试验所需的病例总数≥一项试验所需病例数×该试验系列包含的子试验数量

这样，在有限的时间、集中的地点进行的"随机对照试验"的操作难度将越来越大。如前述人类疾病与基因变异相关性研究显示的，与一种疾病有关的基因变异的不同组合，对这种疾病的影响也可能有所不同。如果要基于生物标志物的不同组合分型的话，一种疾病可能的个性化类型也会是一个相当大的数量。而生物标志物组合与疾病之间的关系通常不具备一一对应的确定性，也就是说，同样的生物标志物组合也可能出现在其他疾病中。由此，"随机对照试验"的细化和复杂化也使得其操作将变得越来越难以进行。这也是近年来，"真实世界研究"以及"队列研究"越来越引起医学界重视，并开始被作为证据被美国 FDA 接受的原因。

近年来随着精准医学的兴起，循证的理念已进入到基于生物标志物的精准医学领域。然而，个性化的证据是很难通过忽略个性化的"随机对照试验"收集的，而"随机对照试验"得出的结果也反映不了病变相关的各要素之间复杂的关联关系。以"随机对照试验"为"金标准"的循证医学如何适应正在兴起的个性化医学，目前已成为循证医学发展迫切需要解决的重要问题。而其最终的解决方案有可能会动摇目前以"随机对照试验"为"金标准"的循证医学的根基。

2）基于循证的证据如何能支撑医学的整合

随着疾病分类体系的完善和细化以及基于生物标志物的新的疾病分类体系的建立，一个患者经全面检查，所能确立的诊断会越来越多。目前现代医学的知识体系是分科别类的。医学知识总量增加带来的分科越来越细，以至临床医生越来越专注于越来越局限的领域。目前的循证医学通常是每个医生在自己从事的专科范围内进行，专科医生对不属于自己专科范围的疾病未必熟悉或经验较少。而人体是一个机能密切相关的整体，一个组织器官的异常可能会引发其他组织器官的异常。一种药物作用于人体，其作用通常不会局限于医生所关注的专科范围。而且它对其他专科范围的作用常常是副作用。把一个机能密切相关的整体的不同部分的疾病交给不同的专科医生分别去处理，这种在方法论上很低级的医学模式的弊端已被越来越多的人所认识。今天，"医学需要整合"已经成为医学界的共识。而循证医学目前依据的"随机对照试验"基本上是针对特定的疾病或者疾病分型进行的。试验过程往往需要忽略不同疾病的关联关系，或者仅关注"每次只变动一个变量"的分析方法能够验证得较单一的关联关系。如前所述，复杂性科学对形形色色的复杂系统研究已经深刻地揭示："对复杂系统整体层面的控制不能简单地归结为对组成整体的各个层次、各个部分的控制得简单相加。"整合循证医学作为"金标准"的证据作为联合用药的依据，在实际患者身上会出现怎样的结果常常是难以预料的。

显然，目前循证医学依赖的证据，远不足以支持多种疾病同时出现所需要的联合用药。而取得联合用药需要的证据可能会动摇作为循证医学基础的证据体系。也就是对联合用药有价值的许多证据，很难采用"随机对照试验"的方式取得。以下是笔者经历的一个在香港某医院的实际联合用药案例。这个案例可以一定程度上显示，即使基于循证医学制定了严谨的治疗方案，在一个多种疾病并存的患者身上的联合用药也会出现一些不确定的结果。

这是一位素有糖尿病及高血压的 70 岁的男性患者，2020 年因脑血栓引发突发半身不遂、语言障碍而入院。医生的处置包括如下药品：

Norvasc（络活喜），有通过扩张周围血管降低血压的作用；

Plavix（保栓通），有预防血栓的作用；

Lipitor（立普妥），有降低血中过高胆固醇，减少病患心血管疾病的风险。医生怀疑血栓来自心脏故而选用；

Nootropil（脑康素），可防止中风继发智力衰退而导致脑软化、老年痴呆；

Glucophage（二甲双胍），Januvia（佳糖维），Diamicron（达美康），均属于降糖药；

Tresiba（诺胰保），为注射用胰岛素类药物；

Duphalac（杜密克），可治疗便秘，为对症用药。

这个治疗方案集合了稳定血压、血糖，减少二次中风的风险，同时防止中风继发的智力衰退的作用。基于最新的临床指南，医生在这个方案中的处置是恰当的，选用的也都是经"随机对照试验"验证并在临床中应用很长时间的成熟药物。然而几天后，患者出现四肢浮肿，这是在 Norvasc、Tresiba 的说明书中有列出的主要副作用，当然水肿的出现与糖尿病应当也有关系；随后几天，患者又出现了严重的抑郁，这是 Norvasc、Nootropil 的说明书中列出的副作用。在后续的观察中，患者的水肿没得到有效控制而逐渐加重。住院一个月后，患者脚趾变黑出现糖尿病坏疽的征象。在这个治疗方案中，Norvasc 有升高血糖的作用，Lipitor 经美国 FDA 证实可能提升患糖尿病的风险。主治医生应当已经考虑到了这些因素，在控制血糖方面选择了包括胰岛素在内共 4 种降糖药。但血糖仍没得到有效的控制。而坏疽的发生，与较长时间的水肿没得到控制可能也有关系。

显然，对于同时患有多种疾病的患者，面对并发的多种疾病之间复杂的关联关系以及药物难以避免的副作用，循证医学基于针对单一疾病的有效证据的联合用药常常难以整合出医生期待的治疗效果。

3）循证所依据的参照系也关乎循证医学的有效性

将传统医学的知识、经验和治疗方法纳入自然医学、补充和替代医学，在得到循证证据支持的基础上将它们纳入现代医学的临床指南。这无疑为现代医学接受传统医学有效的经验和治疗方法，以更好地应对疾病开辟了新的渠道。但我们也应看到，目前循证医学的证据描述是基于现代医学的知识体系的。源于传统医学的治疗方法的作用和适用情形，在传统医学中均有全面而详尽的描述。而由于现代医学的知识体系以及"随机对照试验"方法的局限性，以现代医学的知识体系为参照系的"随机对照试验"所得到的验证结果也常常是片面的，反映不出它们作用及应用情形的方方面面。将这些治疗方法与原来植根的传统医学理论割裂开来，基于循证的证据在现代疾病医学的框架下应用它们，应用效果也自然会大打折扣，也难免会出现一些从传统医学角度认为不恰当的应用而引发的不良反应。

如前所述，基于生物标志物的异常发展的标靶药物，在原有的疾病分类体系下，即使经过严格的"随机对照试验"，也常常统计不出有效性。由此，导致了"篮子试验""雨伞试验"等新的临床试验模式的出现，将基于生物标志物的个性化情形纳入了临床试验和疗效评价体系。基于传统医学发展的治疗方法，在完全以现代医学知识体系为参照系的"随机对照试验"中很难显示出有效性，这是过去几十年在中国经过千百次临床试验的努力证实了的。循证医学所依据的证据如果不包括基于传统医学状态描述（如中医的证候）的临床试验，传统医学治疗方法的有效性（尤其是对于现代医学属于个性化的作用）也同样因统计不出有效性而得不到验证。因此，循证医学在将原来传统医学的知识、经验和方法纳入现代医学体系的过程中，如果不以某种形式引进它们原来植根的体系，无疑会在一定程度上丢失对它们作用及适用情形把握的准确性。而把这些知识、经验和方法原来植根的体系纳入循证医学体系，循证医学也就不是原来意义上的循证医学了。

基于精准医学发展的个性化的疾病描述体系的循证，目前已经引发了对循证医学方法的巨大挑战。而是否将传统医学的个性化状态描述体系（如中医的证候体系）作为循证的参照系，将是循证医学面临的更大的挑战。

从基于无统计学意义的经验走向基于实证的统计分析，这无疑是医学的一种进步，标示着科学化程度的显著提升。然而，是否基于实证并非是评价一个医学体系优劣的唯一指标。人类需要的是一个能体现整体综合、能对疾病进行个性化的描述与调控的基于实证的医学体系。为了实证而丢弃了整体观念，放弃了个性化的原则，显然离医学发展的正确道路还相距甚远。

第6章 东西方医学碰撞带来的危机和机遇

中国传统医学在世界诸多传统医学中是历史最悠久、发展程度最高,具有最为完善的体系。它不仅体现在对健康和疾病的认识的深度和广度上,更重要的是在中国古代整体论哲学的基础上,从理法方药建立了一套完备的体系。它历数千年而不衰,为中华民族的繁衍昌盛作出了巨大的贡献。无论是针对许多令现代医学束手无策的疑难病还是由细菌、病毒等外来病原体引发的传染性和感染性疾病,均显示出令具备先进技术水平和检测手段的现代医学赞叹的神奇效果。

由于应对各种疾病的有效性,中医学直到 20 世纪初期,在中国一直占据着主流医学的地位。近几百年,随着近代医学在西方的兴起,面对同一人体的疾病,出现了在认识和治疗上大相径庭的中西方两大医学体系。鸦片战争后及至清代末年,随着列强的入侵,国门的开放,清朝政府出于自强而发起了洋务运动,开始引进西方的工商业,同时派遣留学生远赴西方留学,学习西方的科学技术和生物学、医学;而受到西方教育的学者逐渐回国兴办教育。于是,近代医学作为近代科学的附庸开始有规模地进入中国,同中医学发生碰撞,同时开启了中西医论争和"中西医结合"的百年历程。

而地处中国近邻的日本,其医学原与中医学一脉相承,与中国洋务运动几乎同时开始的日本"明治维新"的成功,使日本开始了"脱亚入欧"的进程。在当时"全盘西化"的时代背景下,传统医学被官方明令废止,日本汉方医学由此走上了"废医存药"的另一条道路。

6.1 近代医学传入引发的中西医汇通与中医学的存废之争

6.1.1 近代医学传入中国后引发的中西医汇通的思考

虽然近代医学在欧洲发展的早期,即中国的明末清初,就有西方来华的耶稣会传教士带来一些西方医药知识,如邓玉函(德国耶稣会传教士 Johann Schreck,也称 Joannes Terentius,1576~1630)编译的《泰西人身说概》《人身图说》等解剖及生理学的著作就已出现。这个时期,就有一些中医学家开始了解、研究西医理论,如明末名士毕拱辰(?~1644)、金正希(?~1645)、清初名医王宏翰(1648~1700)在其著述中,均有脑主思维记忆方面的记述。

清代名医王清任(1768~1731),本着"业医诊病,当先明脏腑"的理念,根据自己观察病死及受刑处死者之内脏情况,以及向人请教所知,撰《医林改错》一书,"改正"了中医关于人体脏腑器官描述的大量"谬误"。

1840 年以后，由于与西方列强的几次战争失败，中国丧失了国土，赔偿了白银，同时被迫开放了闭关自守的国门。"落后就会挨打"的现实迫使国人认真思考自身的弱点及国家面临的危机。随之，在"师夷长技以自强"和"师夷长技以求富"的口号下，中国开始了自 1861 年起持续 35 年的洋务运动。洋务运动是近代中国首次全国规模的工业化运动。晚清政府在引进西方工商业的同时，大力引进西方的科学技术，翻译了各类西方著作文献，开办新式学校，并派遣了一批留学生到西方留学。而西方医学作为西方文明、科学的附属品也开始大规模进入中国。随着传教士的到来，西医书籍的翻译，建立西医学校、医院，吸收留学生，中医学在中国几千年的主导地位受到了冲击，由此也引发了中西医学的比较研究和中西医结合的早期尝试。"中西医汇通"便是在这一时代背景下中医学家的尝试。

清朝洋务运动倡导"汇通中西"，其核心理念是 "中学为体，西学为用"的"改良"，因而这一时期的中西医汇通难免打上这种思想的烙印。而且这一时期汇通中西医的主体是中医学家，因此汇通中西医也是基于中医学的理念和方法进行的。

唐容川（1846～1897），即唐宗海，清代医学家，也同时是中西医汇通早期代表人物之一。著有《中西医汇通医经精义》两卷（1892），认为中西医原理是相通的，西医长于"形迹"，中医长于"气化"，在内科的治疗方面，中医的优越性确为西医所不能及。他认为"西医亦有所长，中医岂无所短"，试图用西医解剖、生理等知识印证中医理论，从而证明中医并非不科学。

中西医汇通派另一代表性人物朱沛文，出生在岭南一带，为西方医学在中国广为传播兴盛之地。他曾广读古今中医书籍及当时翻译之西医书籍，并亲自到西医院内观察尸体解剖。他的主要著作有《华洋脏象约纂》4 卷，又名《中西脏腑图象合纂》。他认为中医"精于穷理，而拙于格物"，但"信理太过，而或涉于虚"；西医"长于格物，而短于穷理"，但"逐物太过，而或涉于固"。主张汇通中西应以临床验证为标准，"通其可通，而并存其互异"。远在 100 多年前的清末，朱氏就意识到了中医藏象学说与人体解剖学结构的不同，并提出了与今天循证医学基本相同的中西医结合理念，这是十分可贵的。

国门的开放开阔了国人的视野，人们见识了科学技术的巨大威力，也意识到了中国与西方在科学技术方面的差距。1895 年甲午战争败于日本后，中国人更是发愤图强。而随着工商业的兴起，洋务运动派出的留学生陆续回国，西方科学技术和西方文明的观念开始在中国植根。与西方近代科学理念风马牛不相及的中医学也受到了前所未有的冲击。

6.1.2　中医学的存废论争与"中医科学化"命题的提出

在中医学中，解释人体与疾病相关的功能是以五脏六腑等器官、精气血津液精等基本生命物质为基础的。随着以解剖学、生理学、病理学、细菌学、临床诊断学为主的西方医学的传入，人们发现，中医学对这些脏腑器官、基本生命物质的认识与解剖刀下这些同名的实体器官及体液的实际情形相距甚远，中医学的描述远不够"真实、详尽"。显然，基于实证科学的理念，中医学的理论不具有科学性。

20 世纪最初的 20～30 年间，随着科学技术发展带来的医学观察和实验技术的进步，以及抗生素对感染性疾病有效的控制，现代医学如日中天。以至于很多人认为，随着科学的发展和技术的进步，现代医学将无所不能。因此，当西医输入中国后，尤其是西方医学作为"新学"的重要科目纳入新式教育体制后，接受西医教育的人数以及西医从业人数均呈迅速发展之势，中医学的主流医学地位受到了前所未有的冲击。1913 年 1 月，中华民国教育部公布《大学规程》医学、药学两门，医科大学按照西方医学科目设置，中医没有被纳入近代教育体制。

这一时期，知识界批评中医愚昧落后之声日渐高涨。以余云岫为代表的一批有海外游历经验的人士，认为中医不科学，应该属于方术范畴，倡导废除中医。西医界也公开与中医界决裂，医药界形成了泾渭分明的两大对峙阵营。1916 年毕业于日本大阪医科大学的余云岫，受日本明治维新时期废止汉医思潮影响，率先对中医理论进行系统地批评，引发了1920 年代初期关于中医理论之争。余云岫认为中医立足于阴阳五行的哲学式空想之上，因而是"非科学的"，但他也认可中医的临床疗效。

在当时科学主义高扬的思想背景下，难以为近代科学所证明的中医，自然在现实中就缺乏生存合法性。于是废止中医便成为合乎逻辑、合乎时代潮流之事。1929 年 2 月，在国民政府召开的第一次中央卫生委员会议上，通过了余云岫、褚民谊等人提出的"废止旧医以扫除医事卫生之障碍案"，使废止、消灭中医的活动达到高潮。

虽然，在全国中医药界的强烈反对及社会各界的声援下，"废止中医案"最终被取消，中医药重新获得了生存机会和空间。但实际上它对中医的打击是巨大的，余云岫对中医基本理论的否定，差不多为当时的舆论界所接受，因而中医之生存危机并没有消除。20 世纪30 年代后的一个时期，不仅西医界及政府轻视、歧视、排斥、打击中医的政策没有根本改变，打压之势亦未减弱，而且中医界谋求将中医纳入学校教育的努力并未能实现。

在分析科学理念主导主流文明的近代，与西方科学一脉相承的西方医学自然取代在中国具有两千年历史的中医学，成为持续至今的主流医学。虽然说中医学是五千年的中华文明缔造的世界上最强大的传统医学体系，创造了无数我们今天仍然赞叹不已的医学奇迹，仍然不能逃脱被打压、被边缘化的命运，甚至到了被"废止"的边缘。

余云岫为代表的西医主张废止中医之最重要理由是认为中医不符合近代科学。在当时科学主义高扬的时代洪流中，只要中医理论在科学上没有根据，不能以科学来解释，就无法得到科学的承认。此外，中医学对大多数疾病的有效治疗是基于其独特的辨证论治体系，其治疗方法通常具有显著的个性化特征。以按照近代科学理念建立的疾病分类体系为参照系进行统计分析，其有效性通常得不到科学认可的验证。

在围绕中医存废的论争中，中医不符合近代科学理念的特性已被充分揭示出来。国民政府及西医界以此为由，向中医界施加强大压力，迫使中医进行科学化的改良。中医药界也认清了中医药的科学价值和存在的不足，为了自身之生存，不得不开始对中医理论进行革新和改良，自觉地进行中医科学化尝试。同时，西医界也注重研究中医药，试图以科学的理论阐明中医，借以提高近代医学的治疗水平。20 世纪 30 年代"中医科学化"运动的兴起，不仅仅是中医界单方面努力的结果，也与西医界和舆论的推动密切相关。

在废止消灭中医的论调甚嚣尘上，中西医学的论争日趋激烈之时，恽铁樵（1878～1935）作为当时中医学界第一位挺身而出迎接余云岫挑战者，在这场论争当中起到了至关重要的作用。恽铁樵 1903 年考入南洋公学，攻读外语和文学，是近代中医界系统接受新学制教育的第一人。作为通晓中西文化的医学家，他认为是由于中西文化不同，医学基础各异，结果形成了中西医两个不同的体系。"西方科学不是学术唯一之途径，东方医学自有立足点"。他认为中西两种医学各有长处，中医重视自然环境随四时阴阳变化对人体的影响，而西医于生理上重视解剖结构，于病理上则重视局部病灶。两种医学之间应该相互沟通、取长补短。但同时亦强调"断不能使中医同化于西医，只能取西医学理补助中医，可以借助他山，不能援儒入墨"。

对于如何发展中医，恽铁樵始终保持着清醒的头脑。他认为由于中医年代久远，应该整理提高，使之发展进步，不应该以《黄帝内经》为止境。而革新中医应在继承前人学术思想的基础上，"融会新知"，"达到渐与古说相离，不中不西，亦中亦西"的境地。他强调"中医有演进之价值，必须吸取西医之长，与之合化产生新中医，是今后中医必循之轨道"，并说"居今日而言医学改革，苟非与西洋医学相周旋更无第二途径"。但也说"万不可舍本逐末，以科学化为时髦，而专求形似，忘其本来"。

民国时代，在汇通中西医方面有杰出贡献的最值得一提的人物是河北名医张锡纯（1860～1933），他是一位对近代实验科学方法有深刻了解的中医临床家。他认真研习西医理论，努力尝试在临床实践中结合应用中西医的方法。他提出"衷中参西"的中西医结合理念，主张"采西人之所长，以补吾人之所短"，著有《医学衷中参西录》一书。张锡纯的实践精神突出表现在对药物的切实研究，临床的细致观察，以及详细可靠的病历记录。

张锡纯主张："西医用药在局部，是重在病之标也；中医用药求原因，是重在病之本也。究之标本原宜兼顾。""由斯知中药与西药相助为理，诚能相得益彰。"并验证于临床：典型如石膏阿司匹林汤。张氏自叙："石膏之性，又最宜与西药阿司匹林并用。盖石膏清热之力虽大，而发表之力稍轻。""阿司匹林味酸性凉，最善达表，使内郁之热由表解散，与石膏相助为理，实有相得益彰之妙也"。再有治癫痫，用中药清火、涤痰、理气之品配伍西药镇静剂溴化钾或水合氯醛以增加镇脑安神之功。张锡纯将现代医学的药物用于中医辨证论治，其中蕴含的方法论即使在现在对中医学的发展仍有启示意义。

早期的中西医结合是在中医学仍为主流医学的时代出现的。西方医学的传入带来的观念的冲突引发了中医界对中西医学的比较研究和医学方法论的深度思考。虽然那时的科学发展水平还远远达不到能够揭示中医学方法的科学性的程度。但中医界的有识之士已清楚地意识到中西医学方法论的差异，他们坚信，中医学在许多疾病的治疗上所具有的现代医学远达不到的有效性，是其内在科学性的有力证明。因此，中医不能废，也不能按照西医的思路、方法去改造、"革新"。中医学的发展应当是在秉承自己根本理念和方法的基础上，吸收现代医学中有价值的东西为我所用。即使在经历了几十年中医西化过程后的今天，这种思想仍有方法论的启迪。

中医的存废之争的引发是认为中医不科学，这一论争一直持续到 100 年后的今天。然而，无论是 100 年前主张废止中医的余云岫，还是近年来认为中医是"伪科学"的代表人物方舟子，所依据的都是 400 年前培根和笛卡儿奠定的以实验、分析和推理为特征的科学方法论。基于以还原论思想统治主流科学的环境中，中医的科学性很难得到科学的证明。而在科学方法的主流由简单性科学向复杂性科学转化的今天，这一问题已经不能停留在原来的科学视野下看待了。

6.2　国家层面的大力扶持为何效果却适得其反

自 1949 年以来，由于毛泽东主席的支持和倡导，我国政府对中医给予了大力的扶植。1954 年 11 月，卫生部设立中医司。1955 年 12 月成立中医研究院，一些省、自治区、直辖市也相继成立了中医研究所。1956 年，北京、上海、广州、成都率先建立了中医学院，学制 6 年，招生规模为 2400 人，将中医教育纳入正规学历教育体系。1962 年至 1965 年，全国各中医学院的毕业生，累计有 5600 余名。此外，通过"师带徒"方式，截至 1965 年，全国共培养中医学徒 5.9 万余名。据统计，1952 年，全国有中医院 19 所，床位 224 张；1960 年，全国中医院发展到 330 所，床位 14119 张。绝大部分综合医院和专科医院都设立了中医科。

1958 年，中国掀起了西医学习中医的热潮。中医学院举办了西医离职学习中医班。毛泽东主席肯定了这一做法，并批示："中国医药学是一个伟大的宝库，应当努力发掘，加以提高。"从 1955 年到 1966 年，通过这种培训班共培养了 4700 多名 "西学中"人员，他们后来成为全国各地中西医结合研究的开拓者和权威人物。诺贝尔生理学或医学奖获得者屠呦呦就是其中的典型代表，她曾于 1959 年到 1962 年间在卫生部举办的全国第三期西医学习中医班学习。1958 年 10 月，毛泽东就中西医结合发表独特见解：学过西医的人，其中一部分要去学中医，以便运用现代科学的知识和方法整理和研究中医药，使中医药知识和西医药知识结合起来，创造中国统一的新医学、新药学。

"文化大革命"时期，中医药事业发展受到严重影响。"文化大革命"结束后的 1980 年，卫生部召开全国中医和中西医结合工作会议，明确提出了中医、西医、中西医结合三支力量都要大力发展、长期并存的方针。1982 年颁布的《中华人民共和国宪法》第 21 条规定"发展现代医药和我国传统医药"，确立了中医药等传统医药的法律地位。1991 年，第七届全国人民代表大会第四次会议将"中西医并重"列为新时期卫生工作方针主要内容；卫生部制订了《中医事业"七五"发展规划》，提出了"以机构建设为基础，以人才培养为重点，以学术提高为依靠"的发展思路。同年，成立国家中医管理局。1991 年，《国民经济和社会发展十年规划和第八个五年计划纲要》将"中西医并重"列为卫生工作的基本方针之一。1997 年《中共中央、国务院关于卫生改革与发展的决定》进一步明确了"中西医并重"的方针。2001 年 9 月颁布了第一个《中医药事业"十五"计划》。2003 年，《中华人民共和国中医药条例》出台，明确提出保护、支持、发展中医药事业，实行中西医并重的方针，鼓励中西医互相学习、互相补充、共同提高，推动中医、西医两种医学体系的有机结合，全面发展我国中医药事业。2007 年，坚持"中西医并重""扶持中医药和民族医药事业发展"等方针政策，首次写入中国共产党的全国代表大会报告。

习近平就任国家主席以来，更是强调中医药是中华民族的瑰宝，加大了国家对中医药的支持力度。2016 年，国务院印发《中医药发展战略规划纲要（2016~2030 年）》，把发展中医药上升为国家战略。2017 年，《中华人民共和国中医药法》实施，为继承和弘扬中医药，扶持和促进中医药事业发展确立了法律依据。2019 年 10 月，习近平对中医药工作做出重要指示，"要遵循中医药发展规律，传承精华，守正创新，加快推进中医药现代化、产业化，坚持中西医并重，推动中医药和西医药相互补充、协调发展，推动中医药事业和产业高质量发展，推动中医药走向世界，充分发挥中医药防病治病的独特优势和作用"。

中华人民共和国成立以来，中国一直坚持中医、西医、中西医结合"三驾马车"并行发展、长期共存的方针，体现了国家对中医药的高度重视与扶持。在这一方针的指导下，中医进入了大学教育体系和国家科研序列，中医医疗进入了国家医疗体制。各省、自治区、直辖市均成立了中医院校和中医科研院所，各省、市、县三级均设立了中医院和（或）中西医结合医院。截至 2020 年底，全国中医类别执业（助理）医师 68.3 万人，年诊疗人次约 9.2 亿；全国中医类医疗卫生机构总数达 72 355 个，其中中医类医院 5 482 个，床位总数 114.8 万张；中医类研究机构 43 个。截至 2017 年底，全国有高等中医药院校 43 所，中医药类专业在校学生总数达 85.8 万人。

中国在民国初年，全国约 4 亿人口，1949 年约 5.4 亿人口，目前人口已超过 14 亿。然而，根据中国科学技术信息研究所中医药战略研究课题组调查数据，民国初年，全国有中医 80 万人，1949 年为 50 万人；而到了 2005 年只有 27 万人（详见表 6.1）。据 2005 年对一些地区和县级中医院的调研估计，其中只有 10% 的中医师开汤药处方治病。也就是说，当时真正能用中医思路看病的中医师不超过 3 万人。由于意识到形势严峻而采取的措施，使近年中医的数量有所回升。但按人口比例计算，仍比中华人民共和国成立初期少近半，不及民国初年的 1/4。与此相对照的则是，西医从业人员从 1949 年的 8.7 万人发展到目前的 408.6 万人。即使不计技术科室人员以及乡村医生（包括卫生员），仅执业（助理）医师的人数已接近中医的 6 倍。而在这一串令人痛心的数字后面，更令人痛心的是中医师的质量。

表 6.1　民国初年以来中医师人数变化一览表

年代	人口（亿）	中医数量（万）	每万人中医师数量
民国初年	4	80	20
1949 年	5.4	50	9.26
2005 年	13.2	27	2
2020 年	14	68.3	4.78

在目前中国的国家医疗卫生体系中，医疗机构包括以西医为主的综合医院、以中医为主的中医医院和中西医并重的中西医结合医院。综合医院均要求设置中医科室。中医医院要配备西医一般的检查和治疗手段，而中西医结合医院的西医检查和治疗手段的配置较中医院通常会更完善。中医院、中西医结合医院的分科设置及管理规范基本是参照综合医院制定的，当然会考虑中医的一些特点。中医医院和中西医结合医院同样要设置西医特色鲜明的急诊科、腹部外科、胸外科、介入治疗室、重症监护室（ICU）、冠心病监护病房（CCU）等科室，以提高医院综合服务能力。

　　国家对中医医疗机构与综合医疗机构一样实施分级管理。对医院分级管理的依据是医院的功能、任务、设施条件、技术建设、医疗服务质量和科学管理的综合水平。

　　（1）一级医院：直接向一定人口的社区提供预防、医疗、保健、康复服务的基层医院、卫生院。

　　（2）二级医院：向多个社区提供综合医疗卫生服务和承担一定教学、科研任务的地区性医院。

　　（3）三级医院：是向几个地区提供的高水平专科性医疗卫生服务和执行高等教育、科研任务的区域性以上的医院。

　　各级医院经过评审，按照《医院分级管理标准》确定为甲、乙、丙三等，其中三级医院增设特等，因此医院共分三级十等。医院分等的标准和指标主要有 5 个方面内容：

　　（1）医院的规模。包括床位数、建筑、人员配置、科室配置等四方面的要求和指标。

　　（2）医院的技术水平的要求和指标。

　　（3）医疗设备配置的要求和指标。

　　（4）医院管理水平的要求和指标：包括院长的素质、管理水平、信息化管理水平、现代管理技术、医院感染控制、资源利用、经济效益等。

　　（5）医院质量的要求和指标：包括诊断质量、治疗质量、护理质量、工作质量、综合质量等方面。

　　中医医院和中西医结合医院的运营与管理，基本与西医医院现代管理的要求相同，包括后台的财务、人力资源、行政后勤管理和前台的医疗质量管理、院内感染控制、急救与重症监护、医院 HIS 等。500 张床位以上的大型中医医院，在医疗设置上，除了针灸科、推拿科、肛肠科等中医特色科室之外，基本上与西医医院的科室分类和设置相同。或有个别科室采用传统称谓，如西医的消化科在中医被称为脾胃病科。在医技科室设置上也类似于西医医院，同样拥有临床检验科、超声科、CT 室、MRI 室等。中医医院的医药人员配备，70%～80%是中医高等院校毕业的，20%～30%是西医高等院校毕业的。通常，西医院校各个层级的毕业生，需要安排参加两年的"西学中"培训班，而中医院校毕业的在职临床医师则要到西医医院进行专科进修。中医医师、中西医结合医师除了开中药汤剂、中成药之外，也可以开西药处方药。当然，西医医师也可以开中成药；经过"西学中"培训的西医医师也可以开中药汤剂处方。

　　医院等级是医院功能、规模、管理水平、质量水平、技术水平和服务水平的综合标志，是医院综合竞争力的"金字招牌"。卫生部《医院分级管理办法》明确规定，医疗收费应与医院级别挂钩。据悉，三级医院收费标准比二级高出约 30%。因此，只要晋升到"三级"，就意味着医院收费标准可以定得更高。"三级"意味着政策更优，可以购置更加高端的设备，享有更多的科研项目资源。如卫生部明确要求，申报国家临床重点专科建设项目的专科所在医院应为三级医院。"三级"还意味着更大的平台、声誉，能吸引来更多的医疗人才和患者资源。患者就医都有趋高心理，三级医院的标签，自然会成为患者选择医院的重要依据。医院有了患者资源，进一步的发展就有了基础。因此，医院等级评审、复审通常都被医院视为"头等大事"。

　　1979 年以后，随着改革开放带来的经济腾飞，中国政府加大了对中医的扶持力度。而这种支持主要体现在经费的支持以及对管理水平要求的提升。由于中医诊疗对环境、设备等的要求是相对简单的。因此，医疗机构自然将国家的支持资金用在医疗场所的建设、先进检查和治疗仪器的购置以及管理软硬件的提升等方面。由此，不仅中医院和中西医结合医院的差别在消失，中医医院、中西医结合医院与综合医院的差别也越来越小。有些中医医疗机构的医疗设备配备水平甚至不亚于同级别的综合医院。于是，中医日益被限制在现代医学的分科设置、疾病分类、检查方法、诊断要求、管理规范所限定的狭小空间。中医师不得不采用西医的思维方式进行临床诊疗，而中医在医疗体制中所占的比例自然越来越小。也就是说，国家用来支持中医的经费起到的实际作用却是加速了中医医院中中医的边缘化。

中医医院和中西医结合医院的住院病历实行双重诊断，即西医诊断（譬如：十二指肠球部溃疡伴上消化道出血）和中医诊断（譬如：便血，脾虚，胃热）。而且西医诊断是必须要有的，以确保遇到医疗纠纷时的法律保护。在"三驾马车"并驾齐驱了 60 年以后，中国医疗卫生管理机构相继出台了西医和中医的病历书写规范。对比中西医学的病历规范可见，西医病历规范 38 条计 8266 字，中医病历规范 39 条计 8692 字。中医病历规范多出的一条是第十条，是关于"中医诊断包括疾病诊断与证候诊断"的内容。西医病历规范的要求在中医病历规范中被全盘照搬，一项不漏，包括了手术、麻醉的相关内容。也就是说，中医病历就是在完整的西医病历基础上增加了中医诊断和治疗方面的内容。

"病历是指医务人员在医疗活动过程中形成的文字、符号、图表、影像、切片等资料的总和"。病历书写规范是要求医师诊治患者过程中应当遵循的具有法律效力的行为准则。从中医病历书写规范的要求看，没有经过系统的西医训练，不了解西医的诊疗方法、技术及规范的中医师，即使在中医院也难免被边缘化，充其量只能勉强胜任门诊的工作。而这也决定了，中医院校的毕业生，要想将来能胜任中医院的医师工作，必须全面、系统地学习西医的理论、方法、技术以及管理规范。现代医学知识总量迅猛增长带来的医师诊治领域的专科化，对完全接受西医训练的医生已经是无奈的选择。而对于五六年的大学生涯中还要系统学习中医理论和辨证论治的中医专业学生，专科化将更是迫不得已。而一个医生，一辈子只局限于某一疾病领域，如心血管、肾病领域，怎么能提升对患全身多种疾病患者的整体分析、综合治疗水平？医生的诊治是分科别类的，但不幸的是，临床患者患病并不受科别门类的限制。临床上，同时患有多个科别、门类疾病的患者比比皆是。而在当今这样的医疗体制下，如何会成长出像张锡纯、秦伯未那样通治多科各类疾病的中医大师？

中医病历规范的第三十七条明确规定"中西医结合病历书写参照本规范执行"。显然，在"三驾马车"并驾齐驱了几十年后，中国的医疗卫生结构至少在医院的层级由"三驾马车"变成了"两驾马车"。中医院与中西医结合医院已经基本上没有差异，中医即使在中医院也被彻底"边缘化"了。由此，在中国的医疗卫生体制内，中医已经沦为弥补现代医学不足的"补充替代"疗法。走向"改革开放"的现代医学无需再探索如何将传统医学的治疗方法和技术纳入"补充替代医学"。按照中国的中医院模式，将中医诊疗技术嫁接到现有的西医医院，就很容易达到"补充替代医学"接纳传统医学的最高境界。

在涉及中医的教育体制中，医学院校的课程设置有一门中医学，而中医院校的学生则要系统地学习现代医学的课程。中医院校中西医的课程比例大约为 6：4 或 7：3。西医内容所占课时比例虽然少些，但对于从小学到高中一直接受现代科学教育的学生，西医的理念和知识接受起来容易，顺理成章。而基于阴阳五行的中医学与现代科学似乎"风马牛不相及"，不仅不容易理解，从理念上也难于接受。因此，经过五六年大学学习毕业后，真正学会用中医思路诊断疾病、开处方的寥寥无几。以至在 2012 年 12 月颁布的中医药高等教育国家标准中，把中医思维能力培养写入了总体目标。

就此，广西中医药大学的刘力红教授曾表示："我们的教育花了五年时间，或者八年时间，如果再读博士，那就是十一年的时间，尽管花了这么多时间，可是相当多的人对中医还没有一个基本的信念，也就是说，我们相当多的本科毕业生、硕士毕业生、博士毕业生还没有入中医的门。"北京某中医院的一位医生曾说过："我毕业于中医药大学七年制中医专业，课程设置是 60% 中医、40% 西医，最后是中医没学通、西医没学精。"

早在 2001 年，焦树德、邓铁涛老中医就在《现代教育报》上发表了题名为《中国几十年没有培养出真正的中医》的文章，对我国的中医教育进行了深刻反思。国医大师裘沛然也曾公开说过："国内中医院校培养不出来合格的中医，……可现在培养出来的学生，对中医的理法方药根本不懂，这是中医教育很大的失败，中医教育已走入歧途。"

目前中医药大学的中医专业的本科毕业生除了要掌握中医基本知识、理论、技能之外，还须掌握西医基本知识、理论和技能，如大学本科毕业后在中医院从事消化内科工作的医生，要掌握西医内科和消化内科的基本知识、理论和技能，譬如腹部穿刺、消化内镜检查等，懂得胃黏膜病理。在职称达到主治医师时期，要到西医医院进行专科进修。要求不但能承担消化内科的门诊工作，还能承担消化内科病房的日常工作、值班与危重症抢救。

中医教育以及中医临床的西化，导致了中医临床辨证论治思维的退化。一位从事了几十年临床工作的中医感叹地说："现代临床中医师往往被西医病名牵着鼻子走，一见到炎症，马上就想到清热解毒，一说是心梗，就益气养阴，活血化瘀。"这样的辨"症"论治，自然丢掉了中医最根本的东西。以至于越来越多的人对现代中医教育体系培养出来的中医失去信心，认为"真正的中医在民间"。然而，自 1999 年国家开始实行医师执业注册制度以来，须经医师资格考试成绩合格，取得执业医师资格或者执业助理医师资格，才能合法行医。在现代医学兴起对中医生存空间的冲击以及对中医行医资格的严格规管下，有多少民间中医能通过考试幸存和传承下来？有多少民间中医能够取得与正规医疗机构同等的公费医疗资格？中华人民共和国成立至今已逾 70 年，1949 年的 50 万中医有多少还幸存或者传承了下来？

在 2020 年 4 月，光明日报发表的一篇"中国共产党对中医药的保护传承与发展"的文章中也承认："这一时期，中西医并重很大程度上尚未能很好地实现。和西医的造影、化验、超声波等诊断手段与对病症讲究精准的医学理论分析相比，中医拿不出'人体数据'，而依靠个案经验的累积很难得到广义上的认可，这些'短板'造成中医发展较慢。中医人才大量流失，即便在一些大型中医院，看病也以西医为主；院校教育也存在中医教育西化、中医思维薄弱、中医技能缺失等问题。"

显然，中华人民共和国成立以来的中医政策，使中医免于人为地被废止，中医院、中医学院以及中医药执业人员从形式上得到了保护。然而，几十年来，中医方法论的研究一直没有得到中医管理决策机构的足够重视，成为制定中医政策的重要依据。而不顾中西医学方法学上的巨大差异，一味地采用现代医学的概念、方法和管理模式来"提升"中医药水平，从而使中医全盘"西化"。结果，国家对中医的大力扶持最终效果却适得其反。

6.3　中西医结合、研究中医以及中医现代化研究

与中医学在医疗卫生体制中所处的地位演变不同，中华人民共和国成立以来，随着科学技术的发展以及现代医学在中国逐渐占据主流医学的地位，涉及中医的研究基本上分成了三个方面：中西医结合、用现代科学（包括现代医学）的方法研究中医和中医现代化。

6.3.1　临床研究的中西医结合

中西医结合的概念通常涵盖了中西医生的团结合作、中西医疗技术的并用、中西药物的配伍应用、中西医理论的互证、中西医学的整合研究等方面。根据著名中西医结合专家、复旦大学沈自尹（1928.3～2019.3）教授的描述，中西医结合，一是用现代科学，主要是用现代医学的方法，研究中医理论和临床实践，探讨其理论本质，阐明其作用机理；二是发挥中西医学各自的优势和长处，在临床实践中将中西医两种方法有机结合，达到提高医疗水平，改善患者生活质量，降低医疗成本的目的。中西医结合临床专家、中国中医科学院陈可冀研究员（1930～）则将中西医结合划分为三个层次：一是团结中西医学从业人员，这是中西医结合的最初含义；二是中西医治疗方法在临床服务方面取长补短，互相补充；三是理论上的有机结合，即中西医"病证结合"的医疗模式。

1）中西医结合带来的治疗方法的进步和临床疗效的提升

临床诊疗的中西医结合包括在诊断上的病证结合，在治疗时的综合协调，在理论上的相互借鉴。病证结合就是基于西医的疾病分类体系，运用西医诊断方法做出疾病诊断；同时基于中医的辨证论治体系，对所属的中医证候类型做出判断。这样，既可了解病因和局部病理改变，又掌握了疾病过程中的整体反应及动态变化，以此作为制定治疗方案的决策依据。综合协调是指按中西医各自的理论优选各自的疗法，不是简单的中药加西药，而是有机配合、互相补充，这样往往能获得更好的疗效。理论上的相互借鉴是根据疾病的具体情况和治疗需要，或侧重以中医理论指导治疗，或侧重以西医理论指导治疗，或按中西医结合后形成的新理论指导治疗。

目前在中国，临床用中西医结合方法诊治常见病、多发病、难治病已非常普遍。20世纪50年代以后，用中西医结合方法治疗某些疾病取得了显著的疗效。例如，治疗心脑血管病、再生障碍性贫血、月经不调、病毒性肺炎、流行性乙型脑炎、痢疾、关节炎、慢性肾炎、肛肠病、骨折、中小面积烧伤、血栓闭塞性脉管炎、硬皮病、红斑狼疮以及多种皮

肤病等疗效显著。在治疗某些急腹症时，已经改变传统的治疗原则，成为一种有中国特点的新疗法，不仅提高了治愈率，而且可使一部分患者免除手术治疗，减少了并发症及副作用。治疗内科急症，如呼吸窘迫综合征、急性心肌梗死、休克、急性弥漫性血管内凝血等也有较好的疗效。治疗骨折，中西医结合形成一种新的复位固定方法，可以缩短骨折固定和功能恢复的时间，保持较好的关节功能。中西医结合还注重运用非创伤性疗法治疗疾病，把西医的某些诊治手段与中医的气功、针灸、按摩相结合，以其无损伤、简便易行、疗效确切而受到广泛的重视。例如气功治疗高血压病，针灸治疗神经功能性疾病和冠心病，正骨手法治疗软组织损伤等，通过临床观察，都取得了较好的效果。

例如，慢性溃疡性结肠炎在重度发作期间，一般要使用肾上腺皮质激素控制病情。但此时，加用具有清肠利湿作用的中药进行保留灌肠，使药力直达病所，往往能够明显增加疗效，缩短病程。特别对激素控制不够满意的患者，中西医治疗方法的结合尤其必要。而在缓解期，中医通常从补脾益气着眼进行调治，对于预防复发及改善症状均效果显著。再如，恶性肿瘤，手术、化疗、放疗通常不可能将癌细胞全部消灭，而这些疗法令人难以承受的副作用，决定了它们不可能作为可持续的长期治疗方法。完成了化疗、放疗的疗程后的阶段，有手术创伤，化疗、放疗的毒副反应，机体免疫功能低下，癌栓形成，潜在的癌细胞逃逸，都为日后复发转移留下隐患。中医药在减轻化疗、放疗的毒副反应，增强机体免疫功能，促进血液循环，溶化潜伏的微小癌栓，降低肿瘤复发转移的风险等方面有相当的优势。目前，中西医结合治疗肿瘤这类重大疾病的优势已为医学界所公认。

此外，肠道息肉，尤其是腺瘤样增生伴轻中度不典型异变，目前发病率较高。经纤维结肠镜检查并行内窥镜手术是首选治疗方法。然而，很多肠道息肉呈多发性，复发率高，尤其是 0.5cm 以下的息肉常呈扁平状，很难除尽。目前现代医学尚没有消除内镜治疗后的多发性肠道息肉的有效药物，而中医药对此有很好疗效。"六腑以通为顺"的治法原则，对改善肠道症状也有显著作用。

例如，目前介入疗法治疗冠心病，冠脉球囊扩张和安装支架非常流行，但有相当一部分患者在治疗半年以后冠状动脉又再度狭窄。而在常规西药治疗基础上，用活血化瘀中药，对于预防再狭窄有很好疗效。北京安贞医院、同仁医院、北医三院、中日友好医院以及广东省中医院的临床实践证明，加用了中药以后，可以减少一半的再狭窄。

2）"西医辨病，中医分型"理念对中医学整体观念和临床思维的挤压

以西医辨病、中医分型为特征的中西医结合临床研究，揭示了现代医学常见疾病中医证候分布的基本情况，促进了基于现代医学疾病诊断的中西疗法的有机结合和综合应用。这也为基于循证医学的理念，将中医学的治疗方法结合进现代医学的临床指南并应用于临床奠定了基础。研究现代医学疾病诊断下的中医证候分型，与今天精准医学通过引入生物标志物，区分现代医学疾病诊断下的个性化特征有着深刻的方法论的一致性。这对于现代医学基于患者的个性化健康状态，因人而异地制定治疗方案，以提升治疗的有效性无疑有着积极的意义。但这种方法的应用，尤其是基于这种理念对中医药的监督和管理，对中医学核心理念及思维方式的保持及发展带来的负面影响也是显而易见的：

（1）基于现代医学疾病的中医证候分型研究通常列出的只是这种疾病的常见证候类型。而在临床过程中能够秉承中医理念的有经验的中医师，常常会发现未被列出的证候类型。如糖尿病的中医辨证分型，通常分为气阴两虚型、阴虚火旺型、血燥型、血瘀型和阴阳两虚型 5 种证型。但在临床实践中，有的患者主要呈现湿热的证候特征，而采用清利湿热的方法，患者的血糖指标也可以得到有效的控制。也就是说，这种"西医辨病，中医分型"的方法，远不能穷尽与患者特定疾病相关的所有分型。而带着这种"先入为主"的证候分型框架，在临床中无疑会限制中医师的思维，常常会对治疗方案产生误导。

（2）在临床实践中，经常会发现在患者身上与某种疾病相关的有多种证候类型。如头晕，与气、血、阴、阳的不足有关，与气血运行不畅造成的气滞血瘀有关，也与湿热、风热、火热的上扰有关。也就是说临床中很多患者实际出现的是多种证候类型的某种组合。然而，对现代医学疾病的中医分型研究，所列出的大多是如气虚、肝气郁结等单一的证型，或脾肾阳虚、肝肾阴虚等简单的组合证型。这样的临床指南也会对中医师的临床诊疗产生误导。

（3）当基于现代医学的疾病分类诊断出多种疾病，同时基于中医的辨证体系辨识出多种证候时，每一种疾病可能关联至一种以上的证候类型，而每一证候又常常同时关联到一种以上的疾病。如何协调多种疾病、多种证候类型在治疗上的关联性？"在西医辨病基础上进行中医证候分型"的方法带来了更多的复杂性，使得根据疾病的轻重缓急，以及各种疾病、证候相互间的关联关系确定恰当的治疗方案变得更加困难。

显然，"西医辨病基础上的中医分型"这种方法，对于简单的、单纯的疾病治疗可能利大于弊，但对于多种疾病并存、病情错综复杂的患者，则大大增加了综合分析、统筹治疗的复杂性，降低了应用中医方法的治疗水平。受这种理念影响较大的是在正规中医院、中西医结合医院工作的中医师和中西医结合医师以及从中医院校培养出来的毕业生。随着现代医学的检测方法、治疗技术被大量地引进中医院，随着中医院校的毕业生大量地学习现代医学的知识和技能，中医学的理论和方法越来越多地受到现代医学的排斥和渗透，真正具有中医特色的东西越来越少。

西医辨病、中医分型这种理念在中医院、中西医结合医院的盛行以及医院行政管理、考核对这种理念的强化，把中医越来越严密地禁锢在现代医学疾病分类体系下，成为疾病医学的附庸。在这里，中医学的整体观念没有了，疾病中机体状态发展变化的动态过程看不到了。在基于这种理念制定治疗方案的过程中，疾病各部分相互关联和疾病发展变化趋势对治疗措施的整体布局的影响已不能显示出合理性和必要性。在这里，中医基于疾病的发生、发展趋势采取预防性治疗的"治未病"，被演绎为对现代医学诊断不成立的疾病状况的治疗，完全走了样。由此，中医学对疾病过程整体的、动态的把握和调控，变成了在现代医学疾病分类体系下针对中医证候分型的静态的对证治疗。中医的整体观念被肢解了，中医的思维方式在中西医结合的临床环境下基本没有了生存空间。我们在后面的章节将会看到，这种理念方法遇到的问题及其局限性正在或将在精准医学基于生物标志物建立的个性化的疾病分类体系过程中也会遇到。

6.3.2　用现代医学的方法研究中医

用现代医学的方法研究中医主要包括从现代医学角度，对中医脏象、气血、证候"实质"的研究以及对中医治疗原则、治疗方法的机理的研究。1955 年，吸收西医临床专家和研究生理、生化、药理等西医科研人员参加，建立了中医研究院。而随着各地中医药大学、中医研究所、中医医疗机构中相应人员的充实，采用现代科学（主要是现代医学）的分析方法和技术对中医的研究便逐渐开展起来。

1）采用现代医学方法研究中医对现代医学发展的积极意义

对中医脏象、气血"实质"的研究是以临床为依据，通过建立中医理论的动物模型或动物疾病模型以寻找中西医理论上的结合点。由此，这类研究也归结为对证候实质的研究。如对脾的分析研究是从脾气虚、脾阳虚等证候着眼的，而对气血的研究则是从对气虚、血虚、血瘀等证候的研究着眼的。证候"实质"的研究是以特定的证候为着眼点，基于现代医学的实验和统计分析，寻找与证候对应的人体内在器官、组织、细胞、分子等各个层面的病理变化。对中医治疗原则的现代研究主要集中于对活血化瘀、清热解毒、通里攻下、补气养血等具体治疗原则的研究上。方法是在肯定疗效的基础上，摸清用药规律，筛选方药，进而对适用于该治则的有关方药进行药理作用、成分、配伍机制的实验研究，再将所取得的认识放到临床实践中进行验证。这类研究的特点是将医学和药物、临床与实验、单味药物研究与复方研究结合起来，力求实现用现代医学的理论对传统中医的治则、治法进行解释和说明。

由于科学研究的伦理限制，现代医学和生物学研究，总是在动物实验基础上才能进行有限的人体实验。动物实验指在实验室内，为了获得有关生物学、医学等方面的新知识或解决具体问题而使用动物进行的科学研究。基于现代医学方法对中医的研究自然是以动物实验为先导进行的。建立病证结合动物模型是开展中医基础理论和临床研究的重要基础。病证结合动物模型通常是分别（或同时）采用中医学病因复制证候动物模型和采用现代医学病因复制疾病动物模型，使动物模型同时具有疾病与证候两方面的特征。开展病证结合的动物模型研究，对阐释中医基础理论的科学性有重要的学术价值。显然，基于这个方法复制的动物模型，较适合于病因明确、有相对客观并被普遍接受的诊断标准的证候或疾病。然而，大多数证候，中医目前尚未形成相对客观并被普遍接受的诊断标准。由此，对于生活在与人类生存的生物学和社会学环境均有很大差异的动物，通过人工干预方式建立的动物模型与所要模拟的人体证候究竟有多大的相似性？基于这样的模型揭示的病理规律以及对特定治疗方法的反应，与相应条件下人体内的病理规律及治疗反应有多大的一致性？这些问题一直受到中医界的诟病。

采用现代医学的方法对中医证候和治疗方法的研究，如肾阳虚、脾虚的研究，活血化瘀的研究，初期的研究结果曾令人振奋。但是，由于证候规范化以及证候模型建立的难度，接下来的深入研究却进展缓慢。

采用现代医学的方法研究中医，其意义首先是明确了中医学的脏腑（如脾、肾）、生命物质（如气、血）与解剖学同名的实体器官、物质不存在一一对应的关系。中医学的脏腑所涵盖的范围通常会涉及到多个组织器官及其功能活动。而中医学的一个证候，同样会涉及多个组织、器官功能活动的异常。如脾气虚的相关研究，发现了若干对脾虚证有较高敏感性或（和）特异性的功能和指标。实验证明，脾虚证时，以下病理变化有较高的出现率：如细胞免疫功能下降；副交感神经功能亢进，副交感和交感神经应激能力低下；病理形态上表现为慢性炎症和实质脏器萎缩、退变，部分组织细胞幼稚化；血浆和组织 cAMP 水平降低；D-木糖排泄率降低；酸刺激前后唾液淀粉酶活性下降；体表胃电波幅降低；消化道排空速度加快；多种生理机能储备减少等。脾气虚证与脾阳虚证的差别主要在于病变的程度和能量代谢上。活血化瘀中药的药理作用及其机制研究主要集中在改善血流动力学、改善血液流变学、改善微循环障碍、抗血栓、抗动脉粥样硬化及心肌缺血、抑制组织异常增生、抑制炎症、抑制肿瘤等方面。

采用现代医学的方法和手段研究中医，推进了从现代医学角度对中医基本概念、基本理论和中医证候的理解。更重要的是，在此基础上，发现了一些中药治疗有效性的内在机制，发展了针对许多疾病的中西医结合的治疗方案，充实了现代医学的诊断、治疗技术和病情监测方法，提高了临床疗效。如基于古代中医用青蒿治疗疟疾的记载，发现了青蒿素，充实了现代医学对疟疾的治疗方法。而基于中医学应用了几千年的针灸疗法发展出的"激痛点疗法"，目前已经成为受现代医学训练的医师和物理治疗师可以合法应用的治疗方法，在欧美、韩国、日本等发达国家得到医学界的认可。

2）采用现代医学方法研究中医对中医并没有起到实质的推动作用

采用现代医学方法对中医的研究本质上属于在现代医学范畴内进行的研究，研究的成果很自然可纳入现代医学的治疗体系，丰富现代医学的"补充和替代疗法"。虽然研究的内容均是涉及中医学关于人体、疾病、治法、方药方面的内容，但研究成果却不能为中医所用，以提升中医学的临床治疗水平。原因在于，研究采用的参照系，对病理现象、药理作用等的描述，均是现代医学的，如缓解平滑肌，扩张冠状动脉，抑制免疫反应等。近年来采用化学分析和药理实验方法，对中药的化学成分和药理作用的分析研究已经相当深入了。但研究的成果既不能触动中医的理论体系，从本质上更深入地揭示其中的奥秘，又不能运用这些成果进一步提升中医对中药的应用水平。因此，这种研究对中医学发展的实际意义，在中医界一直备受质疑：

（1）在单因素分析方法应用于中药复方的研究中，由复杂性带来的技术难点目前尚看不到解决的前景；而中药西化"变异"出的"毒副作用"，却一次又一次在国内外被吵得沸沸扬扬；中药有效成分提取技术的广泛应用，虽然使中药远离了"粗、大、黑"的外貌，但其应用已与中医的辨证论治严重脱节。因此，研究的成果不过是在药典里增加了一种"新药"而已。

（2）中医中药参照何种标准开展研究，在中医界始终没有形成共识。目前，以动物模型为核心的中草药实验体系、中医药临床疗效和科研成果的评价体系均源自西医。这样的评价体系如何能确保研究成果对中医学有实用价值？

中国著名老中医、中日友好医院的焦树德教授的一番话一针见血地指出了这类研究的窘境："现在的政策导向是强调用现代科学的方法研究中医，实际上就是用西医的方法研究中医。"这种研究进行了"几十年了，一个真正有价值的成果都没有。这么大的财力、人力、物力投入，全白花了，时间也耽误了"。

上海中医药大学的一位博士曾告诉记者："中医院校的硕士生做实验做到细胞水平，博士生做实验做到基因水平，这种中医还是中医吗？这种中医到临床能看好病吗？实验室里的老鼠能检验中医的成果吗？比如说对中医的一味药进行中药提纯。这味药在整体上没有毒性，疗效很好。提得越纯、越细，毒性就越明显，疗效就越低。那么是以疗效判定药的好坏，还是以纯度判定药的好坏？而现在所谓的中医现代化是以纯度为标准判定药的好坏，这恰恰说明不能用西医这一套标准评价中医。可是，我们中医科研的经费却全都浪费到老鼠身上去了。所谓的科研成果其实都是泡沫。我们中医界应该认真反思，我们的科研是在发展中医还是在消灭中医？"

采用现代医学的方法和手段研究中医以及中西医在临床诊疗方面的结合应用，开辟了中西医结合这一新的研究领域。1992 年，国家标准《学科分类与代码》将"中西医结合医学"设置为一门新学科。这种研究的初衷是想从现代医学角度搞清楚中医理论、概念、证候的实质，揭示中医学治疗方法的机理。至今已持续 60 多年的研究，显然离实现这一目标还很遥远。但它的研究进展，从侧面验证了中医的理论并非基于人体内在的解剖学实体器官组织建立的，而是一个理论模型。并且揭示了中医理论模型中的概念、证候与人体实体的组织器官以至细胞、分子层面的结构间某些静态的关联关系。在这种研究中发展的一些药物和治疗方法，搞清机理的，可以纳入现代医学的治疗体系；未搞清其机理的，亦可作为补充和替代疗法为现代医学所用。然而，中医的治疗方法和药物在现代疾病医学的疗效评价体系下能够显现出有效性的毕竟是很少一部分。在未能全面了解其作用情况下的滥用，难免会出现类似日本小柴胡汤事件的不良反应。把这种方法作为发展中医的主要方法，而忽视了基于中医方法论的探索，收之"桑榆"，却难免会失去"东隅"。

6.3.3　中医科学化、现代化方面的研究

这方面的研究包括采用现代科学和现代医学的方法规范中医学的辨证论治体系和研究中医四诊，或创造新的诊断方法。中医科学化的口号在 20 世纪 20～30 年代就已经提出来了，但是实质性的推动则应在 80 年代以后。

1）中医辨证论治体系规范化的探索

对中医辨证论治体系的规范化研究主要包括中医证候的规范化和中医症状、体征的规范化研究，是 80 年代初在中国工程院王永炎院士的推动下开展起来的。中医诊断仪器的现代化研究主要集中于脉诊、舌诊仪器的研究。脉象仪试图把医生诊脉时指下的感觉用图像、曲线、数字等客观指标表示出来，舌象仪则把舌诊所见舌苔、舌质的变化通过病理形态学、细胞学、生物化学、血液流变学及光学等方法客观地反映出来。这类研究有利于中医四诊实现仪器化、客观化和规范化。

基于中医学的理论和方法进行的研究与采用现代科学和现代医学的方法手段研究中医，两者的差异，中医界的有识之士在 20 世纪 80 年代就意识到了。中国中医科学院中医

基础理论研究所的陆广莘教授，深入地剖析了"中医研究"和"研究中医"两个概念在内涵上的巨大差异，并且指出：它们是运用不同的理论和方法进行的不同内容的研究，不能互相代替，只能互补互参。陆广莘教授大力主张推进符合中医学特色的"中医研究"。然而，要推进这一研究，首先要从方法论层面搞清楚什么是中医的特色，搞清楚作为中医学核心的研究方法和理论框架。近几十年来，在世界范围内，我们看到现代医学不断从中医学的知识宝库中汲取营养，发展着自身的知识体系和补充（替代）疗法，如前所述的青蒿素和激痛点疗法。在民国时期，我们还能看到将现代医学的药品纳入中医学体系的张锡纯的"石膏阿司匹林汤"。而在今日政府政策大力扶持中医的背景下，却几乎看不到中医学吸收现代科学和现代医学的方法和技术，推进中医学的理论和治疗技术的发展。除了有规管政策方面的限制外，缺乏对中医核心理念的共识以及缺少一个符合科学规范的、可作为参照系的机体状态描述体系是最大的技术障碍。

现代医学之所以能够随着科学技术的进步，不断发展一些新的诊断技术和治疗方法，关键在于现代医学在解剖学、组织学、生理生化学、细胞学、分子生物学发展的基础上，建立了一个相对清晰、客观的疾病诊断标准体系。以这个体系为参照系的统计分析，可以通过实证的方法确定新的检测仪器的指标与疾病的相关性，确定新的治疗方法与药物的有效性。显然，中医要实现科学化，要利用科学方法和技术手段推进自身的发展，同样要有这样一个相对清晰、客观的证候诊断标准体系作为参照系。在古代医疗实践中自发形成的中医证候体系与一直秉承严格的观察和实验方法建立起来的现代医学的疾病分类体系自然不可同日而语。与现代医学诊断主要依赖客观的检测指标相比，中医的证候诊断更多依赖基于患者主观感觉的症状和带有医师主观因素的体征，而且这些症状、体征与证候的关联往往缺乏特异性。此外，在中医证候体系形成和发展的过程中，对症状、体征的描述，证候、疾病的诊断标准，从来没有按照科学的原则进行系统化、规范化的整理。不同的地域、不同的学派、甚至不同的医师在认识上、表述上存在很大的差异。显然，中医的科学化首先是中医证候、症状体系的规范化，客观化。正是因为意识到这一点，20 世纪 80 年代初，在王永炎教授的倡导和国家中医药管理局组织下，开始了中医证候、疾病、症状规范化的研究。研究的结果，最主要的就是三部著作《中医证候鉴别诊断学》《中医症状鉴别诊断学》和《中医疾病鉴别诊断学》的陆续问世。

2）中医辨证论治体系规范化的方法学研究

如前所述，中医学中存在着脏腑气血津液辨证、六经辨证、卫气营血辨证和三焦辨证等多个互不相容的辨证体系。迄今为止的证候规范化的研究，对于中医各个发展时期、各个学术流派提出的涵盖在不同辨证体系下的各种证候基本上是照单全收，并没有对证候体系的整体结构、证候间的关联关系进行结构化的整理。因此，不同体系收列的证候间难免存在一些重叠、结构化矛盾以及名同实异、名异实同的情况。而最初的规范化工作，是将各个部分的证候分别交由不同的团队来整理，更加剧了规范化方案的结构混乱。针对这一问题，1985 年《北京中医药大学学报》上刊登的《建立清晰的理论结构》一文明确指出：中医理论体系的科学化不局限于名称的统一、内涵的规范、证候诊断定性定量标准的确定，也包括证候体系的结构化。这一结构化问题，与我们在本书中提到的状态变量的完备性、独立性，是从不同角度提出的同一问题。在后面将会详细论述。

初期规范化工作结果不尽如人意，中医界逐渐加强了对规范化的方法学研究。命名的统一、内涵的标准化，证候诊断标准中症状、体征的诊断意义的定性、定量确定等，这些在规范化工作中的意义是显而易见的，也容易取得有限的进步。2010 年以后，"结构化"在建立清晰的状态描述体系中的重要性也逐渐引起了中医界的有识之士的注意。然而，证候体系的结构化是基于理论模型的，而理论模型本身也存在结构化问题，会涉及理论模型建立的方法学和中医学目前存在的几大辨证体系的统一问题。也就是说，根本上解决证候规范化的问题，可能会涉及按照结构化的理念重构中医理论模型的整体架构，并对能统一中医几大辨证体系的理论模型进行顶层设计。由于结构化工作的复杂性，直到目前，中医业界还是认为证候规范化的条件目前尚不具备。

证候规范化会涉及理论体系的结构化的深层问题，相对较复杂，而症状的规范化按说会容易很多。从原则上讲，中医对症状、体征的描述达到相当于现代医学的描述水平是不存在任何技术障碍。但在寻找更科学、更清晰地描述方式以及在对传统描述进行分解的具体过程中也会遇到理念和表述结构的问题。在中国自古就有："不为良相，便为良医"的说法。在这样的理念下，古代的中医学家很多是文人墨客，通常会有很深厚的文学造诣。古代医籍中记载的对症状的描述通常比较讲究文字表达上的美观优雅，而不像现代医学更重视表述准确、辨识容易、理解上不易产生歧义等。如梅核气是中医学的一个症状，也可以说是像头痛、头晕一样的一种中医学病症。古代文献通常以"咽中似有梅核阻塞、咯之不出、咽之不下、时发时止"作为该症状的进一步描述。如果用现代医学的术语，该症状可描述为"咽喉中有异常感觉或异物感，但不影响呼吸和进食"。显然，现代医学的表述直白、易于理解，不易产生歧义，而且涵盖的范围更宽。而有些相对复杂、临床表现多样化的症状，如头痛、头晕、发热等，如何对其进行细化，才能全面、客观、条理清晰地表达其在不同个体具体表现，则存在细化及特征描述的结构问题。也存在将这些症状的某些进一步描述列为特征还是列为独立症状的更大范围的结构问题。如头痛会有疼痛部位的不同，如全头、脑内、头顶、两侧、左右单侧、前额、后枕、连及颈项等；有疼痛特点的不同，如胀痛、跳痛、刺痛、空痛、重痛、连及周边不同部位或路线的牵涉痛等；也会有影响因素的不同：午后或夜间加重，劳累后加重、思虑后加重、遇冷或遇热后加重等。显然，症状的规范化不是简单地对传统中医症状、体征的名词术语解释。为方便、简捷地完成患者临床表现及特征的收集，对症状描述进行结构化的细化以及清晰而无歧义的表述等复杂的工作常常是不可或缺的。因而，相应的方法学研究就显示出了其重要性。

此外，现代医学的疾病大多是基于特定的病因、病位、病理变化（包括器质性的和功能性的）定义的。有些基于临床表现定义的疾病，也会随着对其研究的深入，逐渐引入一些客观的检测指标。因此，疾病的诊断对检测指标的依赖性高。而在中医学中，一个证候被接受，通常是在发现了对它有效的治疗方法和方药之后。因此，证候的区分通常是基于特定的治疗方法的，临床作出证候诊断的同时，治疗方法也就相应地确定了。如中医中，不论是哪个部位的肿瘤、结节，以及以刺痛、痛处固定为特征的疼痛，均被视为瘀血证，治疗方法均是活血化瘀，处方用药亦大同小异。中医学用来区分证候的依据大多是缺少特异性的症状、体征。症状通常是患者对感觉的表述，体征则是医师能通过望、闻、切（触）

等方法收集到疾病信息。在症状、体征的收集过程中，患者和医生的主观因素是难以排除的。因此，症状、体征很难具有现代医学检测指标的客观性。另一方面，由于证候包含的症状、体征的非特异性，仅根据症状、体征是否出现的定性把握难以作出证候是否成立的判断，因此引入对症状、体征诊断意义的定量衡量不可避免。近年来，量化症状、体征对证候诊断意义的"量表"已经引入中医单一证候诊断标准的建立过程。但目前量表的应用尚属于初期，对症状、体征诊断意义的量化基本上还停留在经验打分阶段，基于规范化临床案例的统计分析基础上进行调整的机制尚待建立。此外，基于症状、体征来诊断证候的准确性显然还会与以下因素有关：

（1）症状、体征的程度及其他们与证候的关联关系也存在需要定量描述的问题。表现为：①一症状/体征（如头痛）的严重程度在不同患者或同一患者的不同时段是有差异的；②某一症状/体征对一证候的诊断意义的大小会有需要定量描述的情形；③症状/体征的程度不同也会影响其对证候诊断意义的定量的确定。显然，对一个症状/体征通常设定一个数值的量表是难以准确描述以上三个方面相对独立的量化特征的。

（2）与一个证候相关的症状、体征间的相关性会影响到诊断的准确性。如对血虚证有诊断意义的面白、唇淡、指甲色淡这几个体征显然有一定程度的相关性，对血虚证的积分累计如果不考虑它们间的相关性，肯定会造成一定程度的重复计分，从而影响诊断的准确性。

（3）量表的引入，使对症状、体征诊断意义的定量描述向前迈进了一步。然而，完全采用量表的定量描述而忽略了同一证候下症状/体征间的结构关系，往往会弱化诊断过程中更重要的定性问题，同样会影响诊断的准确性。如心阳虚的诊断一定要有心脏的表现和阳虚的表现两方面的因素。而采用量表的方法，通常仅心脏的症状出现较多、较严重时，积分就超过了心阳虚诊断成立所需的贡献度累加值要求。由此，同样会造成误诊误辨。

可见，证候的辨识不仅存在定性问题，也要考虑定量的因素，还需要处理定性与定量间的结构关系。中医诊断指标在客观性以及诊断规则、算法方面目前存在的欠缺，使其还不具有作为临床观察、疗效评价参照系所需的公信力。也就是说，目前中医学尚未形成一套与现代医学疾病分类体系相当的、可以用作临床观察、疗效评价的参照系体系。由此，基于目前评价体系的中医的诊断、治疗方法研究得出的结论往往也没有足够的公信力，难于被现代医学接受。中医的脉象仪、舌象仪等诊断方法，针对证候的药物研究都需要这一参照系才能进行广泛的相关性统计分析，才可能为投入临床应用提供科学依据。而没有这样一个参照系，这些研究基本上无从开展。显然，证候、症状、体征诊断标准规范化的方法是横亘在中医学发展道路上首先要解决的重要问题。

6.4　从"废医存药"走向循证的日本汉方医学

中医学是自隋唐时代开始传入日本的。此后的 1000 多年，日本医学家一直持续地从中医学中吸收新的理论和诊疗经验，充实其称之为汉方医学的医学体系。

6.4.1　在"废医存药"政策下幸存的日本汉方医学

公元 1868 年，进入明治时期的日本，政府实行富国强兵政策。在崇尚西洋文化的大背景下，医学也转向了与西方科学一脉相承的西洋医学。政府明确提出医师必须学习西洋医学，并取得医师资格方可行医，这条法规至今仍然有效。于是，大量汉方医馆由于汉方医师失去执业许可被迫关闭。厚生省的领导权由西医执掌，大力提倡西医，普及西医教育，由此培养了大量西医师。传统医学则被视为不科学的东西而遭到了废止，汉方学校也被取消。明治 8 年以后，汉方医学甚至在法律上处于难以生存的境况，几近灭绝。但因日本的法律并没有禁止汉方医学的学习和研究，所以已经取得医师资格的医师还是可以运用汉方医学治疗疾病的。

在"废医存药"政策下，仅尊崇张仲景《伤寒论》、重视方证对应关系的"古方派"有生存的可能和发展的空间。于是，与西医从理念上冲突较少的古方派，将《伤寒论》本来就很少的理论和思辨成分剔除，只研究"随证投药，不拘病因"的"方证对应"，主张应用《伤寒论》原方，从而发展起了今天日本引以为自豪的"汉方医学"。

20 世纪 70 年代以来，一方面，以老年疾病为主的疑难病症越来越多，现代医学对此束手无策，且化学药物对人体的副作用被广为认识，使日本人对汉方医药的兴趣逐渐升温；另一方面，由于中日邦交恢复，两国文化交流日益频繁。受中国针刺麻醉成功的影响，日本各地掀起了学习中医学的热潮。中医学的教科书、老中医的临床经验和其他优秀中医书籍被大量翻译出版。日本留学生在中国学习后将中医的知识经验带回日本，以及中国中医学者的赴日交流、移民，都大大地促进了日本对传统医学的了解和接受。在此背景下，汉方医药重又引起了人们的兴趣并迅速发展起来。在日本医学界的推动下，1976 年，日本厚生省确定了汉方药医疗保险适用制度。随后陆续批准了《伤寒杂病论》《金匮要略》《和剂局方》《万病回春》《外台秘要方》《千金方》等古籍中有记载的 210 个古方可以用于生产汉方药。由此，汉方药产业随之得到迅猛发展。许多科研机构和制药公司致力于汉方药，中草药有效成分的提取、分离、鉴定和中药制剂的现代化。以汉方为主的中成药在日本国内得到了广泛应用，并占据了世界天然药市场的很大份额，由此也给日本带来了巨大的经济效益。目前，日本国家文部科学省已将汉方医学纳入医科大学的课程。目前，日本国家文部科学省已将汉方医学纳入医科大学的课程，80 所医科大学中将汉方医学作为必修课，29 万西医医生中有 80%～90%正在或曾经使用汉方药给患者治病。日本汉方医学的药品基本都是定型的产品，只要按照产品说明书使用即可，一般不需要辨证论治，也不需要临证加减。目前在日本没有单纯的汉方医学医生，采用汉方医学治疗的基本上均是受现代医学教育的西医医生。他们应用汉方医学治疗疾病的方式与中国的西医医师运用中成药治疗疾病的方式基本相同。

6.4.2　"方证"与中医学"证候"的差异及其关联关系

汉方医学的方证与中医的辨证论治的证候是有所不同的。如前所述，中医的证候是为描述人体层面和子系统层面的状态引入的状态变量。中医学以状态变量（证候）作为受控量，因而对状态的辨识可以通过对状态变量的辨识组合出来，对状态的调控可以通过对状态变量的调控组合出来。而汉方医学的方证描述的则通常是人体的个性化状态。那么，汉方医学的方证与中医辨证论治体系的证候是怎样的关系呢？

如前所述，一个中医证候通常与一个由一组症状和体征组成的集合对应。而确定证候的成立通常不需要这个集合中的所有症状和体征全出现，只需要出现其中的一部分就足够了。因此，简单的方证，可能是针对一个状态变量异常的特定状态。通常只需要表征该状态变量的临床表现全集合中的一组症状、体征出现就可以确定了。如麻黄汤针对的是外感风寒证候下以恶寒较重、无汗为主要临床表现的状态。复杂的方证，通常会涉及一个以上状态变量异常的状态，如藿香正气散针对外感风寒与脾胃湿滞两个状态变量同时发生异常的状态；十全大补汤针对的是气虚、血虚两个状态变量同时发生异常的状态（方证）。更复杂的方证，或许会涉及多个证候同时出现的组合证候，如气血两虚兼气滞血瘀证候同时出现的状态。从状态空间的角度理解，中医辨证论治的一个证候相当于状态空间的一个维度，而方证则相当于状态空间中的一个状态点。

就复杂性与工作量来说，将对一个病理状态的控制，分解为决定该状态的状态变量的控制显然会简单很多。事实上，针对疾病涉及面较广、病情较复杂的患者，有经验的中医师通常是采用这种思路进行调控的。当然，由于人体系统的复杂性，也会有对病理状态的控制不能归结为对与该病理状态相关联的异常的状态变量进行控制的例外情形。正如复杂性科学研究所揭示的，对复杂系统整体的调节和控制不能归结为对组成系统的各个部分调控的简单相加。但当我们将复杂系统抽象为简单的功能模型时，针对状态变量的调控就变成了有计划分步骤对系统各方面、各部分的调控。而在这种情况下，根据各方面、各部分在人体生命活动中的重要性以及它们之间的关联关系，拟定组合的调控方案，也常常会收到很好的效果。只有例外的情况才基于"方证对应"制定治疗方案。面对纷繁复杂的个性化的病理状态，与对所有的病理状态均采用"方证对应"的思路进行调控相比，这种应对思路显然要简单很多。

虽然基于方证的治疗在传统中医学中也属于广义的辨证论治，但一个方证涵盖的个性化状态的范围比中医传统的证候通常要狭窄得多。也就是说，方证比中医传统的证候具有更好的确定性。通常，要实现基于一个状态描述系统的调控，受控量可以放在状态变量（一般中医证候）上，也可以放在状态变量组合形成的状态点（方证）上。但这两种方式对应的受控量的数量会有天壤之别。在以确定性为特征的科学理念下，将汉方医学的方证归结为基于实证的临床试验，总体上比中医学的一般证候要容易一些。但每一种证候的每一种症状和体征的组合是一个方证，每一种证候的组合也是一个方证。对于具有 100 个左右证候的中医辨证论治系统，所能组合出来的方证数量将是一个难以想象的天文数字。由此，要全面、有效地应对人体的各种可能的疾病状态，基于方证的医学会比基于中医证候的医学复杂不止万亿倍。

6.4.3　日本汉方医学的辉煌及其局限性

在传统医学走向现代的过程中，日本汉方医学至少在两方面的贡献是可圈可点的，由此也成就了汉方医学今日的辉煌。一是当中国从事中医药研究的科技工作者热衷于用药理学、药物化学等现代检验分析手段研究中草药的作用机理时，拥有世界一流的仪器、设备的日本汉方界却认为：汉方医药对什么病有哪方面的疗效绝不是实验室、研究所能回答的，必须在临床运用中来认识。因此，日本对于汉方医药的疗效，只做一般的药效学实验，基本不进行或极少进行其他现代科技手段的实验研究。在日本，许多家庭主妇及老人通常是通过收看电视汉方讲座，参加各种各样的汉方讲习班，学习使用草药治疗或预防常见病。二是日本率先将现代先进技术引入汉方药的产业制造。在汉方药大规模生产的一些具体环节，如清洗、粉碎、干燥、混合、煎煮、浓缩、过滤、成型、无菌包装等，引入其他产业成熟的先进技术，使日本汉方药的制造提升到了前所未有的水平。

明治维新以来实行的　"废医存药"政策，使日本汉方医学剥离了与作为其本源的中医理论体系的关系，成了"无源之水，无本之木"。失去了理论体系支撑的汉方医学在现代医学体系下的应用，在原来的理论体系中明确的适应证及禁忌证被漠视了，于是出现了因使用不当而引发的一些不良后果。20世纪90年代连续出现的"小柴胡汤有巨大副作用"的事件，引起了日本社会的强烈震动。

6.4.4　循证医学：日本汉方医学发展的"机遇"与面临的问题

近年来，循证医学的兴起似乎为汉方医学的发展带来了新的契机。现代医学以开放的姿态，不再拒绝不符合分析科学理念的医学知识体系。汉方医学的治法及方药在采用科学的临床试验后，同样可用循证医学的方法加以评价、应用，进而以一种新的形式纳入现代医学体系。为了推进汉方医学的 EBM 研究，日本东洋医学会 2001 年设立了 EBM 特别委员会。该委员会在 EBM 方面做了大量的工作，通过研究获得了大量汉方实用性的证据。该委员会于 2002 年发布了第 1 份汉方医疗循证医学报告《EBM in Kampo 2002, Interim Report》。该报告采用《国际疾病分类》第 10 版 疾病诊断分类标准，纳入评价了 1986～2001 年 11 月日本新汉方制剂标准实施后发表的 833 篇汉方单方或固定方剂的临床治疗报告，包括了随机双盲对照试验 12 篇和对照试验 621 篇。该报告对临床研究的研究目的、研究类型、研究地点、纳入排除标准、干预及对照措施、主要结局指标及测量方法、安全性评价、研究结论进行了详尽的描述，并作出了综合性评价和推荐。此后该委员会相继发布了 2007 版中期报告《Interim Report 2007》、2009 版汉方治疗循证报告《EKAT 2009》、2010 版汉方治疗循证报告《EKAT 2010》、2013 版汉方治疗循证报告《EKAT 2013》及 2014 版、2015 版补充版报告。2017 年发布的 2015 补充版汉方治疗循证报告共纳入了 445 篇随机对照试验（RCT）及 2 篇 Meta 分析。

2002 年的中期报告中，对临床证据的评价包括研究设计、证的判定、疗效判断标准。数据提取包括结果、结论、副作用。证据分级按证据推荐强度分三类：第一类为强烈推荐临床使用和推荐临床使用的 A 级和 B 级证据；第二类为无明确证据推荐临床使用的 C 级证据；第三类为不推荐临床使用的 D 级证据。按 ICD-10 疾病分类的推荐结果示例如下：

（1）消化系统疾病-食道、胃及十二指肠疾病-消化不良

推荐：六君子汤。

证据：六君子汤的研究显示其对 X 线检查所示的内脏下垂，表现为精力减退、体力低下的患者有效。这与传统的六君子汤的适应证（六君子汤证）相符。且也有试验设计较可靠的研究。

双盲 RCT 例：

文献 1：原泽茂等 1998 年发表。

对象：动力障碍型功能性消化不良 296 例。

试验设计、治法、疗程及其他：双盲 RCT，六君子汤颗粒剂 7.5 克，连用两周。

结果：证的判断，腹壁紧张度降低，自觉或可闻及振水音，或 X 线检查有胃下垂的患者；精力、体力下降患者。经双盲随机对照试验确认，六君子汤为动力障碍型功能性消化不良的有效、安全的汉方制剂。

评价：一类（强烈推荐）。

（2）肠其他疾病-过敏性肠症候群

推荐：桂枝加芍药汤。

根据：76 个分中心的随机对照试验，桂枝加芍药汤对 286 例过敏性肠症候群患者的腹痛、下痢有效。

试验设计、治法、疗程及其他：双盲 RCT，含桂枝加芍药汤提取物粉剂 0.16 克的颗粒剂，一日三次，连用 8 周。

疗效评价：4 或 5 级评分法，8 周期间的实验室检查及自觉症状改善。

结果：桂枝加芍药汤组相比于对照组，腹痛、下痢的改善有统计学意义。

评价：一类（强烈推荐）。

2002 年的中期报告还就汉方医学的特点及其发展方向进行了讨论，主要有两方面：

（1）分三阶段进行汉方循证医学研究与实施。第一阶段为整理文献，得出汉方药适应证、有效率等的初步数据；第二阶段为根据第一阶段整理结果，按照现代临床试验的要求进一步论证临床试验的可行性；第三阶段为建立病例数据库，定期分析累积的资料。

（2）倡导建立包含患者详细资料的个案数据库，并加强单病例对照试验研究。

2002 和 2005 年的两个循证医学证据报告在方法学上不够严格，日本国内亦多有批评之声。例如没有清晰的纳入和排除标准，评价人员和方法也不够严格等。因此，2005 年开始的第二阶段的汉方循证医学报告从多方面进行了改进，如检索范围、纳入和排除标准、评价方法及透明性、结构化摘要的完善、评价者的结论、读者反馈等，评价更趋严格。

日本汉方医学的循证医学是以伤寒论等古方为主，生产亦由少数几个大药厂进行，质量可靠；以某方对应的所有症状、体征定义该方证，规范性强，较易进行归类、比较。循

证医学在临床流行病学的基础上，通过对单个临床证据的科学评价，对多个临床证据的整体性系统评价以及在证据评价和推荐基础上制作临床实践指南，推动了循证医疗实践的进步，提高了医疗服务的质量和效率。

然而，日本汉方循证医学作为证据的 RCT 试验仍然是基于现代医学的疾病分类体系，而且对汉方适应证的描述相当粗略。对同一疾病下不同类型的区分，还不及中国中西医结合的"西医辨病，中医分型"。显然，日本汉方医学界对小柴胡汤事件的重视及反思是远远不够的。经过严格循证推荐的方药，仍不能确保在临床应用过程中类似"小柴胡汤不良反应"的事件不再发生。

日本汉方医学沿着循证医学的道路走下去，结果就是把汉方医学的治疗方法和药物，在实证的基础上，完全纳入现代医学的补充替代医学体系。那时汉方医学就没有作为一个体系独立存在的必要了。而在循证医学的理念下吸取"小柴胡汤事件"的教训，就是对现代医学疾病分类体系下的疾病，基于方证进行细化分型。由此汉方医学将进入中国中西医结合"西医辨病，中医分型"的模式，但也将面临中国中西医结合模式所面临的问题。

日本的汉方医学是日本"废医存药"政策下畸形生长的产物。"废医"导致的与中医学的剥离，使它失去了理论基础，失去了作为一个科学体系的知识完整性。"循证"在一门科学发展过程的经验积累阶段是有意义的，但作为一门科学，不可能永远停留在经验的水平上。而汉方医学在方证的基础上重建它的理论体系，则意味着"认祖归宗"，重新恢复与中医传统理论之间的关联关系。而如果这样，汉方医学则将完全融入中医学体系，也同样失去了独立存在的意义。因此，无论如何，汉方医学向前的发展都在走向一条越来越窄的"死胡同"。

6.5　循证医学会将中医学带向何方

1949 年中华人民共和国成立后，曾组织过一系列规模较小的中医药临床观察，开启了以临床研究检验中医药疗效的先河。1982 年，第一个涉及中医药的随机对照试验结果发表，此后直至 20 世纪末，有研究检索并估算已发表的中医药随机对照试验已达万余例，但研究质量普遍不高。虽然在一定范围内证实了一些中医疗法的效果，但缺乏系统性指导和规范，既不能作为临床决策依据，也难以全面推动中医药产业发展。

循证医学的产生为解决医疗实践科学决策问题提供了合理的思路和方法。1992 年，循证医学工作小组在 *The Journal of the American Medical Association*（*JAMA*）上发表的文章标志着循证医学正式诞生，此后以证据为基础的思维模式得到广泛认同，循证医学实践领域从起初的临床医学领域扩展到公共卫生领域。历经 20 多年的发展，循证医学成为近百年来医学发展的一个重要里程碑，深刻影响着卫生健康领域的各个方面。"以需求为导向，遵循证据的实践、关注实践结果，后效评价、止于至善"的循证医学理念和方法逐步应用到非医学领域。这种理念和方法主要关注决策的科学性和成本效果，重视第三方对决策质量和效果的评价。从循证医学到循证科学不仅是应用领域的拓展，更是思维方式和决策模式的创新。

循证医学 1996 年由华西医科大学引进中国，并迅速得到卫生部、教育部、国家自然科学基金委等国家部委及相关学会的重视和支持。循证医学不仅带来了证据制作的方法学，也为临床疗效研究成果的合理流动与转化建立了可行模式。自循证医学被引进中国后不久，学界有识之士就开始了将循证医学用于中医药的探讨研究。

6.5.1　循证医学方法应用于中医药的研究历程

1999 年，李幼平和刘鸣发表题为"循证医学与中医药现代化"文章，指出：采用国际公认的方法学和标准去重新认识和解释中医药，评价中医药的疗效，用国际公认的学术语言和理论，帮助传统中医走出国门，临床流行病学和循证医学应是目前最好的方法之一。这个观点得到学界的基本认同。王永炎、陈可冀、张伯礼、刘保延等专家学者均发表观点，讨论引入循证医学对推动中医药发展的重要性、可行性及任务，形成了"一要学、二要用、三要知道局限性、四要创新中医药循证评价方法"的指导思想。自此，中医学界审慎接纳循证医学理念、方法和标准进入中医药研究。2002 年起，北京、上海、天津、成都、广州、江西、河南等地的院校先后建立了中医药循证医学研究中心，形成了覆盖全国的中医药循证研究专业平台。2009 年国家中医药管理局依据中医药重点优势病种成立了 16 家国家级中医临床研究基地。中医临床研究基地多依托于省级以上大型综合性中医医院，建成了国内一流的中医药重点学科临床研究网络，主要负责中医药临床研究重大项目的设计、实施及质量控制，开展中医药临床诊疗技术的评价和规范化，培养高水平的中医药循证研究人才。

2007 年李幼平等发表了题为"中国循证医学中心促进中医药现代化的策略"文章，明确了四大举措：①在中国实施临床试验注册制度，创建中国临床试验注册与发表机制；②制订中医临床试验报告标准；③全面开展中医 Cochrane 系统评价，按国际标准评价中医药疗效；④在中医从业人员中进行循证医学教育，建立和推广能够被国际社会广泛接受的中医临床实践模式。这些举措在国家中医药管理局和各级学会的支持下，在实践中逐步得到落实。

为推动基于循证医学方法在中医药领域研究的进展，2018 年，循证中医药研究联盟（RC-EBCM）成立。该联盟是由中国循证医学中心、天津中医药大学循证医学中心、北京大学循证医学中心、兰州大学循证医学中心、北京中医药大学循证医学中心、北京大学卫生经济研究中心、牛津大学中医药研究中心、南开大学统计与数据科学学院和天津大学药学院医药政策与经济研究中心共同发起组建。上海市中医药循证医学研究中心、四川省中医药循证医学研究中心、河南省中医药循证医学研究中心等机构也受邀加入联盟。

2019 年 3 月中国中医药循证医学中心成立，负责联合中国国内其他相关科研机构，为中医药的有效性和安全性提供临床证据。另外世界中医药学会联合会、中国中西医结合学会、中国针灸学会均成立了循证医学专业委员会，以促进相关学科的中医药临床研究。

截至 2018 年 12 月，由天津中医药大学循证医学中心与中国循证医学中心合作建成的中医药临床循证评价证据库（EVDS）收录了中成药临床试验 8 万余个，系统评价/Meta 分析 4000 余个，覆盖 1700 多个中成药品种。EVDS 系统按照国际规范和标准，系统地检查文献，严格筛选，实行双录入双核查，严格评价质量，旨在为中医药循证决策提供证据支持。EVDS 包括中药临床有效性证据库、中药临床安全性证据库、针灸临床评价证据库和中药临床指南数据库。其中中药临床有效性证据库收录中英文发表的中医药 RCT、系统评价/Meta 分析；中药临床安全性证据库收集中药相关的安全性报告，包括个案报告、病例系列、队列研究、横断面调查、集中监测研究及国家药品不良反应年度通报等数据；中药临床指南数据库将各学会及分支机构发布的临床诊疗指南和临床路径进行收集和整理。EVDS 具有八方面功能：

（1）提高系统评价研究效率和质量；

（2）比较中成药证据强度；

（3）发布中成药研究年度报告；

（4）为制定中医药指南提供证据支撑；

（5）服务基本药物或医保目录修订；

（6）全方位连续性评估临床研究方法学和报告质量；

（7）支持中医药临床试验核心指标集研究；

（8）支撑中医药数据国际化共享。

2020 年 1 月 9 日，第 12 届健康中国论坛在京开幕，以"守正创新"为主题的循证中医药平行论坛同期举行。循证中医药研究联盟发布了中成药临床循证评价证据指数，并确定了中医药循证研究的路线图，力争在 10 年内完成八项任务，形成高等院校、研究机构、制药企业、医务人员、研究人员、合同研究组织、期刊等各方协同的机制，旨在加快推进中医药循证评价证据产出和证据转化。

此次发布的证据指数，是以临床研究的数量和质量来评定的。围绕冠心病心绞痛、中风和肿瘤三类疾病，分析了当前可获得的临床研究证据，基于这些证据指数分别遴选出各类疾病 TOP 10 中成药。包括口服中成药复方丹参滴丸、速效救心丸、安宫牛黄丸等。

力争在 10 年内完成的八项任务包括：

（1）完成 50 种疾病临床有效性证据的系统评价；

（2）完成 100 种中成药临床安全性的系统评价；

（3）完成 10 个中成药临床试验研究年度报告；

（4）完成 10 项高质量临床试验或系统评价研究；

（5）完成 30 种疾病及其亚型的临床试验核心指标集（COS）研究，并推广应用；

（6）完成 5 个符合中医药作用特点的临床评价指标研究，并应用于中药临床研究。

在此次论坛上，大会学术委员会起草发布了《循证中医药研究北京宣言》，号召"做临床需要的研究、做科学规范的研究、做透明可用的研究、做高效转化的研究"，为中医药提供高质量的有效性和安全性证据。

循证医学进入中国并与中医科学化、现代化以及中医走向世界的潮流汇合，形成了中医药循证医学研究领域。这是继 50 年中西医结合的历程之后，在国家层面的支持下，中国为发展中医药事业的又一轮新尝试。自 1999 年起，中医药循证医学研究已经走过了 20 个年头。与日本汉方医学的循证医学研究源自学术界的自由探索不同，中国中医药的循证医学研究体系则是由国家层面统筹设计。中医药临床证据生产及评价体系,基于临床流行病学的理念和方法,整合了医疗机构、临床研究基地、相关循证医学中心以及学术组织等,从而形成了一个统一的一体化体系。这个体系包含人才培养、多层次临床研究中心和合作网络,其规模和声势远比日本汉方医学更加宏大。截至 2019 年,以随机对照试验为主的临床研究超过 10 万个,以系统评价/Meta 分析为主的二次研究超过 5000 个,形成了可供临床诊疗及管理决策的初步证据基础。如:

(1)中药复方临床随机对照试验报告规范的发表,使中医药临床试验有了国际认可的报告标准,同时引入了理法方药、证候等中医概念的国际级标准;

(2)针刺治疗女性压力性尿失禁、偏头痛、功能性便秘的研究均采用了严谨的随机对照试验方法,有效地验证了针刺的疗效;

(3)麻杏石甘汤联合银翘散治疗 H1N1 型流感的临床研究展现了中医药在治疗传染性疾病方面的优势;

(4)多个中药复方的高质量临床研究有力地支持了中医药对慢性病或重症的远、近期治疗效果。

6.5.2　对中医药循证研究的方法学反思

循证医学方法引入中医药临床研究之初,人们以为,循证医学是把尺子,是工具,西医可以用,中医也可以用。中医药循证医学研究既往 20 年的实践,获得了一些临床证据,同时也暴露出一些问题,引发了业界对循证医学应用于中医药领域的方法的反思。王永炎、黄璐琦院士 2019 年发表的《立足高远,建设中国中医药循证医学中心》一文,明确指出了目前中医药循证研究存在的问题:

(1)中医辨证论治未被纳入临床研究中,因此,获得的证据难以对中医辨证论治的临床实践起到指导作用;

(2)临床常用的确有疗效的治疗方法,按照目前的临床试验设计,有效性得不到统计学证实,拿不出有疗效的证据;

(3)已有证据的中药制剂在临床应用中,常因个案引发安全性争议,最后多以无奈停用解决;

(4)中医药临床研究的质量整体偏低,难以建立信心;

(5)中医疗法治疗传染病、急危重症的协同优势得不到有效评价,难以发挥;

(6)具有中医特征的流行病学调查各自为战,难以集成各方面优势、支持上层研究;

(7)中医概念被不法医疗活动盗用,却难以证伪;

(8)中医药疗效研究的设计和研究成果的质量问题,使得到的临床证据不足以充分确证中医的疗效,在支持中医卫生管理及临床诊疗决策时表现乏力。

对上述问题的原因,该文从方法学角度进行了分析:

(1)循证医学与中医学看待临床问题、康复定义、干预思路、治疗期望的理念均有不同。中、西医两种不同的认知方式导致了其测量评价理念的差异。适于评价西医诊疗的循证医学方法在中医领域难以跨越精准到模糊的疾病定义和评价标准、单一到综合的干预思路、群体到个性化的视角切换等理念转变过程。原样照搬循证医学的评价方法不可能完全适用于评价和解读中医药的临床疗效。

（2）在既往的中医药疗效评价探索中，研究者既要尊重中医理、法、方、药的临床诊疗特征，又需遵循循证方法学的要求，并在两者相结合地带弥合缺失的标准环节，包括：中医相关的证候分布、诊断标准、评价指标、判断标准、测量工具、方药规范、质控标准等，以及为实现随机双盲法而探索的中药模拟剂、假针刺等实施途径。由于存在不同的辨证体系和学术流派，以及由此产生的学术见解的显著差异，在中医药标准的制定上难以形成共识。

（3）循证临床研究是医药学术、产业发展的重要纽带，坚实的方法学与标准基础支撑下产生的具有效性与安全性的证据，是支持药物从实验室到临床、从药物到药品的有力保障。由于中西医学方法论方面的差异，将循证医学方法应用于中医药缺乏充分的方法学研究，加上没有国际公认的标准体系，因此中医药临床研究在方法设计与成果质量方面存在诸多问题，直接影响了中医药临床疗效的认可。

近年来，在国家层面，行业管理部门和学术组织虽在疗效评价方法学、数据基础和规范标准方面做了大量工作，但始终未有适用于评价中医疗效的循证方法能上升到国际共识层面。在临床定义、设计原理、质量管理、报告标准、评价标准等方面，中医循证疗效研究大多仍是沿用西方医学的思维模式和标准体系，仅有有限的中医治疗方法能获得设计严密的循证评价机会，不足以全面体现中医辨证论治的诊疗实践。因而从临床试验成果到临床应用的转化率相对较低。

在数千年的历史长河中，中医药疗效评价一直缺乏符合现代科学规范的研究数据，存在表述不清或证据质量不高等问题。循证医学理念的引入，对于为中医药的有效性提供可信的证明、提升中医药临床应用的安全性无疑有积极的意义。但如何使中医学的临床应用奠定在循证的基础上？目前循证医学的方法是否适合中医学的循证研究？在循证医学在中国走过20年的历程后，中医药学循证的方法论问题引发了学界越来越多有识之士的关注和思考。

首先，从中医药循证医学研究的发展现状和循证中医药研究联盟发布的中医药循证研究的未来 10 年的路线图来看，目前中医学的循证仅局限于中成药的应用，这一点与日本汉方医学的循证范围基本上是一致的。而古往今来的中医学，一直是以辨证组方、随症加减的汤剂为主的个性化治疗。中成药从来就不是中医临床的主流，而主要是作为中药汤剂的补充而应用的。基于现代医学的疾病分类体系仅对中成药进行循证研究，并且将研究结果作为证据，进而制定针对特定疾病包含这些中成药应用的临床指南和临床路径。在这个过程中，作为中医学核心的整体观念和体现个性化特征的辨证论治完全没有了踪影。如果循证医学成为推动中医药发展的国家战略的主流并且基于目前现代医学的框架进行循证的话，中国中医药学的主流的生存空间将进一步缩窄至与"废医存药"后的日本汉方医学相近的水平。所不同的是，日本的"废医存药"是通过明令禁止的政策法规实现的，而中国的"废医存药"的实现方式则是在支持中医、推动中医发展，使中医在科学化、现代化的旗帜下，通过技术层面的举措使中医的理念逐渐边缘化、使中医的临床思维方式失去存在和发挥的空间。

目前中医药的循证医学研究是以现代医学疾病分类体系为参照系进行的。研究成果作为补充和替代医学方法被纳入现代医学的临床指南后，无疑会极大丰富现代医学的治疗方法。

使得受过现代医学训练的医生，更方便、更有成效地应用中成药治疗疾病。如同将青蒿素用于疟疾，将"激痛点疗法（干针）"作为现代医学的治疗方法用于临床，这些成果及其转化对于现代医学提高临床治疗水平无疑具有重大意义。这是沿着已有50年历史的"中西医结合"道路的研究的深化，但同时也开启了对中医学理念和思维方式发挥空间的新一轮的挤压。

中西医结合以及循证中医药学的研究者，引进现代医学前沿的理念和方法，借助对中医学了解的优势，把中医学这栋基于独特方法和架构建造的古老的"大厦"拆解为可作为现代医学补充和替代疗法的"木料砖瓦"，用于填充现代医学疾病医学的大厦。殊不知，在这样的"木料砖瓦"中，中医学的整体观念已经荡然无存，辨证论治也被局限在现代医学疾病下的狭小的范围内。现代医学在利用这些砖瓦填充疾病医学的大厦时，由于这座大厦结构的局限性，无法全面理解和描述这些"砖瓦木料"的性能，在使用上难免会出现一些偏差，而导致一些难以预想的不良后果。正如王永炎和黄璐琦院士指出的：已有证据的中药制剂在临床应用中，常因个案引发安全性争议，最后多以无奈停用解决。

6.5.3　中医药循证研究需要以中医的辨证论治体系为参照系

屠呦呦"青蒿素"的发现虽然来源于传统中医药的治疗经验，但并不被认为是中医学的研究成果。同样，以现代医学为参照系的中医循证医学研究，严格地讲，也不属于中医学。那么，中医学自身的发展研究，也就是基于中医学核心理念的发展研究是怎样的？

目前中医药循证医学的研究完全以现代医学的疾病分类体系为参照系，中医的证候尚未纳入其中，因此，获得的证据自然不可能用于提升中医辨证论治的水平。众所周知，基于"汗牛充栋"的方剂发展的数万种中成药，如果不考虑个性化因素，对西医诊断的疾病有显著疗效的寥寥无几，目前只有十几种中成药向美国 FDA 提出注册申请就是明证。目前，将中医的治疗方法和药物引入现代医学治疗体系所涉及的证据往往不具有全面性，不能涵盖治疗方法和药物应用的方方面面，包括它适用情景的较全面的描述。因此难免就像"瞎子摸象"一样失之于偏颇。而忽略中成药所适合的证候，仅根据在临床试验中作为参照的疾病滥用，出现类似日本"小柴胡汤事件"的不良反应在所难免。

为什么按照目前的临床试验设计，中医临床常用的确有疗效的治疗方法的有效性通常得不到统计学证实，拿不出有疗效的证据？王永炎、黄璐琦的文章提出的这一问题，其实并非中医学的临床试验所独有。如前所述，目前现代医学治疗肿瘤发展的许多标靶药物，在传统的疾病分类体系下同样统计不出有效性。由此，"篮子试验""雨伞试验"的出现以及精准医学建立与传统疾病分类体系不同的个性化疾病分类体系才有了必然性与必要性。关于这一点，中医药界目前已经有了清醒的认识。天津中医药大学循证医学中心主任张俊华则明确指出，目前的研究还有很多局限性，如没有按照疾病的亚型研究、未比较指标维度、没有独立的分析剂型，未分析品种疗效特点等，后续将逐步细化、深化、个性化。张伯礼院士进一步更明确地指出，中医药"有自己特点，如干预方药常常因人因时因地而异。因此，在循证医学框架下，也需要创建符合中医辨证论治个体化的循证医学评价的方法"。而采用更适合中医学的临床试验模式和疗效评价方法，则像与个性化医疗相适应的"篮子试验""雨伞试验"一样，势必对以"随机对照临床试验"为金标准的循证医学方法产生根本性的冲击。

在现代医学疾病分类体系下引入中医的证候分型，中医药的循证医学将推进到中西医结合的"西医辨病，中医辨证分型"的层次水平。然而，即使基于国际疾病分类第 10 版（ICD-10）收录的 29000 种疾病（包括损伤和死因），如果每一种疾病引入一套中医辨证分型，也意味着相当大的知识总量。而疾病种类的数量在 2022 年 1 月开始实行的 ICD-11，已经增加到 55000 种，而且随着医学的发展，这个数量的增长看不到止境。而一种疾病包含的中医辨证分型，不仅有单一证候，也会有证候组合，如糖尿病的气阴两虚型，慢性胃肠炎有脾肾阳虚型。用随机对照的方法对每一疾病的每一分型都进行基于严格统计分析的临床试验，将意味着以天文数字计算的临床试验工作量，具体的组织实施也不具备可操作性。

在中医学中，如果除去重复，几大辨证体系包含的证候的总数不超过 100 个。也就是说，一个中医师如果掌握了这百十种证候的辨识和治疗，原则上可以应付绝大多数人类疾病，包括现代医学不能确诊的"未病"。50 年中西医结合的实践告诉我们，在一个患者身上诊断出的多种疾病，最后都会归结为几种有限的基本证型或它们的组合。也就是说，一个患者罹患的不同疾病的证候分型经常是重复的。而对应同一证候分型的不同疾病，治疗方法没有多大差异，而且针对证候的治疗方法，在大多数情况下与疾病没有太大的关联性。如果要探究每种疾病对应的所有辨证分型，基于循证医学方法发展的中医学的临床医学将是一个比现代医学疾病医学体系还要庞大的知识体系。显然，面对在数量上持续增长的现代医学的疾病分类，"西医辨病，中医分型"的模式从长远来看不是中医学循证所应走的路径。

6.5.4　基于中医辨证论治体系的循证势必颠覆现有的循证医学模式

从精准医学的发展轨迹来看，传统疾病分类体系与描述患者个性化特征的生物标志物之间的关联经常出现"同病异型""同型异病"的情形。因此，不仅需要适合"同病异治"的"雨伞试验"，也需要适合"异病同治"的"篮子试验"。这预示着，循证中医药研究不仅要引进适合"西医辨病，中医分型"的"雨伞试验"，同样需要针对中医证候而不局限于某种疾病的"篮子试验"模式。而这些新的临床试验方法的引入，势必颠覆我们目前对循证医学的认识，从根本上改变以"随机对照试验"为金标准的循证医学理念。

近年来，随着精准医学的发展，循证医学愈来愈重视基于个体化差异的以患者为中心或实际复杂医疗环境中的临床证据。基于患者个体化临床证据的诊疗与中医学的辨证论治如出一辙。单病例 RCT 通过自身前后对照反映具有特定临床特征个体的治疗效果，比较适合反映个体化治疗的优势。日本汉方医学较早引入了单病例 RCT 的研究方法，以更好地评价汉方医学的个体化疗效，这点值得中医学循证研究借鉴。另一方面，近年来真实世界研究（RWS）在循证医学研究中备受关注。真实世界研究更重视外部有效性，旨在评价干预措施在真实医疗环境中的实际疗效，被广泛用于疾病治疗、诊断、预后、病因分析等方面，更能代表临床实际环境下的治疗结果。目前世界范围内，对于 RWS 如何设计实施，如何充分利用多渠道的数据，如何将 RWS 与医学大数据相结合均处在探索阶段。基于真实世界的大型队列研究通常在实施前具有详细的研究设计、翔实的实施方案和备忘文档。

对实施过程中的常规专项工作，研究组通常通过制定内部操作规范（IOP）和标准操作流程（SOP），确保操作的统一性。而研究设计和实施方案的制定则需要从传统的 RCT 试验的规则中吸收有价值的借鉴。

然而，无论基于传统的 RCT 试验还是近几年兴起的"篮子试验"模式，或是真实世界研究，只要是以中医证候为参照系进行的研究，都会面临中医证候的定义与诊断标准问题。由此又回到了 20 世纪 80 年代王永炎院士倡导和大力推动的证候规范化的问题。证候规范化研究在 20 世纪 80 年代还没有方法学研究的基础。证候分布的结构化、证候描述的定量化问题均未纳入研究范围，需要模糊逻辑和相应的智能识别手段才能解决的识别问题也不具备科技基础。如今已经过去 40 年。中医学界对证候规范化的方法学思考已经涉及证候的结构化、定量化等深层问题，并有了具体可操作性的方案。而信息处理及人工智能技术的进步，同样基于模糊识别的指纹识别、面相识别、语音识别从技术上已经成熟，相应的智慧识别系统已经成功地应用于人们的日常生活。也就是说，中医证候规范化、标准化的实现目前已经在方法学研究、算法逻辑以及技术手段方法诸方面均具备了充分的技术基础。

显然，同样作为个性化医学，精准医学走向循证医学所面临的问题，走向循证的中医学同样将不得不面对。正像精准医学循证的参照系已经不是传统的疾病分类体系，而是基于生物标志物的新的疾病分类体系。中医学走向循证更不能以现代医学的疾病分类体系为参照系，而一定要基于中医的辨证论治体系。如前所述，无论是基于传统的疾病分类体系还是精准医学正在构建的个性化的疾病分类体系，目前的循证医学方法都无法解决医学的整体综合问题。而对于本身就是从整体层面描述人体整体状态的中医辨证论治体系，基于证候的循证是不存在"分析基础上重构"的整合问题的。而如果不从根本上改变目前以现代医学疾病分类体系为参照系的循证，势必进一步割裂中医辨证论治的整体性，使中医学退化到日本汉方医学"废医存药"的境地。而以中医辨证论治体系为参照系的循证，靠传统的"随机对照试验"已经难以为继，应当会更多地借助单病例 RCT 的研究方法和基于真实世界的大型人群队列的统计分析。这一问题，我们将在后面的章节中作进一步的探讨。

像日本汉方医学一样，基于以现代医学疾病分类为参照系的循证研究，制定每种疾病的临床指南、临床路径，筛选出有效的中成药列入医保目录。这种方式对于西医作为补充和替代疗法运用中成药是有积极意义的，无疑是现代医学在临床治疗领域的巨大进步，会带来现代医学临床治疗水平的提升。但是，如果在国家层面的支持下，将这种循证医学模式作为中医医疗机构用中医方法诊治疾病的主要模式，中医学的整体观念、以人为本的辨证论治将荡然无存。这样，在经历 50 年"中西医结合"浪潮的"洗礼"后奄奄一息的中医学，在这次基于循证医学理念的新一轮"发展"中将面临更严峻的生存危机。

遵循证据是中医学发展所需要的，但如果为了能够更严格地循证而抛弃了对中医更重要的核心理念：整体观念和辨证论治，不是又一次将国家层面对中医的支持异化成了对中医学的新一轮"挤压"了吗？在循证中医学研究开始的 20 年后，中医药界的有识之士显然意识到了这一问题，提出了"创建符合中医辨证论治个体化的循证医学评价方法"的呼吁。问题在于，循证医学目前的架构远不足以容纳超越疾病医学的整体观念以及传统疾病分类难以涵盖的个性化原则。遵循证据只是中医学走向未来所需要遵循的核心理念之一。

是把中医学硬塞进循证医学的框架下寻求发展，还是在基于整体观念和个性化原则推进中医学发展的同时引进遵循证据的理念？正在走向循证的中医学将何去何从？显然，继中西医结合的浪潮后，中医学的发展正面临着新一轮的重大抉择。

6.6　中西医学碰撞引发的关于医学发展的方法学探索

对中医学的方法论研究自西方医学进入中国之后就开始了。清末"中西医汇通派"创始人之一的唐宗海，在他编撰的《中西汇通医经精义》就有西医"详于形迹而略于气化"之说。同为"中西医汇通派"创始人的朱沛文则有中医是"精于穷理而拙于格物"之说。在对中医学的方法论认知中，有人认为西医强调局部解剖，中医重视整体观念。有人认为西医是辨病论治，中医是辨证论治。有人认为西医多着眼于外因，中医常着眼于内因，等等。

6.6.1　从控制论、系统论角度对中医学奥秘的深刻揭示

1979 年，华国凡、金观涛先生在《自然辩证法通讯》上发表的《中医：科学史上的一个奇迹》，从控制论黑箱理论的角度第一次深刻地揭示了中医学最重要的方法论特征：中医学的理论是采用类似控制论通过对输入输出的考察，建立黑箱性态模型的方法建立的，而中医学对人体状态的辨识和调控均是基于这个模型对人体的状态描述的。80 年代初，我正在北京中医药大学就读中医学专业。在这种观点的启发下，我和赵小军先生合作，运用控制论和系统论的思想方法对中西医学进行了系统的方法学研究。赵小军先生当时在北京科技大学读自动控制专业，入学之前，曾有三年"师带徒"学习中医的经历，对中医学有一定的了解。我们合作的著作《中医学现代方法》于 1982 年完成了初稿，该书于 1986 年2 月由湖北科技出版社出版。该书被当时大力倡导"人体科学"的"中国航天之父"钱学森先生评价为"第一次真正运用控制论的方法系统地研究中医学的著作"。

基于中医学建立人体模型采用的方法与系统科学建立复杂系统模型方法的一致性，基于控制论黑箱研究中逐渐形成的有效的方法和成功的经验，在《中医学现代方法》中，我们深入分析了中医学在建立模型中存在的一些问题，提出了基于科学的规范完善中医学的模型体系，使之成为结构化、规范化、定量化的中医学现代方法。基于这种方法建立的模型，既符合传统中医学的方法和核心特征，又符合现代的科学规范。基于这样的模型，系统仿真技术可用来实现模型的计算机仿真，而现代检测方法和治疗技术也很容易被结合进中医学，成为中医学的诊断和治疗手段。

这本书中提出的方法自始至终贯穿着实证的理念，即把中医学的理论模型和状态描述体系完全奠定在实证的基础上。通过实践中提供的证据去验证、调整和完善模型，使之能更准确更全面地反映人体的生理病理规律；通过实践中提供的证据，不断完善由模型延伸出的状态描述系统，使之能更准确地辨识人体的病理状态，同时使基于状态的调控更精准。由此，中医学将突破传统的局限，升华为一门符合正在兴起的新的科学规范，可以直面人体复杂性，并且综合了中西医学的技术与经验的严格科学化的理论医学。而在这样一个中

医学中，传统中医学核心的整体观念和辨证论治的原则将得到更完美的体现。

《中医学现代方法》是一本不足 10 万字的小册子，分成上下两篇。上篇给出了在保持中医核心理念基础上，将理论体系科学化，使之奠定在实证基础上的方法。上篇包括人体模型的建立和完善的方法，疾病的分类以及调节控制的艺术，证候及表象（包括症状、体征和检测指标）规范化、客观化的方法，现代科技检测手段的引入，以及与人体模型相适应的治疗方法（中药、方剂及其他治疗手段）的模型的建立及完善，并从方法学角度揭示了中医学治疗方法的治疗机理及优势所在。下篇的篇名为"计算机全证域全病域诊疗体系"。该体系摒弃了基于"西医辨病，中医分型"的单病域的理念，将疾病体系与证候体系并列起来，以确保中医学的整体观念和辨证论治得到完美的体现。由此，形成了一套"以患者为中心"，能够用于多种证候并现、多种疾病并存的复杂病情的综合分析、全面调控的中医智慧诊疗的思路方法。

如前所述，现代医学的疾病通常是基于特定的病因、病位、病理变化和临床表现分类和定义的。因此，被检测到致病因素、特定病位的特定病理变化以及特定的临床表现在疾病的诊断上通常具有显著的特异性。而中医的证候通常是基于描述全身或某个部分的功能状态引入的，与治疗方法有较好的对应，但与能从患者收集到的症状、体征与检测指标的对应却少有特异性。这也是造成王永炎、黄璐琦所提到的中西医学疗效评价精准与模糊（混沌）的差别的重要原因。中医证候的模糊性通常表现在，证候由一组不具特异性的症状、体征定义，而这些症状、体征常常也会出现在定义其他证候的症状/体征集合中。由此，某一证候是否成立通常取决于多个症状/体征叠加形成的倾向性。也正因此，中医证候诊断标准的制定显然不同于现代医学疾病诊断的标准化，不仅要考虑定性的条件，也要考虑定量产生的倾向性。而证候间的边界也往往模糊不清。实际上，对具有模糊性特征的证候的辨识和诊断方法的探索，在中国甚至略早于 80 年代初期的证候规范化就开始了。

6.6.2　中医辨证论治体系规范化的方法学以及中医人工智能研究

在中国，人工智能应用于中医学领域是在 70 年代末，几乎伴随着个人计算机进入中国的进程而同步发展起来的。1976 年，美国斯坦福大学的 Short-life 等人研制成功的用于鉴别细菌感染及治疗的医学专家系统 MYCIN，开启了人工智能专家系统技术在医学领域应用的先河。受其启发，中国为继承名老中医经验，于 1978 年开始了中医专家系统的研究。

1979 年 1 月，由北京市中医医院研究的"关幼波诊疗肝病计算机程序"研发成功并投入临床使用。其后，在国家中医药主管部门的大力推动下，各种名称的中医专家系统如雨后春笋般涌现，并在 1983 至 1989 年间达到鼎盛时期。南京中医药大学研发了邹云翔中医肾系疾病计算机诊疗、教学、护理和咨询系统，中国中医科学院西苑医院研发了钱伯煊月经病诊疗专家系统，广州中医药大学研发了罗元恺痛经辨证论治系统，首都医科大学研发了梁宗翰儿科脾胃病专家诊疗系统等。这一时期开发的专家系统，大多是局限于某一疾病领域的单病域系统。北京中医药大学的"董建华教授热病专家系统"1986 年开发成功。

该项目是在时任北京中医药大学附属东直门医院的杜怀棠教授主持下，我与周平安教授、姜良铎博士、郝瑞福博士合作完成的。我在研究过程中负责项目的医理设计及软件实现。在"董建华教授热病专家系统"的设计中，我们采用了"全证域全病域诊疗"的思路方法，将证候与疾病并列，力求使系统能切实反映中医以辨证论治为核心的临床思维逻辑。该系统涵盖了中医外感病涉及的所有证候，由于不受疾病领域的限制，甚至可以用于某些内伤病的辨证论治。与我们的研究思路相近的朱文峰（湖南中医药大学）、孔令人（湖南省计算技术研究所）团队研发的"中医辨证论治电脑系统"，纳入了包括内、妇、儿科全病域的疾病、证候和方药数据，涵盖范围更加广泛。

那一时期中医计算机诊疗系统的开发似乎与证候规范化工作没有什么交集，中医界对规范化需要引入科学的方法和数学算法尚没有足够的认识。直到近十年来，中医学界将循证医学的方法引入中医学的过程中遇到了问题，方法学研究及数学算法的引入才逐渐引起了人们的重视。但实现计算机诊疗，包括证候、疾病的机器识别和治疗方法、方药的抉择筛选，肯定会涉及证候的辨识标准、诊断的算法、处方用药筛选优化的规则、算法。80 年代，计算机诊疗智能系统的开发，基本上采用的是早期的人工智能研究通常采用的工程学方法：直接模仿中医师的临床思维进行推理和算法设计，然后编制程序，使系统呈现出智能的效果。

客观地说，80 年代中医人工智能研究中设计的算法解决中医证候规范化中遇到的模糊性问题是相当成功的。记得 1986 年，在对"董建华教授热病专家系统"的辨证规则和参数进行调试的过程中，看到机器根据输入的病历开出了一张很漂亮的处方，我的合作者姜良铎博士兴奋地拿去给董建华教授过目。老教授很高兴："这方子从辨证结果和处方的用药习惯看，肯定是我的，但配伍这么缜密，即使我本人，不花点时间仔细推敲，也达不到这样的水平。"而实际上，由于参数和规则的不恰当，机器做出的很多辨证、开出的很多方子可以用不伦不类来形容，有时甚至让人啼笑皆非。显然，基于病历迭代及临床验证的结果，对参数和逻辑规则进行调整和修正是不可缺少的。然而，在参数和规则的调整过程中经常会发现：调整后的结果，对原来不准确的病历，符合率提高了，而对原来符合的病历，反而出现了错误的结果。这在机器学习建模领域称之为"过度拟合"。这是 80 年代中医人工智能系统开发中普遍存在的致命问题。

如何保证修改后的参数及逻辑规则对所有经过验证的案例仍然适合，或者说从总体统计上是最佳的？面临的不仅是如何设计参数、规则的组合这样的技术问题，更重要的是基于大量临床案例的迭代验证和数据分析，寻找最佳参数和规则组合的智能算法问题。而"深度学习"是近几年才出现的概念，它是计算机运算能力发展到一定程度，且人工智能的算法研究取得决定性的突破后才可能出现的技术领域。这在之前的研究中是不可能得到解决甚至人们还意识不到的问题。80 年代的中医专家系统与计算机辨证论治系统是基于中医专家总结出来的诊断治疗规则开发的系统。由于当时还不具备在大量实践基础上灵活调整这些规则与参数、优化系统性能的自学习能力，这些系统在决策判断的准确性及临床应用的普适性方面一直存在问题。在临床上试用一段时间后，它们就都销声匿迹了。

今天，与中医证候同样存在模糊性的指纹识别、人脸识别、语音识别等智能识别技术已经成为成熟技术，广泛应用在社会和人们日常生活的各个领域。人工智能深度学习技术的进步，人类已经可以基于对大量数据的机器学习，对智能决策的规则和参数进行调整和优化了。然而，没有工程学方法的设计，没有统一规范的诊断决策标准，不可能产生适于机器学习的数据。因此，将早期人工智能应用的工程学算法与最新的基于大量数据的机器学习模式的有机结合，为具有模糊性特征的中医证候诊断标准的制定及不断完善提供了可操作性的思路和具体方法。

　　然而，中医证候的规范化不仅要解决模糊性事物的精准判断，也存在中医证候分布及证候体系的结构化问题。只要我们把中医学视为一门可以证伪的科学，就意味着我们可以基于结构化的人体模型，按照完备性和独立性的原则，对证候系统进行顶层设计，并在实践验证的基础上对其进行调整和完善。由此，可以期待能够建立符合科学规范的结构化的证候体系。

6.6.3　从复杂性科学角度对中医学的再认识为中医学的发展和科学化开辟了新的道路

　　方法论的研究是重要的，它使我们能够透过错综复杂的现象看到事物的本质，透过笼罩在前方的层层迷雾看清未来可以通行的发展道路。由于在自然科学不同领域的理念和研究方法存在普遍的相似性，在自然科学发展相对成熟的领域发展过程中应用的成功的方法和经验，可以很容易地移植到其他相近的领域，使这些领域的发展减少了"摸着石头过河"的过程。尤其是像控制论、系统论、信息论这样一些抛开了形形色色系统的个性化特性，专门研究一般系统的状态辨识、调控、信息传递规律的横断学科，它们的研究结果在各个不同的科学领域更具有普适性。

　　建立模型的方法今天已经成为自然科学研究形形色色的客观对象普遍采用的方法，通行自然科学的各个领域，甚至已经出现在中小学讲述科学的教科书里。建立一个系统的模型进而引入一批状态变量对系统的状态进行描述和调控，目前是自然科学及其应用领域应对形形色色的"黑箱"系统普遍采用的方法。科学发展到今天，科学家已经普遍意识到，自然存在的客观对象几乎都是不可能完全打开的"黑箱"。对于这样的"黑箱"，即使它们被分解到最"微小"、最"简单"的基本粒子层面，由于技术手段的限制以及"测不准"原理，仍然无法完全打开它。科学家只能通过其输入输出对应关系的考察，去推断它的内部结构，引入状态变量去描述它，通过对状态变量的把控，实现对它的状态的调节和控制。

　　然而，生物学、医学虽然在技术层面紧跟着现代科学技术前进的步伐，但在理论层面，尤其是面对生命进行研究的方法论层面，却似乎与自然科学"风马牛不相及"，难怪直到今天我们还不时会听到出自医学大家关于"医学不是科学"的言论，不能说没有道理。也许，盖伦、哈维、培根这些近代医学的奠基者一开始就把医学引进了一条错误的道路；也许近几百年，沿着这些祖先们开创的道路，生物学和医学已经建起了宏伟的"高楼大厦"，积重难返了。在几百年的研究与发展中，医学家已经习惯于探究生命体中能看得见、摸得到的东西。肉眼看不到的用显微镜，光学显微镜看不到的就用电子显微镜。从器官到组织，从细胞到分子，生物学和医学已经习惯于基于看得见、摸得着的实体要素建立自己的模型体系。殊不知，通过解剖和分析，我们能看得见、摸得着的只是割裂了与整体联系的孤立、静态的实体。即使在微观层面，一个部分与其他部分的动态的关联关系，要么我们看不到，要么由于过于复杂，我们把握不了，也就是说它仍然是无法打开的"黑箱"。面对复杂的生命体，自然科学在其他领域通行的研究方法、建模方法仍然有意义。正是由于医学乃至生命科学在方法论上没有跟上自然科学的发展，才导致它陷入了今天的危机，这一问题我们在后面的论述中将会进一步阐释。

只有近 400 年历史的现代医学发展与自然科学的脱节如此严重，而具有两千年历史的中医学与当代自然科学似乎应当更是"风马牛不相及"。然而，如前所述，中医学方法与现代科学方法的对比研究深刻地揭示，中医学建立理论体系的方法本质上就是当代自然科学普遍采用的建立理论模型的方法；而中医的辨证论治本质上就是现代科学目前广泛采用的基于状态变量的状态描述和状态调控方法。也就是说，现代医学的发展从方法论上远远滞后于自然科学。而在古代整体论哲学观的影响下，中医学几千年来不自觉应用的方法恰恰却是目前得到自然科学各个领域普遍认可的方法。

控制论、系统论这些带有方法论特征的横断学科的发展，以及它们在不同领域内形形色色的研究对象的应用实践，积累了大量的成功经验，形成了应用的一般规则。当我们基于这些经验和一般规则对中医学中这些方法应用的现状进行考察和对比研究时，自然会容易发现中医学中存在的一些问题。《中医学现代方法》中提出的关于人体模型，病因模型，药物、方剂模型的建立与完善，状态描述体系的建立和完善，以及证候、症状、体征规范化就是基于这样一种思路探究的结果。今天，精准医学要建立的基于生物标志物的新的疾病体系与中医学的证候体系从结构上显示出了深刻的相似性；基于新的分类体系的疾病同传统疾病的关联与中医证候同疾病关联显示出了高度的一致性。由此可以想见，证候的组合、关联，证候间的结构关系，以及基于证候的综合治疗等类似问题，也是基于生物标志物的状态描述体系在发展过程中同样要面对的。然而，在微观层面处理这些问题所要应对的知识爆炸，将是未来的科学和人类所无法承受的。由此决定了精准医学开辟的道路不会成为医学走向整合和走向个性化的主流，也决定了精准医学、系统生物学必然是科学发展历史长河中"昙花一现"的学科领域。

2016 年，著名中药鉴定学家赵中振教授在他录制的二十集中药知识普及节目《中振说本草》中，通过食材与中餐、西餐的关系的形象比喻，深入浅出地说明了如何界定中药与西药的问题："一种药物是中药还是西药，不是由这种药物本身决定的，能够用中医理论指导应用的药物，就是中药。"言外之意，能用现代医学理论指导应用的就是西药。而一种药物能分别用两种理论指导应用，则既是中药，也是西药。关于这一问题，《中医学现代方法》一书中是这样论述的："中西医两类不同的控制手段，是在与中西医两大医学体系的人体理论相适应的基础上形成的。""它们之所以被分成两大类别，各自为相应的体系所支配，只是由于它们是以不同体系的疾病控制为目的发展起来的。每一体系总是着眼于寻求对自己体系状态变量特异性较高的控制手段，并在发展过程中，了解了这些手段相对于自己体系人体模型的治疗作用。""从这个意义上来说，任何物理、化学、生物学手段或过程（包括现代西医的），只要能改善相对于中医人体模型的状态偏离（证候或疾病），原则上便可作为现代中医学的治疗手段。"2000 年 11 月，《建立符合中医特色的中药研究方法》一文做了更明确的表述："一种药物，是属中医还是属西医，并不是由这种药物本身的特性所决定的，而在于对它们特性和作用的认识是以中医理论还是以西医理论的术语表述的。如果用中医的理论表述了它们的治疗作用，便可以为中医学所用，因而它们就是中药；反之，它们就是西药。而如果我们能分别用两种理论术语表述它们的作用，它们便既是中药，也是西药。这就是说，现有的西药，只要完成了用中医理论术语对它们特性和作用的表述，便可纳入中医的理论体系。"就像中国的民国时代，河北名医张锡纯自创石膏阿司匹林汤，取阿司匹林发汗解表的作用治疗中医的外感表实证。这里，阿司匹林实际上已经是一种中药了。

关于中西药物界定的原则，赵中振教授是基于对中西药物体系的深刻了解而归纳总结出来的结论。而30年前的我们，对中西药的了解远不能与今日知识渊博的赵中振教授相比。我们的结论只能基于模型方法的通行规则，从方法论的推理演绎而得出。两条渠道得出的结论不谋而合深刻地说明了方法论研究的前瞻性意义。中国有句古语："他山之石，可以攻玉。"由于自然界不同研究领域的客观对象结构及性态功能间形形色色的相似性，自然科学在不同领域里研究采用的方法和规则是可以互相参考借鉴的。如果我们把中医学看作一门科学，那么在自然科学其他领域建立模型、对知识体系规范化采用的方法、成功的经验，无疑也会为中医理论模型的科学化、证候/症状体系的规范化提供有益的启示和借鉴。

发展意味着改变，当中医学的发展面临需要对我们的祖先留下来的这一份遗产作出某种改变时，首先面临的质疑是：作为祖先留下的遗产，中医学是否能够改变？如果不能基于科学的原则和实践的检验，对其做出某些改变，那么中医学如何还能被称为科学？如果能够改变，那么这样改变之后的东西还是不是中医？

中国现存最早的医学著作《黄帝内经》被奉为中医学的"经典"。因为不清楚究竟什么才是中医，在漫长的历史进程中，医学家对中医学每一步发展，总要从这部经典中找寻"出处"，在"引经据典"的基础上再进行拓展。如果没有依据，所作出的发展和改变将很难被后人所认可。"引经据典"基础上的发展，在这个学科已经形成一种习惯，一直延续到今天。这种发展观，在科学发展的历史中，简直就是"天方夜谭"。试想，在物理学的发展进入科学时代后，无论牛顿、爱因斯坦还是普朗克，在建立自己的新的理论体系时，有谁要去亚里士多德时代"引经据典"，寻找出处？

纵观现代医学，在近几十年的发展中，不断地从中医学的知识和治疗经验中得到启发和借鉴，进而运用自己的方法和技术对其进行发掘，将发掘的成果纳入自己的理论及应用体系，不仅没有改变现代医学仍是现代医学的现实，反而使自己不断得到壮大和发展。今天，方法论研究深刻揭示了中医认识人体与疾病的方法和理论框架的科学性，揭示了中医根据人体状态对疾病进行调节和控制的思想和方法的有效性。当我们把中医理论看成和今天的科学理论一样的理论模型，理解了中医学的这些本质特征之后，我们不禁要问，为什么中医学不能引进现代科学和现代医学的一些成果，使自己得到发展和完善？难道引进一些现代科学和现代医学的技术和方法，中医就不再是中医了吗？

当我们把中医学当作一门科学，抓住了其作为一门学科的核心所在，跳出了思想的羁绊，按照科学的理念，科学的规则，基于实践，从一个全新的角度对中医学的理论进行发展和完善时，以往的障碍没有了，一切变得简单了，中医理论模型、证候体系、症状、体征的规范化、结构化，变成了如何自上而下进行结构化设计的技术问题。

第7章 精准医学引发的医学革命及其科学局限性

面对疾病医学的困境，近年来，随着人类基因组计划研究的进展，随着基因变异与人类疾病相关性越来越多地被揭示，科学家们发现，通过引入与基因变异相关的生物标志物，可以对某些药物适用范围的选择性进行更准确的限定。2011 年，美国科学院、美国工程院、美国国立卫生研究院以及美国科学委员会共同发出了"迈向精准医学"的倡议，著名基因组学家 Maynard V. Olson 博士参与起草的美国国家智库（National Research Council）报告《走向精准医学》同步正式发表。这篇报告提出了一项划时代的建议：通过遗传关联研究和与临床医学紧密接轨，来实现人类疾病精准治疗和有效预警。

2015 年 1 月 20 日，奥巴马在国情咨文演讲中提出了"精准医学计划"（PMI），呼吁美国要增加医学研究经费，推动个体化基因组学研究，引领医学进入全新的时代。精准医疗的实现将使人类能够依据个人基因信息为癌症及其他疾病患者制定个体医疗方案，从而把按基因匹配癌症疗法变得像输血匹配血型那样标准化。由此，把找出正确的用药剂量变得像测量体温那样简单，使恰当的人在恰当的时间接受恰当的治疗。1 月 30 日奥巴马正式批准"精准医学计划"，提议国会在 2016 年财年向该计划投入 2.15 亿美元，以推动个性化医疗的发展。由此，精准医学进入了公众的视野，迅速成为全世界关注的焦点。

7.1 精准医学的核心特征及实际意义

个性化医学，是根据患者的个人特征因人而异地制定治疗方案的医学模式。显然，一门医学要称得上个性化医学，一定要有一个能个性化描述患者疾病特征的描述系统。中医学是一门个性化医学，是因为它的辨证论证体系就是一个能个性化描述人体疾病特征的状态描述和调控系统。

美国"精准医学"计划对精准医学的定义，是根据每个患者的个人特征，量体裁衣式地制定个性化的治疗方案。显然，这里的"精准"，已不局限于我们常规意义的理解：对疾病诊断的精准、对药物和治疗手段作用认识和把握的精准以及针对疾病的治疗方案选择的精准。精准医学的精准包含了对人体与疾病相关的个性化特征的"精准"把握。也就是说精准的参照系与以往不同了：不再是我们所熟知的疾病分类系统。需要引进一个独立于疾病分类体系，能个性化地描述人体疾病特征的描述体系——生物标志物体系。由此，个性化医学这个之前仅是概念的医学模式，在现代医学中开始有了实际意义。

7.1.1　精准医学概念的提出及原创目的

美国国家智库 2011 年提出的战略研究报告的全称是：《迈向精准医学——构建生物医学研究的知识网络和新的疾病分类法》。负责写作这个报告的专家委员会被称为"构建一个发展疾病分类新标准之框架的委员会"（Committee on a Framework for Developing a New Taxonomy of Disease）。该报告摘要中明确写道，"该委员会的任务是探索建立'一个基于分子生物学的人类疾病分类新标准'的可行性和用途，并为此构建一个可能的框架"。这份长达一百多页的报告在摘要中用了 6 个小标题进行总结：

（1）新分类标准将导致更好的健康保健；

（2）将疾病分类标准进行现代化恰逢其时；

（3）新的疾病分类标准应当与时俱进；

（4）一个关于疾病的知识网络将使得分类新标准得以实现；

（5）基于群体研究的新模式将推动疾病知识网络和分类新标准的发展；

（6）资源的重新定位将有助于疾病知识网络的发展。

这份报告从标题到内容，始终围绕着这样一个目的：构建基于分子生物学的国际疾病分类新标准。报告指出：一旦建立了这个疾病分类新标准，就能够实现根据患者个人特征因人而异地制定治疗方案的精准医学。

在"迈向精准医学"报告的作者看来，这个"新分类标准"的建立，不论是用来实现对 ICD 分类标准的细化或完善，或者是发展成为一个与 ICD 及其他分类标准并存的分类标准，都会"显著提升用于生物医学的各种信息的质量与数量，从而更好地发现致病机制、改进疾病的分类及改善医疗护理"。

"迈向精准医学"报告不仅确定了通过"构建疾病知识网络"来实现其战略目标"疾病分类新标准"的总体思路，而且还提出了相应的战略举措：即利用当前兴起的组学等数据密集型生物学，通过大数据的整合与共享策略来落实其战略思路，"知识网络的建立及其在研究和临床上的应用，都取决于是否有可供利用的大型数据库；这些数据库充分整合了人类疾病的各种知识，并以层级的形式组织起来。这些数据库将奠定分类新标准的基础"。

在该报告的作者看来，这种生物学数据库的核心是要构建以"个体为中心"（individual-centric）的数据共享平台，将个体从分子到表型的各种生理和病理数据完整地收集到一起，用来构造个体的疾病知识网络。这种以"个体为中心"的生物学数据库不同于传统的生物学数据库，后者通常是按照其特定的数据类型汇集了来自成千上万个体的同类型数据；而来自同一个人的不同种类数据通常会被分配到相应的数据库中。从某种意义上说，传统的生物学数据库与循证医学都是建立在群体样本和统计学的基础之上，是典型的非个体化研究模式。而精准医学的战略目标是要实现个体化健康维护和个体精确诊疗，显然不能依靠传统的数据库。因此，发展以"个体为中心"的生物学数据库就必然成为实现精准医学战略目标的核心任务。

"迈向精准医学"报告所策划的不是一个短期行为，而是一项持续数十年的长期任务："研发一个信息共享平台、疾病知识网络和一个分类新标准需要长远考虑。从某种意义上说，这种挑战与建造欧洲的大教堂一样，一代人开启了这项工作，下一代人才能完成它。"更重要的是，一旦这个战略目标得到实现，对健康医学的影响将是长期的，它将彻底改变现行的疾病分类，并使以个体化诊断和治疗为特点的精准医学成为可能，从而"不仅能将目前生物医学研究的能力提高到一个崭新的水平，而且在未来相当长的时间里，将给临床医学水平带来难以估量的改进"。

"迈向精准医学"报告所关注的战略效果不在于治愈具体的疾病或者发展某种技术，甚至不局限于医疗卫生领域。该报告的作者认为，这种建立在疾病知识网络基础上的新分类标准，不仅推动基于大样本统计性研究的循证医学向基于生物医学大数据的个体化精准医学的方向迈进，而且能够显著提升对人体的生理和病理调控机制方面的生物医学研究。该报告的作者进一步强调："本委员会提出的这些观点和建议其含义已经远远超出了疾病分类的范畴，对几乎所有从事生物医学研究和医疗卫生的企业及其利益相关者都有着极大的影响。"

基于这份报告制定的美国的精准医学计划，把肿瘤治疗作为短期目标，其长远目标则是将其应用拓展到健康和卫生保健等诸多领域。2015 年 9 月，美国 NIH 在这个计划的基础上正式发布了"精准医学先导队列项目"（The Precision Medicine Initiative Cohort Program，PMI-CP）的实施方案，"精准医学先导队列项目将建立 100 万或以上的美国志愿者研究队列，从而构成拓展我们关于精准医学知识的研究平台，并在许多年之后造福于美国人民"。美国国立卫生研究院主任弗朗西斯·柯林斯在解读精准医疗计划时表示，他设想能够收集到一个规模达到 100 万或更多志愿者参与此项研究的大数据库。"参与者将被要求收集如下生物标本数据，如细胞数量、蛋白质、代谢物、RNA 和 DNA 以及包括全基因组测序、行为数据和他们的电子健康记录。"这个实施方案发布一年之后，NIH 将"精准医学先导队列项目"的名称更改为"全民健康研究项目"（All of Us Research Program）。

无论是从"迈向精准医学"报告，还是基于这个报告制定的"精准医学计划"，都可以看出，美国科学家是想通过对大量样本的"大数据"分析，尽可能广泛地统计出人体各种可测指标与各种疾病发生的相关性，以便建立一个能反映人体个性化疾病特征的描述系统，为更深入、准确、全面地反映疾病过程中的个性化特征奠定基础。

7.1.2 精准医学带来的临床试验和疗效评价体系的变革

精准医学的兴起，启动了主流医学从疾病医学向个性化医学转变的进程，也难以避免与基于疾病医学建立的临床评价体系产生碰撞与冲突。2014 年，美国癌症研究学会（American Association for Cancer Research，AACR）提出，针对精准癌医学的创新性临床试验可分成两大类。第一类称为"Basket Trial"，即篮子试验。具体地说，某种靶点明确的药物就是一个篮子，篮子试验就是将带有相同靶基因的不同癌症放进一个篮子里进行研究，以促进针对带有相同靶基因的不同来源的肿瘤的药物研发。第二类临床试验称为"Umbrella Trial"，即撑起一把大伞，把具有不同驱动基因的同一种癌症拢聚在同一把雨伞之下，以促进针对带有不同靶基因的同一来源的肿瘤的药物研发。例如，把具有不同驱动基因 KRAS、EGFR、ALK 的非小细胞肺癌患者放在一起，然后根据不同的靶基因给予不同的靶向药物。Umbrella 试验的最大优势在于将非常少见的突变事件集中起来，变少见事件为"常见"事件，这无论对加速少见疾病的临床试验还是对于某一个个体获得精准治疗的机会，都具有特别的意义。这两种类型的临床试验的开启，意味着今后癌症患者将能更快地用上有效的治疗药物，而不会像过去那样，需要 7～10 年的漫长等待时间。

2017 年 5 月，具有里程碑的意义，FDA 首次批准了不依照肿瘤来源，而是依照生物标志物进行区分的抗肿瘤疗法的适应证：由默沙东（MSD）开发的 KEYTRUDA（pembrolizumab）获批治疗带有微卫星不稳定性高（microsatellite instability-high，MSI-H）或错配修复缺陷（mismatch repair deficient，dMMR）的实体瘤患者。此前，FDA 一直基于癌症在体内的起源部位（如肺癌或乳腺癌）而进行癌症疗法的审批。这次批准该药可以用于更多类型的实体瘤，其适应证的依据是两个"生物标志物"。换句话说，只要患者的肿瘤上携带这两个生物标志物中的一个，不论罹患的是身体哪个部位的实体瘤，都可以采用该药进行治疗。

MSI-H 与 dMMR 是两种常见的遗传异常，含有这两种变异的肿瘤，细胞内的 DNA 修复机制往往会受到影响，不能正常发挥作用。带有这些异常的肿瘤分布非常广泛，可出现在结直肠、子宫内膜、胃肠道、乳腺、前列腺、膀胱、甲状腺等多个部位。因此，通过遗传变异特征而非病发部位来区分这些癌症，对于治疗有着更好的指导意义。这一点在临床试验过程中得到了证实。这个成果得以获批，正是基于针对该药物的"篮子试验"。

2018 年 11 月，FDA 批准了首个"篮子试验"结果：涉及携带原肌球蛋白受体激酶（TRK）基因融合突变的小分子抑制剂 Larotrectinib，用于此前治疗方法无效的患有 NTRK 基因融合的成人和儿童实体瘤患者。根据 Larotrectinib 一项临床试验的全球研究负责人 David Hyman 博士的介绍，"NTRK 基因融合是一种罕见的癌症驱动因子，FDA 批准 Larotrectinib 对于此类肿瘤的治疗是一个重要的里程碑。"它是"首个获批的针对这种基因改变且与肿瘤类型无关的治疗药物"。

Larotrectinib 在临床试验纳入的所有 55 例患者中总体有效率达到 75%，完全缓解率 22%，部分缓解率 53%；这些患者涉及 13 种不同的实体瘤类型，包括肺癌、甲状腺癌、黑色素瘤、GIST、结肠癌、软组织肉瘤、涎腺肿瘤和婴儿纤维肉瘤，但都有一个共同的靶标分子——TRK 基因的融合。

2020 年 7 月 15 日，《自然》杂志公布迄今为止规模最大的肺癌"雨伞试验"结果。这是英国"国家肺癌矩阵试验"（National Lung Matrix Trial，NLMT）近期的研究结果。在这项试验中，研究人员从 5467 位肺癌患者中筛选出了 302 位符合基因变异与试验疗法配对的患者，分成 22 个不同治疗组，使用特异阻断该基因或通路上其他重要蛋白的药物进行治疗。结果除了 EGFR、PD-L1、ALK、RET 在这个试验公布前已有药物上市，MET 抑制剂产生 75%应答率外，多数药物只有较低应答率（＜30%）和较短应答时间（＜1 年），还有部分亚型因为招募人数太少而提前终止。

截至 2020 年，已发现的真正有治疗价值的靶点总数尚不超过 1000 个，肿瘤新靶点药物的研发成功率还是在个位数。有鉴于此，22 个治疗组只有 4 个有较高应答率不能算是很意外。毕竟，找到携带致癌的基因变异与找到针对该基因的药物是完全不同的概念。有研究表明，肿瘤发生通常不是由单独一种基因变异造成的，也有多项研究显示肿瘤组织内部的正常细胞也携带大量基因变异。这说明变异要积累到一定程度才会变成肿瘤,并且找到针对其中一个靶点的靶向药物不一定能够摧毁这个肿瘤。目前已进行的篮子试验总应答率也较低。

从 5467 位肺癌患者中选定 302 位符合基因变异与试验疗法配对的患者已实属不易。但 302 个患者分对 22 个不同治疗组进行随机对照试验,每个治疗组平均不足 14 人。对于人数较少的治疗组,试验的结果能说明什么? 篮子试验和雨伞试验这种临床试验和疗效评价改革的方向是不容置疑的。但由于个性化差异分型过多带来的所需要设置的治疗组的众多,组织随机对照试验变得越来越困难,代价也越来越大。由此,"全民健康研究项目"推出的基于真实世界的队列研究,可能将取代随机对照试验,成为推进个性化医疗的主流临床研究模式。

新的生物标志物指标的引入,无疑可以依据患者的个性化特征对疾病进行更进一步的区分。也就是说,根据患有同一疾病的患者的生物标志物的差异,可以将疾病分为不同的个性化类型。然而,基于篮子试验和雨伞试验这种试验模式的临床研究表明,许多为细化疾病分类而发现的生物标志物异常,也会出现在其他疾病中。如前面所说的 MSI-H 与 dMMR 异常可出现在结直肠、子宫内膜、胃肠道、乳腺、前列腺、膀胱、甲状腺等多个部位的肿瘤中。也就是说,精准医学发展的生物标志物体系与传统的疾病分类体系是一种多对多的网络关系,类似于中医学中证候与疾病的关系。因此,精准医学用于标定靶点的生物标志物,其意义并不局限于对现代医学的传统疾病分类更加细致地区分和精准化。正像"迈向精准医学"报告所构想的,随着精准医学研究的进展,新的靶点不断被发现,在现代医学架构下将会出现一个与传统疾病分类不同的新的疾病分类体系。这是一个由生物标志物定义的靶点体系,它将是一个与传统疾病分类体系并列的独立的体系。而在此基础上,也会形成一个专门针对这些生物标志物异常而非针对疾病的标靶药物体系。由此,现代医学将进入辨病治疗与辨"靶点"治疗相结合的时代。

精准医学要建立的这个新的疾病分类体系,强调了与传统疾病分类体系的不同,更侧重于描述患者的个性化疾病信息。这个体系从与传统疾病分类不同的角度对疾病进行了更精准的区分,也自然会带来针对个性化指标异常的靶向药物的发现。由此,现代医学将像中医学一样,进入"同病异治"和"异病同治"的时代。这是否意味着现代医学开始建立它的状态描述体系,并开始在现代医学架构下建立基于状态描述和状态调控的状态医学呢?

7.2　状态医学:基于状态描述和状态调控的医学模式

引入一组状态变量描述系统的状态,通过改变状态变量而改变系统的状态,这是当今科学相关的各个领域用于调控应用系统的普遍采用的方法。我们以一个密闭容器内的状态描述为例:引入温度(T)、湿度(W)和压力(P)3 个变量,这 3 个状态变量就组成了这个密闭容器的状态描述体系。假设其中的温度可在−99～100℃范围内取整数值;湿度用相对湿度表示,可在 1%～100%范围内取整数值;压力可在 1～100mPa 范围内取整数值。由此，由 Ti，Wi，Pi 组成的一组值则表示了这个系统在 i 时刻的状态 Si。

$$Si=（Ti，Wi，Pi）[其中，Ti=-99～100；Wi=1～100；Pi=1～100]$$

如何控制这一系统的状态呢？我们有改变压力的方法：鼓风和抽气；有改变温度的方法：加温和冷却；有改变湿度的方法：加湿和抽湿。显然，采用这些方法改变了状态变量的取值，也就相应地改变了系统的状态。基于自然科学的应用系统的调控，如常见的温室的调控，土壤成分的调控，炼钢高炉的调控，……都是采用这种方法。社会、经济系统的调控通常也是采用这种方法。

由此，我们可以这样定义状态医学：通过引入一组状态变量描述人体的健康状态，通过对状态变量的调控实现对人体健康状态调控。

我们来看中医学的辨证论治体系：

如果我们把中医学的证候，如气虚、血虚、阴虚、阳虚，气滞、血瘀、湿热视为状态变量，则人体某时刻的状态可以用这组状态变量来表示：

气虚（2），血虚（0），阴虚（0），阳虚（0），气滞（2），血瘀（1）……

（其中，证候后面括号中的数字代表该证候的程度值。）

如果为完整地描述人体的健康状态，我们引入了 100 个状态变量（证候），则人体的状态则可用 100 维状态空间中的 1 个点来表示：

$$S=x_1，x_2，x_3，\cdots，x_n \qquad 其中，n=1，2，3，\cdots，100$$

调控患者的病理状态，中医学也是通过影响发生病变的状态变量（证候）而实现的，如气虚则补气、血虚则补血、气滞则行气、血瘀则活血。显然，中医的辨证论治体系是一个状态医学体系。从方法学角度，中医学与自然科学和社会科学目前对应用系统的调控普遍采用的方法是一致的。

有了状态描述系统，我们就可以依据它，唯一地确定机体在疾病过程中千差万别的个性化状态。对于单一证候异常的疾病，我们可以近似地表述为相应的状态变量异常，其他状态变量均正常（或异常的程度可以忽略不计）的状态。而对于多个部位、多个证候异常的复杂疾病，其个性化状态也可以由异常的状态变量唯一地组合出来，而针对其个性化状态的调控也可通过组合针对异常的各状态变量的对应调控方法而实现。

在现代科学中，引入状态变量建立状态描述系统是有章可循的。通常，状态变量的选择随系统的不同而不同，但同一系统也可以用不同的状态变量组描述。也就是说状态变量的选择有一定的自由度。而要全面、准确地描述患者的个性化状态，对引入的状态变量及其相互间的结构关系也是有要求的。构建状态描述系统，状态变量的选择一般应满足以下要求：

（1）所选择的状态变量必须具有特定的意义，能表征系统的某些基本特性和行为，因而对指导系统状态的调控有实际意义。没有意义的状态变量的引入，只会徒增系统的复杂性，增加辨识的难度。

（2）引入的状态变量集应具有完备性，状态变量的数量要足够多，能够完整地描述系统的状态。如果系统某方面的特性或功能状态没有引入相应的状态变量来表征，则无法对其状态进行辨识，也就谈不上对它的调控。

（3）引入的状态变量应具有独立性，这意味着任一状态变量都不能表示为其他状态变量的函数。也就是说，引入的状态变量不能有重复、部分包含等冗余。否则会造成状态变量体系的结构混乱。

（4）最简可适用，即在满足对系统调控所需要的精准度前提下，状态变量个数尽可能少，相互关联尽可能简单。从这个意义上讲，并不是我们能发现的任何症状、体征、检测指标都一定要纳入这个体系。能把系统状态变量的取值（证候）准确区分出来的前提下，引入的症状、体征、检测指标越少、越集中、收集和检测越简单则越好。

状态描述系统要求状态变量"足够多"是为了确保状态描述系统的完整性，但完整性与状态变量的数量并无绝对的关联关系。也就是说引入的状态变量数量很多，并不意味着状态变量系统一定完整；相反，引入的状态变量数量较少，也不意味着状态变量系统一定不完整。对于描述人体的状态，完整性是指人体任一部分的任一方面的功能和行为，都有相应的状态变量来表征。中医学用于状态描述及调控的辨证论治系统，就是在中国古代对人体生理病理活动进行完整描述的功能模型的基础上，引入状态变量而构建起来的。状态变量的独立性则是指，其中的任何一个状态变量均不能由其他状态变量组合出来。状态变量不具备独立性的系统，难免会出现冗余、重叠及结构混乱，不会具有严谨的逻辑性。基于这样的系统，不可能实现个性化状态的唯一表达。

为保证状态描述系统的完整性，在建立状态描述系统的过程中，通常人们是在能完整地描述系统行为功能的模型基础上引入状态变量。而选择的状态变量具有独立性，才能建立符合科学规范的状态描述，实现对系统个性化状态的唯一表达。当把建立状态描述系统的规则和方法这种在现代科学中属于技术层面的方法上升到涉及一门学科发展的方法论层面，把完备性和独立性的概念引入到新的疾病分类体系对生物标志物的筛选时，对医学这门不被看作严格意义上的科学的学科产生的影响将是颠覆性的。

以治疗疾病为核心的近现代医学，在 300 多年的发展进程中，在拓展新的病种的同时，以疾病为参照系，不断探索更有效的检测方法，寻找更有效的治疗方法，建立更精准的疾病分型、诊断、治疗规则，更深入地研究疾病的发生发展规律，由此建立了庞大的临床医学体系。状态医学是以人体状态为参照系的，同样，针对状态的检测方法、诊断规则、治疗方法与药物及其应用规则，疾病过程中，各状态变量之间的相互联系与影响以及机体状态的演变规律，构成了状态医学必不可少的组成部分。状态医学是通过状态变量描述人体健康状态的，而这恰恰是现代科学个性化描述研究对象通常采用的方式。

状态医学要实现基于状态的调控，对针对各种病理状态的药物和治疗手段的研究是必不可少的。Schwaederle 等人针对癌症的基因研究指出，90%的患者至少携带有一个已批准或正在进行的药物临床试验的突变靶点。这一发现并非个例，在很多不同的恶性肿瘤中都存在这一现象。因此，对大部分患者来说，对肿瘤患者进行基因检测能够为医生和患者提供至少一种治疗方案。显然，由于疾病医学无法进一步区分针对同一疾病的药物选择性，明确地诊断了疾病，并不能唯一地确定药物治疗方案。而仅依据不能反映患者个性化特征的疾病诊断对药物不加区分地应用，使这些药物的临床有效性大打折扣。随着基因医学研究的进展，人们逐渐认识到，这些药物的临床效果不理想不能完全归结为药物本身，很大程度上而是由于对药物适用的个性化状态的辨识与区分不够而造成的。

显然，状态医学对药物和治疗手段作用的研究，一定要以相应的状态描述系统为参照系，而临床对药物（治疗手段）的选择，也一定要以其针对状态的治疗作用为依据。也就是说，随着状态医学的出现，临床药物学体系不仅存在针对疾病的药物系统，也会建立针对机体各种状态的药物系统。

由于学科之间的鸿沟，医学界一直在强调医学特殊性，似乎在其他自然科学领域具有普适性的方法和理念并不适用于医学。近代医学自兴起以来的 300 年间，医学的学科架构、应用的方法论一直沿袭着文艺复兴时代的传统。今天，随着精准医学兴起带来的个性化描述人体状态的需要出现，传统的单因素分析、疾病描述为核心的方法的局限性已经日益清晰地显示出来，由此引发了现代医学体系颠覆性的变革。精准医学开启的建立个性化疾病分类体系的进程，是否最终能导致现代医学的状态描述和调控体系的诞生尚不能确定。但个性化理念的落实，标志着现代医学正走在最终建立个性化状态描述的正确道路上。

7.3　个性化疾病分类体系走向状态医学体系将要面对的问题

现代医学的疾病医学虽然在技术层面与现代科技的发展同步并驱，但疾病治疗的理念和方法却与现代科学风马牛不相及。它对患病机体状况的描述通常是在分科别类的基础上，以疾病为中心进行的。作为一个整体的患者的不同疾病的诊断和治疗，通常是交由不同科别的医生分别完成。迄今为止的现代医学尚没有状态描述的理念，也没有形成可有效地应对各种状态变量异常的调控方法体系。由此看来，在许多自然科学家的眼里，医学不属于科学，并非没有道理。

7.3.1　引入的生物标志物需要按一定的规则形成组织有序的结构

精准医学引入能描述患者个性化特征的生物标志物，开始构建新的疾病分类体系，这无疑是向能个性化描述和调控机体状态的状态医学的方向迈出了坚实的一步。然而，这个新的疾病分类体系是否最终能走向实现人体健康状态的全面描述和综合调控的状态医学呢？目前，精准医学的研究刚刚起步，状态变量的完备性、独立性以及"最简可适用"原则等状态描述系统应具备的特征目前尚未进入医学家的视野。随着发现的生物标志物及标靶药物数量的增加，不同生物标志物之间关联关系被揭示，引入的生物标志物的独立性、生物标志物系统在描述人体个性化状态的完备性以及这个新的疾病分类体系的结构化将是回避不了的问题。而解决这些问题，对现代医学将意味着什么呢？

生物学和医学的进步，有沿着整体→系统层面→器官组织层面→细胞层面→分子层面的认识深化；也有在同一层面沿广度方向的拓展。后者包括人体某一层面的以往未知的功能特性的发现和对疾病在人体发展传变规律的认识；也包括诸如在分子层面，对蛋白组、代谢物组等此前人们还不甚了解的领域的研究拓展。在科学发展的进程中，我们永远也达不到绝对意义上的完备。尤其是当研究深入到我们的肉眼不能完整地看到、我们的感官无法完整地感知的人体内部的器官、组织、细胞、分子层面以及涉及人体各部分、各要素相互关联的动态过程，更是如此。为此，我们只能基于在某一层面对人体结构及功能的已有知识，引入一组尽可能具完备性的状态变量。并随着在这一层面上人体新的功能特性的发现，通过引入新的状态变量进行完善与补充。

随着研究的深入，通过不断引入新的状态变量是可能使状态描述系统的完备性逐步得到提升的。而确保状态变量的独立性则需要在构建状态描述体系时，基于状态变量的相关性引入相对独立的状态变量；并在增加新的状态变量以扩充状态描述体系的过程中，基于状态变量的相关性对状态描述系统进行结构化整理并去除冗余。采用基于真实世界的研究方法，当研究涵盖的范围包括了状态描述系统已有的状态变量和要增加的新状态变量时，状态变量间的相关性数据是可以通过基于统计学的相关分析得到的。在此基础上，去除冗余，对状态描述系统的结构化整理从技术上也是可以实现的。但这些工作已远非"随机对照临床试验"的方法力所能及，一定是真实世界研究成为临床试验的主流方法之后方可企及的事。在确保状态变量独立性的基础上，随着新的状态变量的引入，状态描述系统的完备性将得到持续的提升，以至于越来越趋向于满足"最简可适用"的原则。

中医学从整体层面引入状态描述，目前仅靠 100 个左右状态变量（证候）已经能够描述人体基本的生理病理活动并指导对人类各种疾病有效的整体调控。现代医学从分子层面起引入状态变量建立状态描述，由此必然极大地增加状态描述系统的复杂性和相应的调控的复杂性。而由于现代医学调控方法（如药物）效应非单一性，也不可避免会产生人类难以承受的多种副作用。这些均是这种医学模式最终能否被科学和人类所接受所不得不考虑的重要问题。

7.3.2　数量庞大的生物标志物及其组合带来的复杂性问题

如果我们将人类基因组研究揭示的人体内的 20000 个编码基因作为状态变量，而将每一编码基因的标准状态和变异状态作为状态变量的不同的值，由此，数以亿计的基因变异及其他们呈天文数字的组合就可由一个包含 20000 个状态变量的状态描述系统唯一地表达。依此方式，如果进一步引入蛋白组、代谢物组等与人类疾病相关的组学信息和人类行为数据对人体的个性化特征进行完整的描述，我们将会面对一个要复杂得多的状态描述体系。

问题在于，同一编码基因的不同变异在表达上常常并不存在线性关系，针对它们的标靶药物在很多情况下也会各不相同。这意味着，这些相对独立的基因变异只能用不同的状态变量表达，也就是说，对每个编码基因的每个相对独立的变异都需要引入一状态变量。这样，两万个蛋白质编码基因就构成了两万个包含数个状态变量的子系统，这些分属于不同子系统的全部状态变量的总体，就构成了表达人类"个性化"的基因变异的状态空间。假设数以亿计的状态变量中只有 1% 具有独立性，由此，数百万独立状态变量两两组合所能描述的状态也会超过万亿级的规模。而生物标志物向蛋白质、代谢物等领域的拓展以及与人类疾病相关的组学信息和人类行为数据的引入，状态描述系统的规模将更加难以想象。

如此庞大复杂的医学体系，无论是学习、理解还是把握，都是人类智力难以应对的。

因此随着状态变量的增加，对其进行简化势在必行。基于状态变量的相关分析所作的去冗，无疑可以使状态描述系统得到大大简化，但基于这种方法所做的简化是有限度的。如果状态描述系统包含的状态变量的独立性达到了系统的要求，进一步的简化就可能损及系统的完备性，这意味着基于这种方法的简化达到了它的极限。这种情况下，系统还有进一步简化的空间吗？

现实系统通常是有层次的。其状态描述系统的复杂性通常是与引入的状态变量的起始层次密切相关的。引入的状态变量的起始层级越低，要完整地描述系统，所需的状态变量的规模越大。如一个学校有 6 个年级，每年级有 10 个班级、每个班级有 50 个学生。从学校到年级、到班级，再到具体的学生，是学校不同的层级。从年级、班级或学生、老师等不同层级起始建立状态描述，系统的复杂性是不同的。显然，以班级为基本单位建立的状态描述系统，比以年级为单位构建的系统，要素的数量增加了 10 倍，而以学生个体为单位，则会再增加 50 倍。对于由 50 个人组成的班级，如果系统中包含的学生数量少于 50，那么这个系统是不完整的。而将系统的最基本要素提升到班级，状态描述系统的规模小了 50 倍，只要 10 个班级均包括在系统中，就不会影响系统的完备性。但以班级为基本要素建立的状态描述系统，是反映不出班级中学生的属性特征的。

由此，不难理解在中医学的状态描述系统中存在着整体层面的证候和子系统层面的证候两个不同的层级，也容易理解中医学的状态描述系统与精准医学有望建立的状态描述系统的差异及结构关系。两者均是基于现实的人体系统建立的状态描述系统，其复杂性和系统规模的差异主要缘于引入状态变量的起始层面的不同。这一点，在后面的章节中会有进一步的论述。

7.3.3　针对多个生物标志物异常的联合用药的整合问题

精准医学建立个性化疾病分类体系需要一个漫长的过程，而这个个性化疾病分类体系要达到科学的状态描述体系也将需要一个漫长的过程，均需要大量实验分析和临床试验。而建成了这样的体系，是否意味着现代医学目前面临的问题得到了较完美的解决呢？

精准医学针对靶点的药物的发现通常是通过以靶点为参照系的实验、临床研究获得的。目前发现的几乎所有标靶药物都会有这样或那样的副作用，所谓精准是相对于靶点来说的。当患者出现一个以上异常靶点时，通常需要一种以上的标靶药物配合使用。而对于与多个异常的靶点关联或患者同时患有多种疾病的情形，为了较全面地控制疾病，有可能需要把几种甚至几十种标靶药物同时服用。目前精准医学的研究已经显露出一种疾病关联于几个异常的靶点是相当普遍的现象，而一个患者同时患有多种疾病在临床上也是司空见惯的。如果这种联合用药难于产生较好的治疗效果且会引发大量的药源性疾病，那么人类耗费大量的人力物力构建的这样一个状态描述体系即使能够实现，它的实用价值也将大打折扣。

精准医学对疾病的调节控制方法忽略了复杂系统的自组织特性，忽略了上一层次对下一层次由机体自身性质决定的约束，如同一个将军的指挥涉及到要控制辖下每一个士兵的每一个动作一样。实际上，对自组织、自适应系统的调控，有着简单得多的方式。在大多数情形, 实现整体的综合调控并不需要控制到人体的微观层次, 由此也不需要在微观层面建立如此复杂的状态描述。

如果精准医学的个性化疾病分类体系不走向状态描述体系, 则其作用将局限于分辨患者特异性的个性化特征, 并针对单一的个性化特征寻找对针对性的调控方法。这样的医学仍然同传统的疾病医学一样, 摆脱不了还原论的色彩, 不能实现疾病的综合治疗。也就是说, 精准医学的兴起开启了现代医学从疾病医学走向个性化医学的进程, 但这一趋势可能并不会导致在现代医学框架下建立符合科学规范的状态医学。后精准医学时代, 现代医学在对人体的整体综合方面, 仍远不能达到中医学所能达到的高度。

7.4 基于还原论理念的精准医学的科学局限性

精准医疗的基础是个性化诊断, 核心是个性化药物。美国率先启动的基于现代医学的精准医学, 是以基因测序等检测诊断技术的成熟以及人工智能、大数据分析技术的迅猛发展为基础的。用基因测序的方法找到癌症患者基因突变的靶标, 以有针对性的标靶药物进行 "精确打击", 然后通过监控标志物精准跟踪治疗效果并随时调整治疗方案, 这就是现在精准医疗治疗肿瘤的典型的全过程。这样的精准治疗可以代替目前肿瘤治疗中的放疗、化疗、手术等地毯式轰炸手段, 不仅可以提高治疗效率, 降低患者痛苦程度, 还能减轻患者的经济负担。

随着人类基因组计划接近完成, 科学家在破解基因变异与人类疾病的相关性的过程中, 发现了遗传因素与许多人类疾病的发生存在着内在联系。医学界满怀信心地期待着, 以个人基因组信息为基础, 结合蛋白质组、代谢组等相关内环境信息, 人类在对疾病的精准诊断方面将大大向前迈进一步。像肿瘤这样的 "不治之症" 将会逐渐被攻克, 变成高血压、糖尿病这样的慢性病, 患者可以长期带瘤存活并有较好生存质量。

基因医学研究的进展也同时表明, 基因对个体未来疾病及健康状况的影响在大多数情况下并不是决定性的。疾病的发生、发展是受到多重因素影响的复杂过程, 某种结果的出现, 其原因可能存在于整个因果关系链中的多个不同环节。因此, 仅仅靠基因测序是不可能做到精准诊断的, 还应当结合蛋白质组、代谢组等相关内环境信息以及临床表现、行为、生理指标和环境参数进行综合分析。而且, 精准是相对的, 是与以往诊断的准确性相比较而言的, 要求绝对意义上的精准是不现实的。

有了精准的诊断指标作为参照系, 势必会推进个性化精准药物的研究和发现。非小细胞肺癌治疗手段的进步过程展示了精准药物的发展的典型过程。非小细胞肺癌约占所有肺癌的 80%, 约 75% 的患者发现时已处于中晚期, 五年生存率很低。非小细胞癌有近 20 种致病基因, 不同致癌基因需要用不同药物。治疗这类癌症, 20 世纪 60 年代, 医学界使用细胞毒药物, 有效率小于 5%; 2003 年, 发现 EGFR 是重要致病因子, 转而改用靶向药物吉非替尼, 有效率提高到 10%; 2005 年, 发现 EGFR 中的突变才是敏感标志物, 新药有效率提高到 70% 至 80%, 可延长生命 30 个月。

然而, 无论是经口服、肌肉注射还是静脉滴注等不同的给药途径, 进入人体的药物,最终都会通过血液流经各个器官、组织，布散到全身。由于人体内各不同部分组织细胞间广泛的相似性，我们无法控制药物不对所到之处的除标靶外的其他组织发生作用，而这些作用并不总是正向的，也就是说药物的副作用通常是难以避免的。所谓精准，只能是尽可能寻找对靶点作用较好，而对其他部位（或要素）副作用较小的药物。这种状况不会因为"精准医学"概念的出现而有所改观。当然，针对肿瘤的化疗药物是个例外，因为目前，即使与现代医学针对其他疾病的药物相比，化疗药物令人望而生畏的副作用昭示：它离精准的要求太过遥远了。

精准诊断技术的进步，无疑会使外科手术以及像氩氦氖刀、激光、红外热疗这类无创或微创物理疗法在治疗部位定位上更趋精准化，最大限度地减少这些治疗方法对人体的伤害。但由于人体是一个各部分机能密切相关的整体，对一个部位的精准干预，不可避免地会直接或间接地影响到与之相关的部分或要素，甚至影响到人体整体。精准医疗只能是尽可能地减少这种影响和损伤，而要想完全避免也是不可能的。

通常，我们应用的药物包括生物制品，化学合成的化合物以及经萃取的植物提取物。化学合成药的组成成分和结构相对简单，生物制品和植物提取物则往往是包含多种成分的混合体。但即使是化学合成药，绝大多数情况下对人体的作用也不是单一的，有正向的治疗作用，也会有负向的副作用。其对研究时作为参照系的标靶的作用是"精准"的，但对其副作用波及的部位（或要素）就不能说是"精准"了。

由于人体各部分、各要素之间密切的相关性带来的复杂性，临床上我们面对的患者，其疾病在很多情况下涉及不止一个部位或要素的异常。在对患者所涉及的不止一个疾病（A、B、C、D）作了"精准"诊断的前提下，如何选用基于"精准"理念研究出来的"精准"药物进行"精准"治疗呢？

由于我们应用的药物的作用都是多方面的，有治疗作用也有副作用，对 A"精准"的药物对 B 可能就不"精准"，而对 B"精准"的可能对 C 或者 D 又不"精准"。这里所说的不"精准"，很大可能就是副作用。当我们要考虑多个部位和要素的疾病整体时，"精准"的概念已经无太大意义了。更有用的理念应当是"最优"，也就是选择针对疾病或患者整体相对更好的综合治疗方案。精准医学的"精准"药物的研究，既要求对靶点"精准"而且有效，同时要求副作用尽可能小。其实，这是在精准医学的概念出现前药学研究者就一直致力的目标。只是在医学进入"精准"时代后，对寻找高度特异性而又较少副作用的精准药物有了更高的要求。

应对由特定部位或特定因素导致的疾病，精准医学无疑有着巨大的潜力，也是容易取得成效的。但现实是，能够归结为特定部位或特定因素的疾病是非常有限的，大多数疾病（或患者）会涉及不止一个部位（或要素）的结构功能异常。这种情况下，即使我们有了"精准"的诊断、"精准"的药物和治疗手段，"精准"选药、制定"精准"的综合治疗方案仍将是精准医学不得不面对的技术难题。这里，一方面要考虑经过"精准"诊断确诊了的多种疾病的危害性，以及病变所涉及的部分（或要素）对人体维持生命活动的重要性，由此决定治疗上的孰先孰后，孰重孰轻；另一方面也要考虑疾病各部分（或要素）之间的相关性，以及各部分疾病所涉及的结构及功能之间的相关性，使治疗方案的不同措施具有更好的协同性；同时还要对多种精准药物的不同副作用从整体上进行平衡，或在综合方案中，增加冲抵这些副作用的措施。显然，这样的精准医学已经远远超越了目前人们对它的理解，已经不局限于针对特定部位或特定因素导致的疾病的精准治疗，而是聚焦在整体层面对人体整体状态的"精准"。将精准医学的目标定位由建立个性化的疾病分类体系提升到建立个性化状态描述系统，把疾病诊断的"精准"由相对于单一生物标志物异常定义的疾病分类的精准，提升到由多个生物标志物异常定义的个性化状态的精准，无疑会提升以此为参照系发展的药物作用的覆盖面，提升治疗方案的综合性和整体性。针对人体整体状态的"精准"才是精准医学的最高境界。

如前所述，中医学以辨证论治为核心，但它也有一个疾病分类系统。中医治疗通常是辨证与辨病相结合进行的。精准医学建立的生物标志物体系同现代医学疾病体系的关系，与中医学中证候和疾病的关系一样，都是多对多的网络关系。一种疾病可以分成不同的证候类型，一种证候也出现在多种不同的疾病中。显然，此前只存在辨病治疗的现代医学，随着精准医学的发展，开始了构建其独特的个性化"证候"体系的进程。由此，现代医学也将实现"异病同治""同病异治"，开启辨病治疗与辨"证"施治相结合的时代。

然而，精准医学基于基因、蛋白及代谢物等生物标志物构建的个性化医学体系，仍然是基于以分析为特征的还原论理念的。无论是疾病过程中异常的生物标志物还是针对生物标志物的标靶药物，均是分门别类地进行研究的。现实中，人类疾病的发生常常会伴随着多个组织、器官结构和功能的异常，表现为众多的生物标志物的异常改变。临床上为尽可能实现有效的治疗，医生常常不得不考虑到同时针对多种疾病、多个异常生物标志物的综合用药。也就是说，即使人们针对每个靶点找到了相当有效的药物，如果对多个生物标志物异常的患者将多种这样的标靶药物同时使用，我们能想到会发生什么结果吗？

由于人体内各部分之间相互关联的复杂性，疾病的各个部分、各个环节通常是存在相互影响的。药物进入人体，通常也不是只对作为标靶的部位或环节发生作用。不同的标靶药物同时服用，不仅可能因药物之间的化学反应引起的药物结构及效能的变化，也会随药物组合、组合的比例不同，在人体内产生不同的协同或拮抗作用。由此，对包含多个生物标志物异常的整体的调控不能简单地归结为对各个异常的生物标志物精准调控的总和。显然，人们今天充满期待的精准医学、在精准医学旗帜下将逐渐发展起来的个性化医学体系，仍然无法解决人体的复杂性、疾病和治疗过程的复杂性所带来的一系列问题。

精准医学要实现治疗上"精准"，三个环节的精准是缺一不可的：疾病诊断和人体状态辨识方面的精准；对药物与治疗手段作用把握得精准；以及临床应用时选择药物的精准。近年来，随着基因测序技术的成熟，"大数据"和人工智能技术的逐渐实用化，医学的"精准"，这一之前还很遥远的目标似乎变得"可望"而且"可即"了。因而，精准医学的概念一提出，立即成了举世关注的热门话题。

严格地讲，"精准医学"虽然说具有科学方法层面的意义，但主要还是一个技术层面的概念，不能指望它能解决医学方法论和医学架构层面的所有问题。也就是说，现代医学以静态结构研究和单因素分析为主的研究方法面临的问题，进入"精准医学"时代，并不会就此烟消云散。诸如：

（1）学科的细化、医学知识总量的迅速膨胀、一个人终其生所能掌握的知识相对于这个领域的全部知识所占的比例越来越少。而对人体的精准的"个性化医疗"，要求全面地了解、整体地把握人体的状态。

（2）以某个病变部位或环节的要素作为受控量研究出来的药物，其副作用总是难以避免的。研究"精准"药物的难度不会因为"精准"概念的出现减轻多少。

（3）面对各部分密切相关的人体发生的复杂的疾病过程，分科别类地采用有各自副作用的药物进行治疗，即使对个别病变部位或要素做到了"精准"，但对其他部位或整体层面，副作用的不可避免却很难称为"精准"。

显然，精准医学影响力所及有显著的局限性。它不是现代医学发展的全部，甚至不是在现代医学发展进程中起决定性作用的要素，但它却可能成为现代医学甚至传统医学发展的强有力的"助推剂"和"催化剂"。

第 8 章　医学走向整合的必然性及整合的困难

生物学和医学的研究日益深刻地揭示出了人体自身和人与自然界密切相关的整体性。然而，迄今为止，无论是基于实验和分析的现代医学，还是近年刚刚兴起的精准医学，其向广度的拓展均是割裂了与其他部分的相互联系各自独立进行的。以疾病为中心的临床医学仍采用在对疾病分门别类的基础上，对同一整体发生的各种疾病各自独立地进行治疗为主的方式。精准医学也是力求将疾病的本质定格于个别的生物标志物。

随着科学技术的进步，医学知识的总量在以几何级数迅猛增长，而由于人的生理因素对智力的限制，一个人终其生所能理解和学习的知识相对于这个领域的全部知识所占的比例却越来越小。近几十年，医学向纵深方向的研究已经深入到了分子层面。然而，令许多生物学家和医学家不解的是：宏观层次无法理解的生机勃勃的生命现象，在深入到微观层次后，反而失去全貌，对其本质的理解越发渺茫了。

现实面前，科学家们逐渐清醒了，生命也许本来就不能归结为组成生命的最基本要素之间的相互作用，对人体整体的把控也不能归结为对组成整体的各个层次、各个部分的把控。要从根本上认识、把控人体，不仅要了解各个部分，乃至各个细节，还要把它们综合成整体。由此，整合医学的理念应运而生。

8.1　整合作为医学发展趋势的必然性

20 世纪 80 年代后期，美国医学界率先提出了"整合医学"的概念，希望能在现代主流医学体系中，整合传统医学的精髓，以突破医学发展的瓶颈，达到有效防治各种慢性病的目的。整合医学学术研究健康中心联合会由成立于 1999 年，截至目前有 60 多个成员组织，包括约翰霍普金斯大学医学院、杜克大学医学院、乔治大学医学院、梅约医学中心等。

根据整合医学学术研究健康中心联合会对整合医学的定义："整合医学是一项强调了医患关系重要性，重视人的整体性，以证据为依据，最大限度利用恰当的生活方式和治疗手段、医疗专业人员和学科，从而实现最佳的保健和疗愈目的。"支持者认为整合医学不等同于补充与替代医学，也不仅是传统医学和补充与替代医学的简单结合。整合医学强调的是个体整体（包括生理、心理、社会、精神多方面）的健康和康复，同时在相互合作、有效沟通的医患关系下兼顾传统医学和替代医学的治疗方法。由于整合医学并未提出超越"补充和替代医学"之外的新东西，因此有批评者认为整合医学实际是日益受人质疑的替代医学的新名称，同样仅仅是主流治疗方法的替代补充。

然而，在传统医学在医学界和民众中有很大认受度的中国，整合医学似乎有不同的境遇。2009 年 11 月，由国内 21 所医科大学和《医学与哲学》杂志社发起、6 个全国性学会主办的"医学发展高峰论坛"达成了以"医学整合"为主题的北京共识。2012 年，时任中国工程院副院长、第四军医大学校长的樊代明院士率先提出"整体整合医学"（holistic integrative medicine，HIM），简称整合医学的概念。樊院士相继发表了《整合医学初探》《整合医学再探》《整合医学纵论》《Holistic Integrative Medicine》《整合医学——医学发展新时代》《HIM，医学发展的必然方向》《Holistic Integrative Medicine：Toward a New Era of Medical Advancement》《HIM，医学发展新时代的必由之路》等一系列文章。

在樊代明院士和中国医师协会的大力推动下，首届"中国整合医学大会"于 2016 年 10 月在西安举行，会议重点探讨了整合医学相关临床专科路径与适宜技术应用。会议邀请了 15 名院士、3 位著名专家作了专题报告，有 4000 名代表参加了会议。"2017 中国整合医学大会"于 2017 年 4 月举行，52 名院士、150 余名医学高校校长、1000 余名各级医院院长、14000 名代表参加会议。这次盛况空前的"中国整合医学思想"的盛会，是中国医学界的一次宣示：中国医学界，已经清醒地认识到近现代医学分析方法的局限，开始引领医学走向整体的综合了。

与美国医学界早年提出的"整合医学"不同，当今中国版的整合医学则强调整体和局部的统一，注重从部分整合到整体的综合性与全面性。对此，樊代明院士做出了诠释：整合医学就是将医学各领域最先进的知识理论和临床各专科最有效的实践经验分别加以整合，并根据社会、环境、心理的现实进行修整、调整，使之成为更加符合、更加适合人体健康和疾病治疗的新医学体系。

整合理念的宣示，将蕴含着综合理念的"整合"引入医学，无疑代表着现代医学前进的方向。在仍然以分析方法为主的现代医学，尤其在临床医学、医院管理、医学政策的制定层面，比起以往注重分科细化的理念，整合的理念或许会带来临床治疗和医学管理体制上的重大进步。然而，在方法与理念上与自然科学严重脱节的现代医学，医学家也许还意识不到"整合"对科学意味着什么。不要说要将心理因素、社会因素和环境因素也加以整合，即使仅仅在生物学意义上的整合，其复杂程度和工作量也是难以想象的。

迄今为止的 300 年，基于分解和单因素分析的理念建立起来的现代医学，与传统的生物学一样，基本上是一种静态的、形而上学的知识体系。基于这样的理论体系，是不可能实现对人体和疾病的整体把握的。在现有医学知识体系下，把整合交给临床工作者来做，认为整合是树立了理念就可以由临床学家实现的工作，显然过于天真，显示了对整合的复杂性还缺乏足够的认识。整合需要建立反映人体的整体特性、人体各部分关联的整体模型，需要基于这样一个模型对整合规律的系统、全面的研究。不同的治疗方法、药物同时作用于人体，所产生的作用绝不等于各种治疗方法、药物作用于人体作用的简单相加。药物/治疗方法相互之间，它们作用于人体产生的直接效应之间的相互作用，是一个非常复杂的过程。如果说 300 年来医学家们的不懈努力，构建起来的庞大的现代医学体系，只能算是一个个孤立的小岛，那么，支撑中国版的整合医学的整合，需要建立的医学体系，则是能够淹没这些孤立小岛的汪洋大海。

事实上，迄今为止，樊院士所诠释的整合医学所涉及的许多工作内容，我们的医学工作者一直在进行。如临床治疗上的综合用药，药物治疗与心理辅导以及营养学调理方面的结合，中西医治疗方法的结合，以及近年来兴起的健康管理等等。所有这些无一不是在分析基础上走向整合的尝试，只是没有冠以"整合医学"的名义。中国版的整合医学至今只涉及应用领域治疗方法整合的理念普及，尚未就现代医学知识体系的整合提出清晰的思路。

　　整合医学不可能永远停留在口号阶段。要真正推进医学走向整合，需要构建整合的理论体系。然而，采用什么样的方法进行整合？整合医学如何构建它的理论体系？对此，医学界充满了期待。2018 年，我在《中医药导报》14～15 期上连载发表了《走向整合时代：现代医学的整合与中西医学的整合》一文，就这些问题与樊代明院士进行探讨和商榷。中国有句古语"不识庐山真面目，只缘身在此山中"。要真正弄清这个问题，需要拓广观察的视角，把医学的整合放在生物学乃至整个自然科学的大环境中去考察。为此，我们下面将要审视与自然科学关联更加紧密同时作为医学基础的生物学。看它是如何对生命进行整合研究以及目前面临的问题。

8.2　系统生物学的兴起及其面临的方法论危机

　　在生物学领域，细胞生物学和分子生物学的分析研究使人类在细胞乃至分子层次对生物体都有了深刻的认识。但基于这些认识并不能对生物体整体的行为给出系统、圆满的解释。对一个复杂的生物系统来说，研究基因和蛋白质是非常重要的。但是这种研究由于忽略了系统中各个层面的交互、支持、整合等作用，研究结果只限于解释生物系统的微观或局部现象，并不能由此导出涉及系统整体行为和功能方面的信息。20 世纪后期，伴随着系统科学、控制理论、信息论的发展，系统生物学应运而生。

　　维基百科中对系统生物学的定义：系统生物学，是一个使用整体论（而非还原论）的方式，整合不同学科、层次的信息，以研究、分析、理解（即多组学整合分析）生物系统如何行使功能的学术领域。通过研究各个生物系统内部所有组分间在分子层面上的相互关系和相互作用（例如，与细胞信号传送、代谢通路、细胞器、细胞、生理系统以及生物体等相关的基因和蛋白网络），系统生物学期望最终能够建立整个系统的可理解模型，以及为有机体绘制完整图谱。系统生物学使用计算机模拟，数学分析的方法来构建复杂生物系统的模型。

　　系统生物学主要研究复杂生物系统中所有组成成分的构成及这些组分间的所有相互关系，分析系统在一定时间内的动力学过程。其研究目标是从大量的生物学数据中得到一个尽可能接近真正复杂生物系统的理论模型。进而将根据模型的预测或假设归结为实验，通过实验数据对模型进行修正和完善，使其理论预测能够反映出生物系统的真实性。系统生物学的目标之一是模拟和发现细胞、组织和生物体的涌现的特性。

　　系统生物学包含了生物体各个层面、各个部分的整合，最终要整合到有机体层面。这是一种自下而上的整合，自然是从组成生命的最基本要素开始。因此系统生物学的研究是基于细胞生物学和分子生物学，从分子层面展开的。人类基因组计划的发起人之一，美国科学家莱诺伊·胡德对系统生物学的定义就反映了系统生物学早期阶段的特点：系统生物学是研究一个生物系统中所有组成成分（基因、mRNA、蛋白质等）的构成，以及在特定条件下这些组分间的相互关系的学科。也就是说，系统生物学不同于以往仅关心个别的基因和蛋白质的分子生物学，它要研究所有的基因、所有的蛋白质、组分间的所有相互关系。

系统生物学主要研究实体系统（如生物个体、器官、组织和细胞）的建模与仿真、生化代谢途径的动态分析、各种信号转导途径的相互作用、基因调控网络以及疾病机制等。系统生物学的任务首先是对系统状态和结构进行描述，包括对系统的元素与系统所处环境的定义，以及对系统元素之间的相互作用关系和环境与系统之间的相互作用的深入分析；其次是对系统的演化进行动态分析，包括稳态特征、分岔行为、相图等。另外，系统科学对生物系统状态的描述是分层次的，对不同层次进行的描述可能是完全不同的。系统科学对系统演化机制的分析更强调整体与局部的关系，它要分析子系统之间的作用如何形成系统整体层面的属性和功能，而且对系统整体的每一行为都力求找出其与微观层次的联系。

目前国际上系统生物学的研究方法根据所使用研究工具的不同可分为两类：一类是实验性方法，另一类是数学建模方法。实验性方法主要是通过进行可控的反复实验来理解系统。数学建模方法则是根据系统内在机制对系统建立动力学模型，来定量描述系统各元素之间的相互作用，进而预测系统的动态演化结果。近年来出现了将实验性方法与数学建模方法结合起来的趋势。

系统生物学研究是在人为控制的条件下，揭示出特定的生命系统在不同的条件和不同的时间里具有什么样的动力学特征。研究内容主要是系统结构的确认、系统行为的分析、系统控制规律的归纳和系统的设计。系统生物学的技术平台主要为各种高通量的组学实验，其中包括基因组学、转录组学、蛋白质组学、代谢组学、相互作用组学和表型组学。基于这些研究，提供建立模型所需的数据，并辨识出系统的结构。计算生物学通过建模和基于模型的分析，可以为生物系统的解析和定量预测提供强有力的基础。计算生物学包括数据挖掘和模拟分析。数据挖掘是从各实验平台产生的大量数据和信息中抽取隐含的内在规律并形成假说。模拟分析则是利用计算机验证所形成的假说，并对生物学实验的结果进行预测，最终形成可用于各种生物学研究和预测的模型。

系统生物学的基本工作流程分四个阶段：第一步是基于对选定的生物系统的所有组分的了解，描绘出该系统的结构，包括基因相互作用网络和代谢途径，以及细胞内和细胞间的作用机理，由此构造出一个初步的系统模型。第二步是通过对系统施加干扰，改变被研究对象的内部组成成分（如基因突变）或外部生长条件，然后考察在这些干扰作用下系统组分或结构发生怎样的变化，并把得到的有关信息进行整合。第三步是把通过实验得到的数据与根据模型预测的情况进行比较，基于比较的结果对初步模型进行修改和完善。第四步是根据修改后的模型的预测或假设，设定和实施新的通过干扰改变系统状态的实验，重复第二步和第三步，不断地通过实验数据对模型进行修改和完善。

系统生物学最大的特点即整合。这里的整合主要包括三重含义。首先，把系统内不同性质的构成要素（DNA、mRNA、蛋白质、生物小分子等）整合在一起进行研究；其次，对于多细胞生物，系统生物学要实现从基因到细胞、到器官、到组织甚至是个体的各个层次的整合；最后，研究思路和方法的整合。经典的分子生物学研究是一种垂直型的研究，即采用多种手段研究个别的基因和蛋白质。而基因组学、蛋白质组学和其他各种"组学"

则是水平型研究，即以单一的手段同时研究成千上万个基因或蛋白质。而系统生物学的特点，则是要把水平型研究和垂直型研究整合起来，成为一种"三维"的研究。

基因组医学（Genome Medicine），是人类基因组图谱完成后，由世界上 600 多著名科学家提出的一个医学研究的新概念。它是以人类基因组为基础的生命科学通过向临床医学延伸拓展而形成的交叉学科。它将人类基因组的研究成果迅速高效地转化到临床实践中，因而是后基因组时代最重要的研究方向之一。基因组医学将大大提高科学在分子层面对健康和疾病状态的认识，增强研制有效干预方法的能力，因而是人类历史上生命科学和临床医学一次伟大革命。

在自然科学中，生物学一直是作为医学的基础，与医学交织在一起发展的，它们的研究方法甚至技术手段一脉相承。当我们看到致力于生物学整合的系统生物学研究的复杂性后，我们会相信医学的整合是只要有了整合的理念，就可以由临床医师和管理者完成吗？实际上，采用整合理念进行医学研究，在 20 世纪后期就有科学家进行了探讨，有作为系统生物学的应用学科提出的如"系统生物医学""系统医药学"和"系统生物工程"，也有将系统科学的思想应用于医学领域的"系统医学"。从理念上，它们同今天樊代明院士"整合"的理念如出一辙。由此也可以清晰看出现代医学走向整合的两个不同方向的尝试：

（1）以分析医学建构的静态知识体系为基础，通过"分析-重构"的方式自下而上地整合；

（2）基于生物学整合的成就向作为其应用领域的医学的拓展延伸。

那么，整合医学要不要借助系统生物学的思路和已经相对成熟的方法和技术，开展医学领域的整合研究呢？基因组医学、系统生物医学、系统医药学和系统生物工程这些学科的出现，是否预示着，医学的整合是否也可以在生物学整合成果的基础上，通过向医学领域的延伸、渗透而实现？

8.3　"分析基础上整合"的不可操作性

然而，系统生物学经过 30 多年对生物体进行整合的研究之后，给人们展示的不是整合起来的美妙前景，而是面对生命复杂性，科学家的无奈。造成这种局面的起因却源于生物体系统两种最基本的特性：复杂性和适应性。

如前已述，人体内蛋白质编码基因发生变异时的变异种类数以亿计。今天的科学家也清楚地知道，人类疾病的发生、发展远不能由基因完全决定。蛋白质、代谢物、组织器官的功能活动以及人的日常行为等在疾病的发生、发展过程中同样发挥着巨大的作用。而相对于数以亿计的基因变异，蛋白质、代谢物的异常将是人们不得不面对的更庞大的体系。仅分子层面的生物标志物已让人眼花缭乱了。从分子层面整合到整体，还存在中间的各个层次、各个部分错综复杂的相互关联关系。生物体的复杂性已昭然展现在人们面前，以至于系统生物学家们发出了悲观的感叹：生物体系统的复杂程度远超乎人们的想象。现阶段不宜研究整个生物体系统，只能从研究具有一定功能、相对独立的"小系统"开始。然而，要正确地分析一个小系统本身也远非易事。

从宏观通过分析走向微观层面，再基于对微观层面的认识，将其综合到整体，这就是现代科学"分析-重构"的认识方法。分析和重构是认识过程的两个不同阶段，今天的系统生物学研究主要着眼于这种方法的重构阶段。这种方法是 20 世纪 70 年代以后，系统科学发展早期较多应用的方法，对简单系统甚至简单巨系统还是适用的。当现代科学把简单系统的问题基本研究清楚，逐步向复杂系统进军时，就发现它显得越来越不够用了。

生物体的复杂性已经让人焦头烂额了，而更令系统生物学家一筹莫展的是生物体与生俱来的适应性。实验科学里，一个新的发现能被认可，关键在于其能被其他科学家按照相同方法重复。如果没有重复性实验的验证，无论发现多么惊人，都是没有价值的"偶然事件"。

可重复性是自然科学研究的基本原则，它基于自然科学的一个基本假设，即表面事实下存在普遍的规律，万事万物皆在普遍规律的支配下运行，不因时因地因人而异。科学家通过排除了主观因素的可控实验发现因果事实，进而推导出普遍规律。所以，理论上任何成功的科学实验都应该可以在不同的研究主体间重复检验，这就是科学的客观性。科学不关心个别现象，科学关心的是适用于所有时空所有人的普遍规律，它重复出现从不消失也不因人而异。也正因此，科学规律才具有客观性与预测性。

适应性是指由于刺激的持续或反复作用而使系统对刺激的反应发生变化的现象，它是区分有生命系统和无生命系统的一大特征。然而，由于生物体的这种特性，当我们依据实验科学视为天经地义的"可重复性"理念进行重复试验时，试验结果严格意义上的重现性反而常常成了"奢侈"的要求。在系统生物学的实验方法中，最重要的研究手段是干扰。系统生物学的发展正是由于对生物系统的干扰手段不断进步推动的。生物体的适应性大大弱化了实验主体对干扰反应的可重复性，而对干扰及反应的定量分析和计算，是系统生物学建构模型、对系统行为进行分析和整合的重要依据。显然，在简单性科学几百年发展进程中建立起来的科学原则，面对具有适应性的复杂生命系统，似乎遇到了"麻烦"。如果坚持传统科学的"可重复性"，对具有适应性的生物系统，很难发现具有严格意义上科学价值的自然规律；而抛弃"可重复性"，又如何确认科学发现的规律性？"既生瑜，何生亮"，这句中国古语，生动地体现了面对生物体的适应性，系统生物学家的无奈。

生物体的适应性是现实存在，是"上帝"赋予的生物体与生俱来的特征。出问题的只可能是我们现在的科学用于研究它的方法。也就是说，系统生物学目前采用的研究方法可能本质上不适于研究具有复杂适应性的生命。

或许，系统生物学基于既往方式的整合仍然会取得有着重大意义的科学发现和应用成果，就像迄今为止，传统的分子生物学、细胞生物学以及分析医学仍然没有走到它的尽头一样。但要达到它起初设定将生物体整合到整体的目标，要确认复杂适应系统的科学发现的规律性，可能不得不引进新的方法和评价原则，另辟蹊径。而在中医学，从古到今的医学家却一直以非常简捷的方式，在复杂人体疾病的调控过程中游刃有余。在这里，复杂适应性不仅不是增加解决问题难度的障碍，反而是使人类更简单、更有效地调控复杂系统的"可遇不可求"的得力助手。

系统生物学在生物体的整合过程中遇到的困难和面临的危机，为今天的医学整合提供了怎样的启示呢？除了分析基础上的整合，医学还有无其他的方式构建整合的理论体系呢？将系统生物学的整合方法应用于医学领域，医学家将如何应对人体和疾病的复杂性以及适应性带来的问题，又如何应对具有多种副作用的药物的复杂的综合用药问题？基于现代医学的治疗方法，包括精准医学发展的个性化的标靶药物，如何整合才能使医学对疾病的调控走向整体层面？这都是值得整合医学的倡导者及医学界认真思考的问题。

　　实际上，在自然科学领域，复杂系统"涌现"现象的发现，本身就意味着对"分析基础上的整合"方法用于复杂系统研究的"死刑宣判"。复杂性科学及复杂系统研究方法的诞生，正是在此基础上自然科学应对复杂系统研究的最新进展。系统生物学把生物体整体分解成一个个相对独立的部分或链条再进行研究。虽然这种有局限性的研究采用的是复杂性科学的理念和方法，但对生物体整体来说，这种研究仍然是属于还原论性质的。显然，现代生物学和医学的研究不仅在技术层面需要跟上自然科学的前进步伐，在方法论层面的跟进也是必不可少的。

第9章 精准医学与中医学：不同层面的 个性化医学体系

中医的辨证论治体系是在其发展过程中自然形成的。自古以来，依赖这个与现代科学类似的状态描述系统，中医学一直采用因人、因地、因时制宜的方法诊治疾病。如前所述，我们看到，美国精准医学计划的目标指向，也是类似这样的可以精准地辨识患者的个性化特征，因人而异地制定治疗方案的个性化医学体系。

由此，在不久的将来，面对同一个人体，在医学领域，我们会看到两个不同的个性化医学体系，甚至是两个不同的状态描述系统。那么，这两个体系具有怎样的结构关系？它们对人类疾病的调控各自有什么特点？它们在未来东西方医学的大的架构下，将会演化成怎样的格局？孰将更代表医学未来的方向呢？

9.1 两个层面状态描述系统：状态描述完备性的 差异以及相互间的结构关系

人类对人体自身的认识是从对人体表现在外的行为特性的观察入手的。在整体论自然观居主导地位的古代，采用相类似的事物进行类比、推测，是人们认识未知事物的主要方式。之所以采用这种方式，一方面源于人们对自然界整体性和自然界事物组织方式相似性的信念，另一方面也是受到当时科学技术发展水平限制的不得已而为之。今天，随着复杂性科学的发展，人们认识到，通过隐喻、类比的方式建立系统的性态模型，并在实证的检验中不断完善和修正模型，是人类认识复杂系统，把握其整体规律的唯一可行的方式。应对复杂的现实系统，现代科学从对研究对象进行分析、分解到基于分析、分解进行整合，逐渐认识到"分析-整合"认知方式的局限性，进而不得不直面复杂性，采用整体方法进行研究。这是现代科学经历了400多年的曲折的探索过程才得出的深刻认识。而具有两千多年历史的中医学，之所以在现代科技高度发展的今天仍然能创造出一个个令现代医学叹为观止的奇迹，原因就在于它建立人体模型和人体状态描述系统恰恰采用了这种方式。而且，对这种方式的运用，有些方面甚至达到了今天复杂性科学尚不能企及的程度。

以解剖分析为特征的近代医学，对人体的研究沿着器官-组织-细胞的层次，一直达到了分子层面。在分子层面要建立人体的状态描述，不仅需要了解人体在这个层面由哪些要素组成的静态信息，也需要了解这些要素在人体内的结构关系以及相互作用、相互影响等动态联系。基因组学、蛋白组学、脂类组学、糖类组学、转录组学等组学研究就是在这个层面展开的。美国 2016 年启动的"全民健康计划"要建立的人体状态描述也是以这一层面为基点进行的。

由此，就形成了两个层面的状态描述系统：一个是基于人体整体表现出的外部行为特性建立的相对宏观的状态描述系统，如中医的证候系统；另一则是基于人类基因、蛋白质、代谢物这些分子层面的要素建立的状态描述系统，即美国精准医学计划所要实现的远期目标。当然，精准医学建立状态描述，引入的状态变量也会包含一些一般健康信息和涉及生理病理行为的数据。因此，确切地说，它的状态描述是基于分子层面向上展开的。

一般来讲，状态变量的层次越低，要完整地表达人体的生理病理活动所需的变量总数的数量会越大；反之，状态变量的层级越高，抽象程度越好，完整描述系统状态所需要的状态变量数量会越少。从精准药物研究的角度来看，以相对宏观的状态变量为受控量研究出来药物，作用亦相对宏观，覆盖面较广，作用所及通常会涵盖微观层面的多个状态变量；其表现出来的效用通常是对微观层面多个状态变量的直接或间接效应的总和。而从辨识和控制的角度来讲，状态变量越宏观，抽象度越好，状态描述系统会越简单，越容易理解和掌控。采用宏观状态变量描述和辨识人体的状态，需要的精度会较低；而采用针对宏观状态变量的药物进行调控，对药物作用了解的精度要求也会相应降低。就像在高空的飞机上，如果要观察地面士兵的胡须，需要高倍的望远镜；而如果要观察的是山脉或河流就不需要那么精准了。同样，如果发射导弹的攻击目标是一个车辆，打击量用的是普通炮弹的能量，当然需要精准地定位，精准地控制弹道；但如果采用的是核弹，攻击目标是一座城市，定位和控制的精准度就会大大降低。

显然，对微观层级个别变量的精准并不意味着对个体整体状态的精准。在同等精准度下，状态变量层级越高，对人体整体状态描述的精准度越高。而对人体控制所要求的精准度，与我们要控制的状态变量的层级也是密切相关的。状态变量层级越高，要求的精准度越低，基于它研究出来的药物副作用越小。这也恰恰与人们对中西药物性能的直观认识相吻合：中药学对药性的描述非常模糊，但对于中医的临床却是基本够用的；现代医学的药物学对药物性能的描述相对细致，但从宏观层面去看，却有较多的不确定性和副作用。

美国的"精准医学"计划目前所需要收集的生物标本数据，如细胞数量、蛋白质、代谢物、RNA 和 DNA 以及全基因组测序，都是相当微观的。也就是说，基于这个层面建立的状态描述系统要达到完整地描述人体各种状态的程度，意味着更高的精准度、更大规模的数据量。因此，无论是实现"精准"的检测诊断、"精准"药物的研究还是对人体的"精准"控制，都有着漫漫长路要走。但相对于之前从宏观走向微观纵深的方向，目前的医学却是走在从微观分析向整体综合转变的正确道路上。

中医理论体系，源自从整体层面对人体生理病理活动最基本的功能划分。近年来体质医学研究的进展表明，人类的体质差异可以用表征人体整体层面相对稳定状态的证候来描述。中医学中 10 种左右描述人体整体状态的证候就基本涵盖了人类基本的体质类型。而中医的人体状态描述系统，即辨证论治体系，用大约 100 种基本证候（状态变量）及其组合，涵盖了人体所有的基本病理过程。如前所述，如果计算不超过 5 个状态变量发生异常的所有病理状态数量，这 100 个状态变量可以组合出 10 亿种以上不同的病理状态。如果计算的范围不局限于 5 个以内状态变量异常，这个数量会更大。即使这样，这个系统比数以亿计的基因变异组成的状态描述系统规模显然要小得多。但能够描述 100 亿种以上不同的个性化状态，这个系统的规模也是很可观的。

　　显然，中医的状态描述体系处在人体最高的层级，具有顶级的抽象程度，因而对"精准"诊断、"精准"药物的研究的需求会较低。由此也不难理解，基于中医理论研究出来的中药具有更好的宏观、远期效能。

　　试想，如果用一个有 100 个变量的（如中医学的证候）状态描述系统为参照系去了解患者的状态，当我们准确地辨识了其中 80 个变量，我们可以说对这个患者状态了解的精准度达到了 80%；而如果用一个有 10000 个变量（如现代医学的检测指标）的状态描述系统为参照系去了解患者的状态，即使我们"精准"地辨识了其中 500 个变量，我们只可以说，我们对这个患者状态了解的精准度达到了 5%。这就是为什么中医学虽然在症状、体征辨识上的精准度远不如现代医学，但它对患者总体状态的把握却是现代医学远不能企及的。显然，对人体状态的精准把握不仅涉及测量方法和测量仪器"精准"度的技术问题，与我们作为参照系的状态描述系统的层级、包含状态变量的总数有着更至关重要的联系。一个状态描述系统的层级越低，引入的变量总数越多，采用它要实现"精准"辨识的难度就越大。

　　在中医学中，有着可以涵盖人体基本生理病理活动的成熟的状态描述体系（中医理论模型和辨证论治体系），而且具有较高的层级、较少的状态变量。更重要的是，在从古到今的几千年的临床实践中，从理论、治疗方法、处方、用药各个环节建立并完善起了一套完整的人体状态调控体系。显然，中医学离"精准医学"的个性化诊疗目标要近得多；而要达到"精准医学"的远期目标，中医学有着比现代医学更高的起点，并且占尽先机。从某种意义上也可以说，精准医学作为远期目标想要实现的恰恰就是中医学能做而正在做的。只是精准医学的开拓者由于缺乏对中医学的了解尚没有意识到罢了。

9.2　如何确保状态变量的独立性和状态描述体系的完备性

　　与状态描述体系相比，疾病分类体系的结构性是相对较弱的。现代科学在建立研究对象的状态描述时，引入的状态变量的独立性是一定要考虑的。如果一个状态描述系统中存在大量的包含和线性相关的关联关系，是无法唯一地确定系统的状态的，而且会大大增加系统的复杂性，造成很多逻辑混乱。但分类体系对所引入的分类项，在独立性方面则没有严格的限制。我们经常会看到一个分类体系下，同一类别下的分类项或不同类别的分类项间的包含与部分冗余。由此，精准医学期待建立的疾病分类体系，虽说目标是要实现对人类疾病的个性化描述，但如果不对分类项规定相应的限制，所谓个性化只能是粗略的，不可能达到唯一确定个性化状态的程度。

　　那么，在医学领域，如何确保建立状态描述系统过程中所引入的状态变量的独立性呢？我们来看看中医学是如何做的以及存在什么问题？进而设想一下精准医学在从疾病分类体系向状态描述体系过渡的进程中，如何做才能解决这一问题。

　　如前所述，中医学中证候（状态变量）的引入是基于人体模型的。人体模型在整体层面描述了人体不同的功能和属性，在子系统层面描述了人体各个部分的功能和属性。整体层面的状态变量是基于描述整体层面的功能和属性引入的，各方面功能及属性的独立性使得对它们状态的描述自然具有一定程度的独立性；在子系统层面亦然。在中医的证候体系中，状态变量不独立往往是功能规定方面的重复和结构混乱导致的。

如在中医学的人体模型中，基于《素问》中提出的架构，精神意识思维活动由"心"主持，但《灵枢》中又有"脑为髓之海"之说，《灵枢·海论》中进一步地描述有"髓海有余，则轻劲多力，自过其度。髓海不足，则脑转耳鸣，胫酸眩冒，目无所见，懈怠安卧"之说。明代著名的医药学家李时珍更是提出了"脑为元神之腑"的说法。在中医学中，脑被列为"奇恒之府"之首。显然，关于主持人的精神意识思维活动的心、脑之争是自古就有的，而且一直延续到今天。基于"心藏神"的功能规定引入的证候有心气虚、心血虚、心阴虚、心阳虚等。这些证候的设置可以很好地解释心脏病变出现的心悸、怔忡经常与失眠、健忘等同时出现的问题。热扰心神、痰蒙心窍以及后世温病学理论衍生出的"热入心包"也是"心藏神"理念支持下的证候规定。而"脑主神志"理念支持的证候的引入，主要是基于中风病显现的"脑"与神志紧密关联的临床现实。较早时代的中医学，这部分疾病归结为肝风内动的证候。但肝风内动显然与出现痉挛抽搐症状的"动风"证有概念混淆和冲突。民国时代的张锡纯引入脑充血的证候，以形象直观的概念解决了这一问题，并相应地引入脑贫血的证候以描述类似于现代医学中脑供血不足导致的头晕及休克等病理现象。而这些证候又与基于心主神志理念的证候如心气虚、心阳虚等有一定的冲突。显然，这些证候间的冲突和结构混乱完全是由于对模型相关部分的功能规定的混乱导致的。

在自然科学中，遇到这类问题，通常会触发理论结构的革命，最后以一种能合理地包容上述两方面临床事实的新的理论取代以往的理论。但由于中医不是严格意义上的科学，自然不会遵从科学发展的逻辑。历代中医学家各执一词，以至这种理论结构上的混乱以及由此带来的这一部分证候体系结构上的混乱延续至今。今天的中医学甚至将这种导致理论结构混乱的研究视为对中医学的发展。脾和小肠功能规定的重复引发的结构混乱也属于同类问题。

在中医学中，基于《黄帝内经》时代对人体内部器官及结构的认识，引入了五脏、六腑、奇恒之腑（脑、髓、骨、脉、胆、女子胞）等脏腑结构。近代解剖学的发展，在人体内发现了更多的类似于脏腑的属于"器官"的物件，如胰脏、甲状腺、肾上腺、胸腺等。但中医学似乎已经不再需要这些东西。在中医学中，甚至已经引入的脏腑结构也并没有都用于指导临床治疗的辨证体系，如奇恒之府。基于中医学对脾脏位置描述确认的人体的脾实际上是个淋巴器官，与"脾主吸收和运化"的功能没有半点关系。显然，中医学对内部脏器的引入，是不需要解剖学意义上的"完整性"的。中医学人体理论的完整性在于对人体生理病理活动描述和疾病分析需要的完整性。从这个意义上说，保留在疾病分析过程中没有意义的脏腑器官，不是中医学必须的。那么，基于临床实践，为了满足对人体生理病理活动的合理描述和疾病分析的需要，调整中医理论体系中脏腑器官的功能规定和关联关系有什么不可以？试问，在今天的物理学中，还能看到多少牛顿时代物理学的痕迹，亚里士多德时代的物理学更是没有了踪影。但没有人质疑现在的物理学仍然是物理学。

　　当我们摆脱了思想的羁绊，把中医学视为一门科学并且按照科学的规则审视中医理论体系存在的问题时，构建新的理论体系是一件要简单得多的事情，比牛顿构建力学体系、爱因斯坦构建相对论体系、霍金构建量子引力理论。根据对人体生理病理活动和疾病发生发展规律的认识，可以不断调整优化理论的结构，完善理论体系。在发展和完善理论体系的基础上，不断调整优化状态变量（证候），以逐步提升状态变量系统的完备性。而由于符合科学规范的模型具有严谨的逻辑结构，而每一状态变量通常为描述其某方面功能、表征其某方面的属性而引入，保证其相互间的独立性也是比较容易的。

　　中医学中，涉及状态描述系统完备性和独立性的最大的问题是几大辨证体系的统一。脏腑-气血津液辨证适于内伤病的辨证论治，六经、卫气营血、三焦体系的建立显然弥补了脏腑-气血津液辨证在完备性方面的不足。由于对脏腑-气血津液辨证简单地扩展延伸不能满足外感病发生发展规律的描述和治疗分析的需要，因而出现了独立于脏腑-气血津液辨证的其他几个辨证体系。就描述和分析涵盖外感和内伤病的所有的人类疾病来说，其中的每一个体系均不具有完备性，而且不同体系的证候相互间有很多重复和冗余。例如，三焦辨证的中焦湿热与脏腑-气血津液辨证的脾胃湿热的类同，六经辨证的阳明经证和卫气营血辨证的气分证以及脏腑-气血津液辨证中的肺胃热盛证实际上是同一证候。如果在其他自然科学体系中出现类似的问题，需要构建一个更具包容性的体系，使系统对这一部分问题的描述简化、合理而且具有严谨的逻辑结构。这意味着要从整体上解决外感和内伤病疾病发生发展规律的描述和治疗分析，并对几大体系涉及的相近的证候进行结构化的调整，去除冗余。由于中医学不是基于科学规范建立的严格意义上的科学，不具有这种科学发展的理念，以至于中医学几大辨证体系并存的局面延续至今。显然，如果实现了几大辨证体系的统一，这一问题涉及的状态描述体系的完备性和独立性问题自然销声匿迹。

　　中医学从整体层面建立人体模型和状态描述，对模型结构及要引入的状态变量是可以进行顶层设计、整体规划的。而伴随着新的生物标志物不断被发现，精准医学状态变量的引入是一个逐渐拓展的过程。随着新的疾病分类体系所包含的有临床意义的新的生物标志物不断增加，形成的状态描述体系的完备性将会得到不断的提升。而精准医学的新的疾病分类系统要想进化为状态描述系统，重要的是解决不断增加的状态变量相互之间的独立性问题。这意味着随时去除状态变量不独立带来的冗余，使状态变量得到持续的优化。由于精准医学生物标志物的发现是在微观层面的横向拓展，状态描述系统的建立不可能有顶层设计。因此，确保状态变量的独立性只能是在生物标志物的相关性分析的基础上进行去冗处理。

　　美国"全民健康计划"为建立疾病分类体系开发的疾病信息采集系统，是按照统一的数据规范，全方位大规模收集患者健康信息的尝试。方式的实现对生物标志物的相关分析是非常容易的。基于这样的数据进行相关分析，在此基础上去除冗余，并对生物标志物体系进行优化，从而确保疾病分类体系在发展过程中，留下来的生物标志物（状态变量）具有相对的独立性。采用这种方法，确保状态变量的独立性变成了相对容易解决的技术问题。

9.3　基于不同层面的状态描述在调控效应上的差异

　　医学是以预防和治疗疾病为目的建立的应用科学。实用性和临床价值是建立人体模型和状态描述系统首先要考虑的。精准医学从分子层面建立人体的状态描述，其药物及治疗手段研究的参照系，也一定是分子层面的状态变量异常。我们前面提到，人体在分子层面与健康状态相关的变量数量巨大，在发生疾病的情况下，即使只有千万分之一的变量发生异常，其数量也会成百上千。由于药物作用于人体，通常会对不止一个部位或要素发生作用，对未作为标靶的部位或要素，副作用是难以避免的。这一点，目前已被标靶药物研究的现状证实。而即使是将来发展的精准药物，也不能指望对人体的作用部位及作用性质会达到导弹那样的控制精度。精准医学的药物研究无疑会不断寻找更精准的药物。但这里的精准只能是相对于靶点的特定的状态变量的，对副作用的作用点来说绝对不能说精准。而且，当机体多个状态变量异常时，药物针对某个特定状态变量的精准，不意味着对其他异常的状态变量也精准，或者无不良影响。试想，当我们把多个分别具有各自副作用的精准药物同时投给一个患者时，我们能确保其整体的作用只会将靶点的异常向正常拉动，而不会产生多种副作用吗？

　　今天的现代医学还处于对药物作用的把握不精准的时代，对大多数分子层面单一的状态变量异常目前还没有可应用于临床的精准药物。随着精准医学研究的进展，发现的能够称为"精准"的药物数量会得到持续的增长。按照精准医学目前的研究方式，需要同时应用几十种、甚至上百种精准药物的情形将是医学不得不面对的。这实际上就是现代医学目前经常需要"联合用药"的情形，只是随着精准医学的发展，所面临的"联合用药"的规模会越来越大。把多个针对单一的状态变量异常但均有或多或少副作用的药物，在复杂的疾病情况下综合运用，所产生的短期作用、远期作用在很多情况下是不确定的，而且这种不确定性也会呈现"个性化"的趋向。要搞清这些问题，会面临着数以亿计状态变量异常基础上组合爆炸的研究工作量，或许需要多少代人的不懈努力。而即使搞清楚了这些问题，也并不意味着我们就有了"个性化"医疗的可行的解决方案。

　　我们前面谈到，中医学的人体模型和状态描述体系是基于人体宏观整体层面的行为功能建立的。与以微观变量为参照系相比，以宏观状态变量为参照系发展的药物，通常具有调控机体宏观特性和机能的作用，因而具有更广阔的作用域。在中国开展了几十年的对中医学的脏腑、证候的分析研究及中西医结合的临床研究显示，中医学的一个脏腑往往会涉及多个解剖学组织器官的功能活动，中医学的一个证候（状态变量）会涉及微观层面多个要素和变量的异常。因而，研究出来的能够纠正证候异常的药物，其直接作用或间接作用所及，无疑会对微观层面相应的异常的要素和变量发挥治疗作用。而如果从较低层级的微观变量入手，要达到宏观层面的控制效果，意味着要分别研究针对多个微观变量的药物。由于精准药物对人体作用的不唯一和副作用，即使我们找到了与这一宏观变量有关的微观层面的全部变量，分别研究出了针对它们的精准药物并同时给人体服用，也不意味着一定能使宏观变量（证候）的异常向正常状态恢复。原因在于，一方面，微观层面异常的状态变量，未必是引发宏观层面状态变量异常的原因，或许只是宏观变量异常的征象或结果。而不纠正引发宏观变量异常的原因，不可能消除宏观变量的异常，最终也难以使其所针对的微观变量异常得到彻底的纠正。一俟药物的作用消失，就会出现反弹，驱使微观变量恢复原来的异常状态。另一方面，精准药物作用的不唯一性和副作用，使得它产生的全部直接和间接作用的合力难以掌控。而患者个性化的健康状态也会对精准药物联合应用的效果产生个性化的影响。这些均会使精准药物的联合用药的最终结果变得不确定。而对此复杂性科学的研究也早已从理论上给出了明确的结论：对于复杂系统，对高层级的要素的控制，不等于对组成它的低层级的要素控制的简单相加。

关于这一点，也从中医药的现代研究中得到了证明。例如，在中医学中，人参、黄芪最主要的作用是补气。对补气药的现代药理分析研究表明，补气在微观层面通常显示为如下作用：调节糖代谢和脂质代谢，促进蛋白质、DNA、RNA 的合成，增高白蛋白及 γ-球蛋白含量，升高外周白细胞，增加网状内皮系统的吞噬功能，增强细胞免疫和体液免疫功能等等。那么如果我们把分别具有调节糖代谢和脂质代谢，促进蛋白质、DNA、RNA 的生物合成，增加网状内皮系统的吞噬功能，增强细胞免疫和体液免疫功能的多种药物一起服用，能组合出中医补气药的功效吗？对这个问题，无论是基于药理学家的分析研究还是医学家的临床实践，答案是很明确的：不行。显然，把药物研究受控量的层级降低，会大幅度增加研究的复杂性，增大药物作用从宏观角度观察的不确定性。在寻找精准药物方面，与现代医学自下而上的路径相比，中医学自上而下的路径更简单、更有效。研究出来的药物与整体状态的对应，会有更高的精准性。

实际上，中医学针对某个状态变量（证候）的精准药物的研究并不局限于单味中药的研究。中药现代药理研究提示，在中药学中属于具有类似作用的同类药物，在人体内可能会有不同的作用机理。因此，由于作用于不同部位、不同环节药物间的协同效应，在很多情况下，将针对同一病理状态的几种药物一齐运用，比起单独一种药物加大剂量会显示出更好的治疗效果。另一方面，每种药物（或一类药物），可能会有各自的副作用或者中医学中常说的"偏性"。精准药物的研究，不仅要求针对标靶的治疗作用得精准，还要尽量减少副作用，以避免"伤及无辜"。但实际上要找到这样的药并不容易。选择对标靶有较好治疗作用的药物或药物组合而对其副作用进行有效的制约，通常是寻找精准药物更容易的方式，这就是中医学中特有的方剂配伍的基本思路。针对某一特定病理状态的方剂，由于组合了针对标靶不同环节的不同机理的药物，效果通常会比单味药更好。而由于方剂中加入了对主药、辅药副作用（或偏性）制约的佐药，一个好的中药组方，无论是对于标靶还是全身状态，往往会有更好的精准性。

基于复杂性科学的理念，药物组成方剂后，其中的每一种药物并不是单独发挥作用的。有作为方剂组成的药物之间在加工或服用过程的化学反应，也会有每一种药物作用于人体的直接作用和继发反应。这些直接作用或继发反应引发的因果关系链的交织汇聚，使得我们观察到的服药后的反应常常不是组成方剂的药物直接作用的简单相加。药物之间的相互作用会使方剂整体失去一些其中某些药物组分单独应用时具有的作用，而突现出一些其中每一组分都不具有的新作用。人们观察到的方剂的作用往往是其作用于人体内发生的各种直接、间接反应、协同及拮抗作用最后汇聚成的合力的最终效应。这样的过程是不可能通过分析、分解的方法搞清楚的。因此，也需要像研究单味中药一样，把方剂作为一个整体，从它引起的相对于状态描述系统的状态变化去分析研究。

精准医学的核心是"个性化"医疗，最终有望走向基于状态描述系统的状态治疗。而中医学的辨证论治体系恰恰就是基于状态描述的状态治疗，与精准医学要达到的远期目标是基本一致的。只是它目前还没有向下细化到能够将必要的分子层面的异常引入到它的状态描述体系。精准医学以自下而上的方式建立人体状态描述体系，不可能有预先的顶层设计。随着人类对人体认识在微观层面上的横向拓展，随着模型结构的向上整合，会发现有些微观层面的变量对于调控是不必要的，模型某些部分的结构是不合理的。因此，需要按照更合理的结构局部地重构模型，调整状态变量的设置及其相互关联的格局。就像城市各种地下管网的建设一样，如果没有预先的统一规划和设计，各种设施各自独立地铺设安装，肯定会经常出现挖开已铺好的管网按新的规划重新铺设的情形。这意味着要大得多的工作量和社会成本。最重要的是，在这种微观研究未达到完整性之前的漫长过程，研究出来的"精准"药物对整体状态的不精准和副作用，多种"精准"药物联合用药临床效果的不确定性始终是医学不能不面对、又无法妥善解决的问题。

那么，有没有可能把中医学的人体模型和状态描述体系作为实现精准医学长远目标的顶层设计，借助于现代科学的检测技术和分析技术，自上而下建立融汇东西方医学的更精准的人体模型和状态描述体系呢？这或许会成为精准医学的发展进程中人们要思考的重要问题。

第 10 章　走向以整体论和个性化理念
为主流的医学时代

　　如前所述，精准医学从本质上还是基于还原论的理念的。随着精准医学的发展，新的疾病分类体系和标靶药物体系的建立，疾病的综合治疗依然是精准医学不得不面对而且更加难以解决的问题。由于实现在分析基础上整合的前景渺茫，在从微观分析走向整体综合的方式，现代医学将不得不另辟蹊径。

　　20 世纪 70 年代以后，随着"在分析基础上走向整合"的梦幻破灭，现代科学在探索复杂系统应对方法的过程中，逐渐发展起了专注于复杂系统行为规律、建模和调控的复杂性科学。那么，近几百年的发展进程中一直亦步亦趋地紧随着现代科学的发展的现代医学，将如何顺应科学发展的大趋势，实现医学发展模式的转型呢？

10.1　现代医学在复杂性科学的指引下向中医学传统的回归

　　近几百年来，医学的进步与自然科学的进步是几乎同步的，自然科学方法和技术的每一步进展，都会把医学在相关领域的研究向前推进一步。然而，新的科学理念的引进与技术层面的方法、手段的引进不同，它有时会伴随着按照新的理念对这一学科已有知识体系的一定程度的重建。科学家在接受了一种新的科学理念对所在的应用领域的知识体系进行重建的过程中，也就将这种科学理念逐渐固化成为这个领域的新的思维定式。技术层面的方法和手段的引进可以随时随地，多多益善。而方法论层面的科学理念常常会涉及理论的结构，则需要相对的稳定性。按照一种新的理念重构一门学科或领域是需要时间的。应用领域的科学家不可能今天按照一种理念对知识体系重构一遍，明天再按照另一理念，将知识体系推翻再度重建。

　　目前现代医学的知识体系基本是按照 20 世纪 70 年代前主导自然科学的还原论理念指导下构建的。作为现代生物学前沿的系统生物学则是 20 世纪 80 年代以来引入系统科学的理念对传统生物学的重建。走在医学前面的系统生物学，经过 30 多年的研究，极大地深化了人类对生物体动态特性的认识。然而，对于人体这样的开放的复杂巨系统，生物体内的"测不准原理"对分析数据可靠性的致命影响，庞大的数据量和过于复杂的相互关联带来的整合的技术难度，都是从微观综合到宏观的难以逾越的障碍。不管技术手段怎样发达，"在分析基础上重构"的还原论方法用于生命的整合最终都是行不通的。近年来，系统生物学在把整体分解成部分后，对个别部分或链条通过模拟的方法重组取得了成功。但这种在局部或单个链条上的成功要拓展到复杂千百万倍的整体上，对系统生物学家是不可想象的。复杂性造成的生物体整体研究的困难、适应性对实验可重复性的致命影响令科学家们一筹莫展。今天，系统生物学家们似乎已经看到了这门学科的尽头：现代生物学或许到了不得不引进新的科学理念进行再次重建的时候了。

复杂性科学发展到今天，应对复杂系统已经摒弃了早期"分析-重构"方法，开始直面复杂性。基于对系统输入输出的考察，通过"隐喻"和"类比"，从整体层面直接构建系统的性态模型。从方法论角度说，这是向古代整体论科学的回归。不同之处在于，今天的隐喻和类比已不局限于人的思维层面，而是可以基于大数据分析和机器学习，借助计算机仿真来实现。基于模型的状态描述也不会停留在经验的直观水平，可以建立在严格的统计分析的实证基础上。今天，复杂性科学在研究诸如生态系统、地质系统、社会系统等复杂系统的过程中，通常都是采用这样的方法建立仿真模型的。

今天，在复杂性科学的理念逐渐成为主流科学理念的时代，作为一直遵从主流科学的理念，采用不断进步的科学方法和技术手段推进自身发展的现代医学，只能按照今天复杂性科学开创的道路走向整体化：撇开人体的实体结构，采用隐喻和类比等方法，从整体上构建人体的简化模型；运用基于实证的定性与定量相结合的分析方法以及计算机仿真技术，通过对模型的验证和不断完善，最终达到能用于整体把握人体、对人体疾病进行综合控制的理论模型。由此，现代医学未来的整体模型，显然应当具有以下特征：

（1）简单化　模型要容易被人理解、容易构建，就必须尽可能地简单化。简单化首先是层次的简化，即减少层次。作为整体模型，要减少的只能是离整体相对较远的微观层次，因为包含 60 万亿个细胞的动态模型，无论理解还是构建都是不可能的；其次是减少子系统的个数，忽略对整体性能影响不大的相互联系，在保证描述整体的特性和行为所必需的结构前提下，引入的子系统数目尽可能少、相互关联尽可能简单。

（2）与人体的实体结构不存在一一对应　复杂性科学的研究表明，同一功能常常可以由多种不同的结构实现，因此，仅通过对系统外部行为的考察不可能得出关于系统真实的内在结构与实际运行机制的结论。显然，当忽略掉人体的微观层次的结构后，我们就不能指望整体模型与现代医学器官水平的实体模型相对应了。也就是说基于器官和系统水平的结构，现代医学的人体模型已经不能完整地解释人的生理和病理过程了。这意味着现代医学整体模型的子系统的划分不可能按照解剖学的器官和系统，只能按照人体的整体层面的功能。也就是说像中医学一样，整体模型的子系统也是找不到解剖学对应的实体器官的。这样的内部结构已经不是解剖学意义上的人体实体结构，而更像是计算机软件设计中的功能模块，即功能子系统。

（3）从宏观到微观，可以通过观测和实验来验证　作为现代科学分支，现代医学理论的确立是离不开观察和实证的。但这样的理论模型已经不能按从微观到宏观的方法建立实验或统计的描述方法了。只能像理论物理学一样，反过来，先建立某种模型结构，通过相应的规则，建立人体可观测变量与模型状态变量之间的对应关系，使按照模型及相应规则做出的预期能通过观察和实验来验证。

（4）定性和定量相结合，并在建模过程中，引入计算机仿真技术　近年来，在技术层面，现代科学技术的每一步进展，都会在最短的时间内应用于医学领域。定量化技术及计算机仿真技术在出现伊始就在医学检测、诊断治疗方面广泛应用着，只是还没有用于整体模型的构建。整体模型的复杂性和现代医学与现代科学技术的无缝联接，使得在现代医学走向整体化的过程中，定量化和计算机仿真技术的应用成为顺理成章和一种必然。

当我们按照这样一种整体模型的形式和建模程序来审视中医学几千年来形成的人体模型时，我们注意到，简单化、从宏观到微观、与人体的实体结构不存在一一对应，正是中医学人体模型的最重要特征。而模型的可验证性及定量化、计算机仿真技术的应用正是中医学走向现代化的道路上首先要解决的问题。

科学在引领人类对世界的认识回归整体论，起源于古代的中医学恰恰是基于古代整体论的理念和方法建立的。今天，生命科学和医学采用复杂性科学应对复杂系统的方法建立人体模型和状态描述，无疑就是对中医学传统的回归。不同之处在于，引进计算机仿真技术和实证的理念，人体的整体模型和状态描述系统将奠定在严谨的实证基础上。此外，疾病医学发展的检测指标以及卓有成效的治疗方法、精准医学研究发现的有临床意义的个性化指标和标靶药物为整体模型对人体生理病理过程的描述走向纵深以及基于状态描述的治疗奠定了坚实的临床应用基础。

中医学的理论体系是在漫长的古代，医学家同各种危害人类的疾病长期抗争中逐渐形成和完善起来的。它不仅有完整的模型，而且有与模型相适应的疾病信息采集方法、辨证诊断体系和相应的治疗体系。现代医学走向整体化和中医学走向科学化的"殊途同归"提供了一种可能性：中医学几千年发展中逐步建立并完善起来的人体模型，经过科学化、规范化的改造，直接作为现代医学要建立的整体模型雏形。本着"最简可适用原则"，按照现代科学建立模型的规范和发展完善模型的机制，引进定量化技术、现代检测技术和计算机仿真技术，综合中医学的辨证论治与疾病医学、精准医学的检测指标及相应的调控体系，逐步发展一个即体现了整体综合，又可深入到微观层面的人体模型和相应的状态描述体系。以此为基础，实现对人体个性化状态的精准描述和最优调控。

这样一个以基于整体方法建立的人体模型和状态描述为核心的医学体系，将最大限度地融贯中医学和现代医学的知识、经验和技术。它已经超越了东西方医学这样狭窄的地域和文化的概念，将导致医学领域一场前所未有的观念和思维方式的革命。在今天复杂性科学的理念逐渐成为主流科学理念的时代，我们将这一全新的医学体系称之为整体医学。

整体医学这个名词在西方早已有之，但我们今天谈到的整体医学则在 21 世纪的科学环境下被赋予了新的涵义。它是基于复杂性科学的理念和方法、体现了中医学的整体观念与现代科学的实证方法的全新的医学体系。它在整体层面建立人体的功能模型，并基于这个模型实现对患者病理状态的个性化描述和调控。

整体医学依然会沿用传统中医学和复杂性科学的方法，采用隐喻和类比的方式建立反映人生理病理活动的性态模型。但借助现代科学结构分析的理念和方法，它将使模型具有严谨的逻辑结构。并且，借助今天的大数据分析技术和机器学习，模型可通过实证支持下的计算机仿真来实现。整体医学依然会沿用中医学的辨证论治，但通过引进现代科学通行的理念和方法，能够在状态变量的完备性和独立性方面对基于中医证候的状态描述体系进行科学化的完善。整体医学在对人体状态的把握和调控是整体性的、综合的。但本着"最简可适用"的原则，通过引进疾病医学和精准医学发展的检测方法以及对其状态描述有价值的检测指标，它能够将状态描述系统细化，并把现代医学有效的治疗方法纳入其中，从而实现中西医学在应用层面的融合。

生物学领域，在系统生物学出现后，生物学主要被分成了传统生物学和系统生物学两大领域。系统生物学研究并没有涵盖生物学研究的方方面面，而是在传统生物学基础上，通过建模对其进行整体性的研究。它将实验方法和计算方法结合起来，着眼于揭示各部分、各要素之间相互作用、相互影响的动态联系。同样，整体医学也并不会包揽现代医学传统研究领域和精准医学个性化研究的方方面面。但作为一门从整体层面着眼，力求全面把握疾病发展演变及调节控制规律的医学体系，会本着"最简可适用"的原则，致力于将现代医学发现的疾病规律、有效的调控方法纳入整体医学的辨病施治体系。也就是说整体医学会逐渐综合现代医学在传统研究领域取得的与人类疾病调控过程相关的成果，按照整体医学的新理念，逐渐建构一个新的体系。

另一方面，中医学并不是严格按照某种确定的研究方法建构的科学的体系，而是包容了与人体、健康、疾病相关的方方面面的一个"容器"。近代医学从古代传统医学中脱胎出来时，抛弃了传统医学中很多有价值的东西，甚至像在给孩子洗完澡倒脏水时，把盆里的孩子与脏水一起倒掉了。整体医学当然也不可能包罗传统中医学的方方面面，但它的出现与近代医学从传统医学的脱胎过程有着显著的不同。它是在继承中医学核心的方法论和理论体系的基础上，基于科学理念建构的一个新的医学体系。

作为奠定在中医学、现代医学基础上的新的医学体系，它会涉及对人体和疾病研究的方方面面，诸如：

（1）人体模型、病因模型、药物模型、方剂模型的建构及完善；

（2）状态描述体系的建构及状态辨识方法的完善；

（3）疾病分类体系的建构及疾病诊断方法的完善；

（4）在各种因素的作用下，机体状态的演变规律；

（5）基于状态调控的一般规律和针对特定状态变量、特定机体状态的调控方法；

（6）与人类健康相关的环境模型、时空模型的建构以及基于模型探索环境对人体健康的影响。

本章的以下内容，将对其中的几个方面作有限度的展开论述。

10.2　整体医学的人体观和人体模型的建构

与传统中医学和现代医学一样，整体医学的研究是以人体为中心展开的。其向上层面可涉及到人赖以生存的自然环境、社会环境；其向下层面则是组成人体的各个组成部分。整体医学的研究采用的是整体方法，即在不割裂部分与整体的动态联系的情况下进行研究考察，以期建立反映人体整体特性和行为规律的动态模型。它可以直接引进传统中医学的整体模型作为整体医学的模型，但这个模型绝不是整体医学的最终模型，而是随时可能根据实证检验结果，不断进行修改和完善的过渡模型。

如前所述，按整体方法建立的模型，也分部分，也有内部结构，但它们绝对不是解剖学意义的部分和内部实体结构。由于从整体考察，更关注的是各部分的功能之间的关联。因此，这里的部分实际上是功能子系统，就像是计算机软件"面向对象的程序设计"中的功能模块。这种建模方法不仅在古代的传统中医学中应用着，在当代自然科学许多领域理论模型的构建均是采用这样的方法。20 世纪 90 年代，美国的圣菲研究所建立复杂适应系统理论模型也是采用这种方法。

也像传统中医学一样，要使模型易于为人们理解，它的功能子系统的划分就不可能完全脱离人体的实体器官和形态结构，也不可能完全脱离人们日常生活的经验。当整体医学模型的子系统的名称和某些概念与人体解剖学、生理学揭示的现实人体一致时，我们一定要清醒，这些名词和概念代表的与它们在解剖学和生理学里的涵义可能不一样或不完全一样。正如，在解剖学上承担泵血、推动血液环流全身的心脏，在中医学中被赋予了"藏神"，主持人的精神意识思维活动的功能；在解剖学上作为免疫器官的脾脏，被赋予了主持人体饮食物的吸收和吸收后的精华的转运敷布的功能。

从这个意义上来说，整体医学建立的人体模型类似理论物理学完全凭科学家的想象力构造的关于原子结构的概念模型。借助这个原子模型，人们能够解释原子的特性，并对原子的行为作出比较准确的预测。至于在高倍的电子显微镜下，原子内部的实际结构怎样并没有太大关系。同样，借助这样的模型，整体医学能够对人体的基本生理病理过程形成一套相对完整的解释，也能够将它用于疾病分析和疾病发展转归的预测，并有效地指导临床的治疗过程。采用从整体上建立系统功能模型的方法，即使我们不了解现实系统实际的内部结构，我们仍然能够把握系统的特性，对系统的行为规律进行准确的预测，并对其进行有效的控制。这就是中医学历几千年而不衰，在现代科学迅猛发展的今天，仍放射出夺目光彩的原因所在。

现代控制论的研究表明，仅从系统在外界因素影响下的反应进行考察建立起来的整体模型，由于考察的影响因素不同，观察到的系统行为不同，得出的内部结构会有不同；即使考察的影响因素相同，观察到的系统行为相同，不同的研究者也可能会引入不同的结构，建立不同的模型。由此，在自然科学许多领域的发展进程中，存在着一个以上模型并存的阶段，如光学领域 17 世纪初延续至 20 世纪初的光的波动模型和粒子模型并存的局面；20 世纪初至今，理论物理学中量子力学与相对论并存的局面。而在中医学中，并存的脏腑–气血津液辨证模型和六经辨证、卫气营血辨证、三焦辨证体系，至今仍各自独立地用于不同范围的疾病分析。

一般地讲，将几个涵盖范围小的模型整合成一个涵盖范围更大的模型，拓展了人们的视野，使人们对客观对象的认识更深入了，对它的掌控也会更有效。物理学中，光的"波动说"与"粒子说"之争至二十世纪初以光的"波粒二象性"告终。光的"波粒二象性"模型的建立，导致了 20 世纪物理学的重大成就——量子力学的诞生，极大地深化了人们对微观世界的认识，也成就了 20 世纪科学技术突飞猛进的发展。而在物理学的更大的视野中，相对论向人们展示了现实世界的宇观图景，量子力学向人们展示了现实世界的微观图像。但现实世界是微观和宏观的统一体。因此，建立一个能将宇观世界与微观世界统一的"统一场论"，是现代物理学家们孜孜以求的梦想。它将引发物理学史上空前的突破，从深度和广度上极大地推进人类对自然界的认识。

同样，如果将中医学中现有的几大辨证模型合而为一，无疑可以深化人们对人体生理病理规律的认识，使中医学对人体疾病的综合分析和控制能力提升到一个更高的层次。因此，整体医学可以引进传统中医学的人体模型作为模型研究的出发点；更好的选择是建构一个能将中医学中现有的几大辨证模型合而为一的具有更大包容性的整体模型，作为整体医学人体模型研究的基点。

整体医学是从整体角度研究人体的生理活动规律及与环境的相互作用规律，研究疾病在整体的发生发展规律和调节控制方法的理论医学体系。与现代医学不同，它并不着眼于揭示人体的实体结构和生理病理过程的实际机制，而是通过对人体生理病理活动的动态考察，从功能角度揭示人体和疾病的内在规律，从而对人的生命过程和疾病过程进行准确的预测和全面的调节控制。

在医学领域，所谓学科的差异，实质上只是人体观的差异，而后的一切研究和控制方法都是基于人体观的。整体医学的人体观是：

人体是一个具有高度自组织、自适应、自调节能力的生命有机体，是一个具有非线性、时变和随机、模糊性的开放的复杂巨系统。人体各部分之间、人体与外界环境（包括自然界和社会）之间相互联系、相互制约，形成一个不可分割的整体。人体系统是由一批具有不同功能的子系统构成的，各子系统之间通过多种不同的方式相互联系、相互制约，维持着人体的生命过程。如果我们规定，每一子系统的功能状态由一组状态变量来表征，则所有子系统的全部状态变量的集合就构成了人体的状态空间。人体的状态是由其初态、人体本身的特性以及外界输入共同决定的，而人体任何形态、功能、主观感觉及客观检测指标方面的变化作为人体的输出，则是由人体的状态和输入的组合决定的。

在正常情况下，人体各子系统之间相互联系、相互制约，人体的调节机构针对外界的环境变化作出相应的反应，维持着人体内部、人体与外界环境间相对稳定的动态平衡，人体系统按照特定的生、长、壮、老程序完成生命过程。疾病就意味着各子系统之间、人体与外界环境之间的这种平衡被打破，系统的某些状态变量偏离了正常范围，系统的运动偏离了正常的生命程序。如果用 $X_1^0(t)$, $X_2^0(t)$, $\cdots$, $X_n^0(t)$ 表示机体的正常状态，则疾病可用 $|X_1(t)-X_1^0(t)|$, $|X_2(t)-X_2^0(t)|$, $\cdots$, $|X_n(t)-X_n^0(t)|$ 来描述，而正常的生命程序与病理生命程序便分别是 $f[X_1^0(t), X_2^0(t), \cdots, X_n^0(t)]$ 和 $g[X_1(t), X_2(t), \cdots, X_n(t)]$。显然，调节和控制的任务就是通过适当地改变人体系统的输入（如服药、针灸、注射、物理治疗、心理治疗等）进行干预：

使 $|X_i(t)-X_i^0(t)| < \varepsilon$（$i$=1, 2, $\cdots$, n）

使 $|f(X_1^0(t), X_2^0(t), \cdots, X_n^0(t))-g(X_1(t), X_2(t), \cdots, X_n(t))| < \varepsilon$

即恢复人体各子系统之间、人体与外界环境之间的稳态平衡，恢复人体正常的生命程序。

10.3　整体医学的状态描述方法

我们把人在生命过程中，从外界环境以主动或被动的方式摄入和获取的能量、物质和信息统称为人体的输入，包括自然界和社会对人体的影响、人体为生存需要而从外界摄取的能量和物质以及为了调节人体的状态和控制疾病的走向而作的人为干预；我们把人在生命过程中向环境释出的各种能量、物质和信息统称为人体的输出，包括人正常新陈代谢的排出物、病理产物，人能表述出来的主观感觉（症状），能从其外部及行为中观测到的各种体征和检测指标。这里，我们把人体输出中各种可感觉、可观测的量统称为人体内部状态的表象。

整体医学的人体模型是按照一定的规则，把模型中的状态变量与人们所能感觉和观测到的表象联系在一起的，由此，依据模型就可对人体在各种输入作用下不同的机体状态的输出进行预测，并依据输入输出间的对应关系，对模型进行验证和完善化。

10.3.1　人体状态的描述：状态变量与状态空间

通常，整体模型归结为实证的观察和实验是按一定的规则进行的。如将人体划分为不同的子系统后，表征每个子系统的功能状态要引入相应的状态变量。进而建立状态变量与人体可感觉/可观测/可检测的表象变量之间的对应关系，这样就可以通过模型对机体的状态进行描述了。如观察到人体在时刻 t 出现的表象群，依据表象系统与状态变量系统的对应关系，即可确定相应的状态变量 Xi 所处的状态区间 $Xi(t)$，从而确定机体的状态 $X(t)$：

$X(t)=\{ X_1(t)，X_2(t)，\cdots，X_n(t)\}$

[其中，$X_i(t)$，$(i=1, 2, \cdots, n)$表示状态变量 Xi 在 t 时刻所取的特征值或所处的状态区间。]

而由各状态变量间的相互关系、各种外界输入对人体状态变量系统的影响，又可推测其状态的变化趋向。由此就可依据模型分析理解和把握人体的生理病理过程，指导对其有效地调节和控制了。

中医学几千年来一直应用而行之有效的辨证论治体系就是按照这样的方法建立的。中医学中单一的基本证候，如心气虚，通常指的是一个状态变量的病理状态区间，如上篇第4章第4.4所述。由一个以上基本证候组合的复合证候，如气血两虚、阴阳两虚，则是指一个以上状态变量的病理状态区间组合而成的状态子空间。而确定了每一状态变量在某时刻的状态区间，由所有状态变量在该时刻的状态区间组成的一组数值，就唯一地确定了人体在该时刻所处的状态子空间。

从整体层面建立人体模型及状态描述，模型通常只有两个层面，系统整体层面和子系统层面。相应地，自然也只有两个层面的状态变量，如描述整体层面的状态变量有气虚、血虚、气滞等；描述子系统层面的状态变量有肺气虚、心血虚、肝气郁滞等。整体层面的状态变量的总和组成了人体整体层面的状态空间，子系统层面的状态变量的总和则组成了子系统层面的人体状态空间。中医学由于在古代建构模型的过程中，引入了脏腑器官的子系统，形成了两个层面的状态描述；在其他传统医学，描述人体的状态通常只有一个层面，如古希腊医学"四体液说"的血液、黏液、黄胆汁、黑胆汁；古印度医学中的地、水、火、风、韩国医学的太阴、太阳、少阴、少阳。

今天，在现代医学，仅仅了解了疾病的病因、病位、病理，还远不能确知疾病在人体的发生、发展和转化趋向，也远达不到对那些具有一定程度个性化特征的疾病进行有效的治疗。在生理学研究中，人类个体在生理状态下对外界刺激的反应和适应上的差异被归咎于体质不同。在发病学和病理学中，人类个体对某些致病因子的易感性和疾病发展的倾向性的不同被归咎于体质的差异。在疾病的治疗和疗效分析中，人类个体对药物和治疗方法的反应和疗效的差异亦被认为是体质所成的。精准医学展示了人类从微观层面有效把控个性化差异的前景。而在整体层面，如何描述人的体质，如何辨析体质的差异，又如何因应体质不同进行个性化的治疗呢？

20 世纪 70 年代以来，以王琦教授为代表的中医界有识之士注意到：以传统中医的辨证论治体系为基础，有可能建立人类体质的描述和调控体系。在王琦教授及其研究团队 30 多年的不懈努力下，中医体质研究持续推进着对人类体质分型的认识与调控方法的完善。2009 年由国家中医药管理局主持，中华中医药学会制定了《中医体质分类与判定》标准。自此，中医体质学说开始走向标准化，得到了中医界的普遍认可，也在世界范围内引起了医学界的关注。

《中医体质分类与判定》标准将体质分为平和质、气虚质、阴虚质、阳虚质、气郁质、血瘀质、痰湿质、湿热质、特禀质九个基本类型。显而易见，这一体质分型标准基本上是以中医的证候分型为基础的。其中，平和体质是人正常无偏颇的状态；气虚、阴虚、阳虚、气郁、血瘀、痰湿、湿热体质是基于中医辨证论治体系的证候引入的；唯有特禀体质较为特殊，是基于描述现代医学中的过敏状态而设立的。

按照科学的理念，对事物同一层次的要素进行分类，通常每次只能采用一个原则。因为如果同时采用两个或以上原则，按一个原则应当归属某一类的事物，而按另一原则却应当分到不同的类别中。这样的分类体系难免会出现矛盾、重复之处，很难具有严谨的逻辑性。

在现代医学中，血型是对血液分类的方法，通常是基于对红细胞的分型。人类目前已经发现并为国际输血协会承认的血型系统有 30 种，而其中又以 ABO 血型系统和 Rh 血型系统（恒河猴因子）最为重要。ABO 血型系统是基于人红细胞表面有无 A 型和/或 B 型抗原的不同组合，分成了 A、B、O、AB 四种血型；Rh 血型系统则是基于人类红细胞上有无有 Rh 抗原（恒河猴因子），而分成了 Rh^+、Rh^- 两种血型。显然，ABO 血型系统与 Rh 血型系统是基于两种不同的分类原则构建的相互独立的血型分类系统。试想，如果有人将两种分类方法形成的血型组合成包括 A、B、O、AB、Rh^+ 五种血型的血型系统，一定会让有医学常识的人感到莫名其妙。中华中医药学会目前推行的体质分类标准就是类似这样一个分类系统。

在这个《标准》中，平和质、气虚质、阴虚质、阳虚质、气郁质、血瘀质、痰湿质、湿热质八种体质是相对独立的，而特禀质却不具有这样的独立性。中医治疗过敏性疾病的经验显示，对过敏患者依然需要在辨证基础上因人而异地制定治疗方案，才能收到好的效果。中医学中，整体层面的证候能清晰地分类并描述患者整体层面的个性化差异，显然是可以用于分类和描述人类与健康相关的体质的。而中医学几千年发展的针对这些证候的治疗方法，显然可以对相应的体质类型以及它们的组合进行有效的调控。但特禀质的引入，"一粒老鼠屎坏了一锅粥"，使得用于描述人类体质的体系变得不伦不类，失去了严谨的科学性。正是意识到《标准》的重大缺陷和所带来的混乱，2013 年 7 月，"基于整体论医学的体质医学的发展走向"一文提出的 10 种体质分型，舍弃了《标准》中的特禀体质，增加了血虚和火热两种体质类型。当然，最终用怎样一批基本证候描述人类的体质较为恰当，取决于整体层面状态变量（证候）体系的完备性、独立性以及是否满足了"最简可适用"的原则。而在满足上述条件的整体层面的状态变量（证候）中，只有具有一定程度稳定性的状态变量才可能用于描述人的体质。而像描述外感病或危急病症的证候由于不具备足够的稳定性，显然不适于描述人类体质。

人体整体水平的证候以及所有脏腑器官组织涉及的全部状态变量的集合，就构成了人体状态的描述体系，大约有100多个状态变量。临床诊症时，只要通过患者出现的症状、体征，辨识出了其中有异常的状态变量，就可以全面地了解患者的健康状态。

将对人体状态的描述分层次是非常有意义的。对整体层面的状态的辨识（体质辨识）有助于对患者健康状态的整体把握，而子系统层面的状态辨识，又使我们对患者的疾病所在有进一步的细化。重要的在于，整体层面的状态与子系统层面的状态变量是相互关联的。如整体层面的气虚与子系统层面的肺气虚、脾气虚、心气虚、肾气虚是有关联的。两个层面的状态辨识既显示了整体层面的状态偏离，同时也显示出这些偏离主要影响到哪个子系统的功能。针对整体层面的状态变量进行治疗减少了分别针对子系统层面多个子系统异常进行治疗复杂性，同时又体现了治疗对发生病变子系统的针对性。由此，治疗方案的制定容易做到详略得当，既突出了重点，又可照顾全面。

在自然科学中，针对一些相对简单的系统，状态变量通常是一些可以直接检测或观测的变量。但在人体这样一个多层次、各部分机能密切相关的复杂的生命有机体，从宏观层面描述整体系统或子系统功能和属性的状态变量与可感觉或可观测的表象系统（包括症状、体征和检测指标）的关联常常呈现为多对多的网络关系。即一个状态变量与多个表象变量关联，而一个表象又通常会关联到多个不同的状态变量。由此，状态变量的异常与表象的出现常常不具有一一对应的特异性。每一状态变量的每一状态区间都对应着一组由症状、体征和检测指标组成的表象，其中每一表象与所对应的状态变量的状态区间的关联都是呈现为一定的统计确定性，而一一对应的特异性反而成了比较少出现的特例。

定义状态变量每一状态区间的最基本的表象是在构思模型、引入状态变量时确定的，如心阳虚，在中医学中是以心悸、怔忡、畏寒、肢冷这几个最基本的症状表象界定的；心血虚在则是以失眠、多梦、健忘、心悸、怔忡、面色苍白几个最基本的症状表象界定。有了这样一批状态变量，并且建立了每一状态变量的状态区间与人体可观测表象之间的对应关系，临床上根据这些临床表现就可确定哪一状态变量偏离了正常状态，偏离的方向和程度，从而确定机体的状态。

10.3.2　状态变量与表象信息对应关系的建立

状态变量是依据对人体生理病理现象的初步考察引入的。在引入之初，状态变量的一个状态区间只是由几个基本的表象来定义的。科学总是力求寻找确定性的，这里就是要寻找与状态变量存在线性对应关系的人体可观测变量。但中医学几千年的经验告诉我们：在人体这样一个各部分机能密切相关的整体，要找到与状态变量在定性上有一一对应的确定性关联的可观测变量是非常困难的，更不要说定量的线性关系。这样，仅由最初定义状态变量的基本表象就很难准确地确定偏离正常状态的状态变量及其所处的状态区间，也就是要准确地辨识患者的证候并不是一件容易的事。近几十年来，一直阻碍中医理论现代化、中药现代化、中医检测技术现代化研究的瓶颈就是中医证候辨识的标准化、客观化问题。

为此，就需要借助统计学的方法或者定性和定量相结合的方法，通过更广泛范围的临床观察，寻找对状态变量辨识有意义的人体可观测变量。

现代医学引入先进的检测仪器，采用定性和定量相结合的方法，疾病的诊断在一定程度上可以说是有相对准确、客观的标准的。整体医学构建人体的整体模型，状态变量的状态区间（证候）与人体可观测变量对应关系的标准化、客观化也是不得不面对并且解决的问题。近几十年来，系统科学、复杂性科学的发展，从 20 世纪 80 年代开始的中医专家系统的研究，已经为这一问题的解决提供了理论和实践依据：在专家经验的基础上，采用定性和定量相结合的方法，利用计算机仿真技术，人机结合，通过反复的迭代验证和实践验证，建立起每一证候与人体可观测变量之间对应关系的数学模型。具体的步骤是这样的：

1）扩充确定状态变量的状态区间（证候）所需观测的表象变量集合，引入一批特异性较高的客观指标

要找出一批与某一状态变量的某一状态区间相对应的表象，对医学界来说，并非一件很容易的事，需要大量的临床统计和科学实验。比如我们要确定与第 4 章表 4.5 中 H_{21} 心气虚这一状态区间（证候）密切相关的表象，我们这样来设计试验：由于心气虚是依据心悸、气短、乏力、活动后尤甚、面色㿠白这几个基本表象定义的，那么我们就统计一大批具有上述表象的病例，选择适当的手段对这些患者进行检测。如测心率、血压、心电图、肢端复温时间、心脏造影等，并对检测结果进行统计学处理。计算当心气虚这一状态区间确诊时，每一项检测指标出现的条件概率 $P(\omega/H_{21})$。可以限定：这些患者中，只有后来采用补益心气的方法治疗有效的人才有统计意义。如发现心率减慢，稍活动则心动过速，血压偏低、压差小，心电图低电压，影像学显示心脏扩大等指标在这批患者中出现的概率较大，就可以把这些指标作为确定心气虚的待选的可观测变量。

2）通过统计分析和实验，确定这些可观测指标对相应的状态变量的状态区间（证候）的诊断意义

在筛选出一批对确定状态变量的状态有意义的可观测变量和相应的检测方法后，进而，就可以基于对患者进行这些方法的检测结果计算上述每一表象出现时确诊为心气虚的条件概率 $P(H_{21}/\omega)$。其中，$P(\omega/H_{21})$ 较大的检测指标往往对解释病理有意义，而 $P(H_{21}/\omega)$ 较大的检测指标对确定证候心气虚 H_{21} 的意义较大。从上述一正一反两个回合的试验中可以筛选出一批 $P(\omega/H_{21})$ 较大和一批 $P(H_{21}/\omega)$ 较大的检测指标，补充进确定心气虚 H_{21} 的表象集合。这里所述的一正一反两个回合的试验，在现实的研究过程中体现为针对同一批临床案例的两种不同的统计算法。综合两种算法筛选出的与状态变量关联度较大的表象变量，补充进入状态变量特定状态区间对应的表象集，作为其诊断的表象依据，这样，状态变量与表象系统的对应就要比以前精确、客观了。

状态变量的状态区间与人体可观测指标的关联程度有时是可以量化的。如现代医学的血压、心率、转氨酶、甲胎蛋白含量等检测指标。整体医学在建立人体整体模型中也会引入一些对状态辨识有意义的可定量化的仪器检测指标。由此，对表象的收集与辨识不仅存在是否出现的确定性，也存在对出现的程度进行量度的程度性。

有些可观测指标是相应证候成立的必要条件，如咽喉疼痛之于外感风热；有些可观测指标则是以概率形式与相应的证候对应，如心悸、失眠之于心气虚。对于定量的检测指标，可以建立这些指标的量度值与状态变量程度间的线性关联关系（如果有的话）；亦可以将它们分成数个区间，从而将定量问题转化为定性问题进行处理。对于定性指标，则可依据其出现时对确定相应状态条件概率，将其对该状态变量（证候）的诊断意义定量化。在实际的表象分析过程中，逻辑算法与定量算法通常是根据表象与特定证候关联的具体情况进行选择或结合运用的。

由此，就可确定了依据人体的可感觉/可观测变量确定状态变量状态区间（证候）的基本规则和算法。进而就可以依据这些规则和算法，借助人工智能技术，采用机器学习或人（专家判断）机结合方式，通过计算机仿真技术的迭代推演，验证证候的诊断模型。并在验证过程中，通过不断地修改规则和算法，使依据模型做出的证候辨识的准确性达到满意的程度。

整体医学采用的可感觉、可观测变量有症状、体征，并且将来也会有借助现代科学（包括现代医学）发展的各种检测手段。在对人体状态的把握上，它会尽可能寻找一些与状态变量有直接对应关系、对确定机体某种状态意义较大且比症状和体征相对更客观的可观测变量。如影像学检测的心脏肥大、心电图检测的低电压是否可作为心气虚、心阳虚的可观测变量；血液黏稠度、心血管造影的栓塞是否可作为心血瘀阻的可观测变量等，都将是整体医学引进可观测变量时值得研究的问题。这就是说，整体医学将综合传统中医学和现代医学的所有可利用的检测手段，在传统中医学证候体系基础上，建立更客观、更精准、包含定性和定量分析的可测变量系统。并运用逻辑的、统计的和模糊数学的方法，使可观测变量与模型状态变量的对应关系更加准确化。在此基础上，采用科学的实证原则，引进计算机仿真和人工智能技术，在依据经验和实践的验证中，不断修改并完善这个模型。在不久的将来，使这个整体模型成为可用受控试验验证的严格科学化的理论模型。

将疾病过程中收集的信息，由症状、体征这些人体的外部信息延伸到需要用仪器检测的人体内部信息，包括血液、排泄物的分析，生物电以及人体内部的影像信息等，其意义远不局限于对疾病信息检测的客观化，精准化。这意味着整体医学的科学化的性态模型将构建在人的实体结构、功能基础上。就像复杂性科学中，科学家用描述自组织临界态的形成及特点的"沙堆模型"揭示的沙堆的形成和坍塌过程，通过隐喻和类比的方式，科学地再现了地震、森林火灾、生物灭绝、甚至城市交通中的塞车过程中都会出现的幂次律规律。整体医学则是利用通过隐喻和类比构建的性态模型揭示疾病过程中人体状态演变的规律，并可以据此对疾病的走向进行预测，指导病理状态的调控过程。

显然，在整体医学的状态医学架构下，作为现代医学理论基础的解剖学、组织学、生理学、生物化学、细胞学、分子生物学均没有了理论意义。人体只是整体医学对人体病理状态的辨识过程中需要收集的症状、体征和检测指标的载体而已。这些基础学科构建的知识体系的作用仅存在于发现这些检测指标的过程。当然，整体医学对人体健康状态和疾病过程的认识并不局限于状态医学。我们后面将会看到，在整体医学的疾病医学中，现代医学这些基础学科构建的知识体系仍然会存在并发挥作用。而在整体医学的架构下，它只是作为状态医学不足的补充。它的定位及发挥作用的方式会与今天有很大的不同。

10.3.3　表象系统的规范化

要在定性定量的基础上建立状态变量系统和表象变量系统的对应关系，一个必不可少的前提是，必须对表象系统进行规范化。如前所述，表象包含患者的各种主观感觉、医者可以观测到的各种体征和需要科学仪器才能检测的各种指标和影像。因此，表象的规范化包括对患者各种主观感觉描述的准确化、程度分级，对医者观察、感知到的信息的定性界定、定量分级和各种客观的仪器检测方法和指标的引入。在这方面，现代医学对各种疾病的各个阶段的临床表现逐渐建立了一套详尽的描述，并发展了一套相对规范的诊断标准体系。

虽然是同一个时间发生在同一个人体，但确诊疾病和辨识证候所需的表象信息通常是不同或不尽相同的，也就是说，对确诊疾病有意义的症状、体征和检测指标对确定相对于模型的状态变量的状态（证候）不一定有意义，反之亦然。如区分慢性胃炎和胃溃疡，对于胃痛的性质人们关心是饱食后痛还是饥饿时痛；而为辨识脾胃的寒热虚实以及气滞血瘀的属性，医者对胃痛的性质则更关心是胀痛还是刺痛，是喜温喜按还是胀满拒按。为此，也要发展一套对证候辨识有意义的包含症状、体征和仪器检测指标在内的表象系统。而这样一个系统可以参照现代医学建立诊断标准的过程，采用定性描述和定量分析相结合的方法来建立。

病者可以感觉、医者可以观察感触和可能通过仪器检测的表象信息从可识别程度上可分为三类：一类是可以在一定精确程度上定量化的明确信息，如血压、心率、体温等；另一类是以有、无这种逻辑形式出现，而其程度是不可精确量化的，如头痛、头晕、恶心等症状；还有一类不仅程度上不可精确量化，就是其出现与否也是不能准确确定的，如舌象、脉象、面色等。后两类我们称为模糊信息。

表象系统的规范化是指给出每一表象统一的命名、定义，确定其质的特征和量的范围。明确信息是不言自明的，困难的是如何把握这些模糊信息。

前一类模糊信息尽管不可能精确量化，但通过对其特征的规定，对其程度的逻辑分级，还是可把它近似地看作明确信息处理的。

如心脏杂音依性质可以分为"隆隆样""吹风样"等不同种类，依程度可粗略地分成六级：

Ⅰ级：声调极弱，短暂，需仔细听诊才能听到；

Ⅱ级：声音柔和，所占时限不太长，较易听到；

Ⅲ级：中等强度，易听到；

Ⅳ级：声音响亮，极易听到；

Ⅴ级：声音很响，粗糙，时限长，但当听诊器整个胸端稍离开胸壁即听不到；

Ⅵ级：声音极响，把听诊器整个胸端稍离开胸壁仍可听到。

胃痛的程度可更粗略地分成三级：

Ⅰ级：隐隐作痛，不适，但不影响一般活动；

Ⅱ级：疼痛较重，体位受限，影响一般活动；

Ⅲ级：疼痛剧烈，号叫打滚，难以忍受。

对后一类模糊信息的把握，是通过把其分解成一组更基本的变量。如脉象可由脉率、搏动幅度、波形拐点位置、各谐波幅值等一批变量来表征。由此，这些基本变量的全体就构成了脉象空间，其中每一种脉象便是定义在脉象空间的一个模糊子集。对脉象的定性把握可通过对每一基本变量作粗略分级，进而确定每一基本变量对与之相关的各个脉象子集的相关程度，然后用模糊数学的方法解决。对其定量描述则可通过从这些基本变量中，对每一个脉象子集找出一组特征变量，然后建立每一脉象的程度与这些特征变量之间的函数关系解决。这正是目前中医学脉象检测分析仪器研究中人们通常尝试采用的方法。采用这种方法或应用这种方法研究出来的仪器，将模糊信息经过处理后，便可在一定精确程度上，能将它们像明确信息一样定性定量地把握了。

然而，用基本变量描述脉象特征，也存在基本变量的完备性和独立性问题。只要科学技术能够实现检测的基本变量不足以描述脉象的全部特征，这个基本变量集就是不完备的。也就是说在这些技术手段的支持下还不足以完全识别脉象。此外，在不同人身上的相同脉象可能体现为依赖人类感知的"意象"的相似性，这种相似性有时是难以通过客观的检测方法抽取其相似的特征的。也就是说，采用客观的检测方法，通过解析特征、特征合成再现中医传统的脉象，从技术上是很困难的。

10.4　整体医学的病因模型及与现代医学病因学的整合

如前所述，中医学对病因的认识是建立在病因引起的机体反应状态上的。通过对致病因素作用于人体后引起的人体状态变化，采用隐喻和类比的方法建立描述致病因素特征和致病作用的性态模型。风、寒、暑、湿、燥、火"六淫"的病因模型就是这样建立起来的。采用复杂性科学建模方法建立病因的模型，是整体医学认识致病因素的主流方法。如前所述，整体医学对人体状态的把握，是通过在模型基础上引入描述其功能及属性的状态变量实现的。而对状态变量状态（证候）的把握，则是在建立了状态变量和表象变量间的关联关系，通过辨析患者临床出现的表象去实现。同样，将对致病因素的认识建立在人体的反应状态上，亦需要对人体的反应状态进行描述和区分。由此，也需要引入状态变量，建立状态变量与相关的表象的关联关系。

基于机体的反应状态把握病因，相应的对因药物研究自然是以病因引发的机体反应状态为参照系的。由此找到的针对病因体的有效药物无疑是可以纠正相应的反应状态的，但通常也会对病原体产生直接或间接的杀灭或灭活作用。如前所述，采用这样的方法，即使我们对导致疾病的实际的病原体一无所知，也没有选用确切可以杀灭致病因素的药物，我们还是可以改善致病因素导致的机体的病理状态，从而达到治疗疾病的目的。

在针对在人体内能够存活的病原体的治疗方法中，抗生素是现代医学治疗方法中发展最成熟的领域，如针对微生物（包括细菌、真菌等）发展的抗生素。那么，怎样才能将现代医学发展的这些确有实效的治疗方法纳入整体医学的临床医学体系呢？有两种方式，一种方式是通过对病因模型的细化，另一种方式则是通过将这些致病因素纳入整体医学的疾病医学体系。

　　对病因模型的细化可以通过以下的方式进行。如果某种病原体侵犯人体初期人群出现的各种表象群完全包含在由病因模型描述的某种致病因素的表象群内，则这种病原体可作为该致病因素的一个亚型。例如，假若 SARS 病毒侵犯人体引发的初期的反应状态（表象群）完全涵盖在外感风热对应的表象群中，换句话说，SARS 病毒侵袭人体初期出现的表象集合是外感风热对应的表象集合的一个子集，则冠状病毒则可作为外感风热病邪的一个亚型。由此，就可实现"审证求因"建立的病因模型的细化。

　　但通常的情况是，SARS 病毒侵犯人体，在不同的个体出现的反应状态会有不同的差异。有的表现为外感风热，仅出现发热、头痛、咽痛、咳嗽等症状；有的表现为表寒里热，在出现发热、咽痛的同时，亦有怕冷、寒战、身痛等临床表现；亦有人同时会出现呕吐、腹泻等脾胃湿热和大肠湿热等证候对应的临床表现。也就是说，冠状病毒引发的机体反应状态（证候）是不唯一的。由此，这种情况就不能采用细化外感风热证候的方式。

　　如前所述，中医学的临床实践自古以来都是辨证论治和辨病论治相结合进行的。在 4 轴心的现代疾病分类体系中，很多疾病就是基于致病因素规定的，如结核病、伤寒病等。关于这些疾病的内容涵盖对致病因素本身的分析研究，引发疾病初期的临床表现和发生发展规律的研究以及对因治疗方法的研究等，已经形成了详尽的知识体系。而将这些疾病知识和治疗方法纳入整体医学体系所要做的，是将这类疾病纳入整体医学的疾病分类体系。由此即可实现在整体医学架构下，针对病理状态的个性化治疗与针对特定病因引发的疾病治疗的有机结合。而将现代医学的疾病纳入整体医学疾病体系的问题，我们将在后面作进一步的讨论。

　　前述在人体内能够存活的致病因素除了微生物，还有寄生虫，统称为生物性致病因素。微生物的特点是：可以传播、引起免疫、可用热力或化学消毒剂杀灭。微生物中常见的有细菌、病毒、支原体、立克次体、螺旋体、衣原体、真菌，如人类常见的结核、痢疾、破伤风、痈和疖等疾病都是由各种不同细菌引起的。由病毒引起的传染病比细菌还多，如病毒性肝炎、麻疹、流行性感冒等；斑疹伤寒、恙虫病由立克次体引起；由螺旋体致病的有回归热、梅毒、钩端螺旋体病等。寄生虫可分为原虫和蠕虫两类，原虫是单细胞动物，比细菌大，须用光学显微镜才能看清，因原虫引起的疾病有疟疾、黑热病、阿米巴痢疾、滴虫性阴道炎等；蠕虫是多细胞动物，已有器官分化，一般肉眼可见，如蛔虫、蛲虫病、姜片虫、血吸虫、肝吸虫、绦虫等。

　　除了生物性致病因素外，现代医学对致病因素的研究还包括：

　　（1）物理性致病因素　刀割、尖刺、压砸、挫伤、枪炮伤、虫兽咬伤、烧伤、冻伤、游离辐射、噪音、振动、触电和放射线损伤等等都属于物理性的致病因素。

　　（2）化学性致病因素　食物中毒、蛇毒和煤气中毒等都是化学因素在起作用。在工农业生产劳动中接触到某些物质，如苯、铅和有机磷农药等以气体、粉尘或液体等形态散布到周围环境中，在一定条件下会使人中毒而致病。

　　（3）营养缺乏　人体所需要的营养物质，有水、糖、蛋白质、脂肪、各种维生素和矿物质（如钙、铁）等，如这些物质缺乏或不足，都可成为疾病发生的原因。如脱水、营养不良以及维生素 A、B 和 C 缺乏可引起相应的角膜炎、口角炎和坏血病，而钙、铁缺乏引起佝偻症和贫血等。

（4）过敏及免疫缺陷　过敏性疾病中的过敏原（如虾、蟹、花粉、漆、青霉素等），对某些人可以引起风疹、鼻炎、皮炎，严重的可以发生支气管哮喘、过敏性休克等。另外，由于先天发育不全或后天继发的原因（如长期接受免疫抑制疗法、蛋白消耗性肠病等），引起细胞免疫和体液免疫功能障碍而发生的免疫缺陷病，也属于这一类。

（5）遗传因素　上代双亲的生殖细胞（精子和卵子）里的遗传物质（DNA）、染色体的改变，常会引起后代发生疾病，如血友病、色盲、先天愚型和两性畸形等。近亲结婚，更易产生这类遗传性疾病。

中医学对致病因素的研究除了外感"六淫"外，还包括了：

（1）内伤七情　喜、怒、忧、思、悲、恐、惊。七情对五脏的影响：喜伤心、怒伤肝、忧思伤脾、惊恐伤肾、悲伤肺；七情对气机的影响：喜则气缓，怒则气上，悲则气消，恐则气下，惊则气乱，忧思则气结。

（2）饮食失宜　包括饮食不节、饮食偏嗜和饮食不洁。饮食不节主要指饥饱失常和饮食规律失常，日久会导致食积不化，脾胃受损。饮食偏嗜，种类的偏嗜，会造成某种营养物质的缺乏而生病，如佝偻病、单纯性甲状腺肿、夜盲症等。偏嗜寒热，过食生冷会损伤脾胃，导致脾胃虚寒；过食辛燥易伤胃阴，引发胃热；偏嗜肥甘，助湿生痰；偏嗜饮酒，伤肝损脾。饮食不洁，则易损伤肠胃。

（3）劳逸失常　劳累过度包括体力过度、用脑过度和性生活过度。体力过度，易耗气伤精；用脑过度，易致损伤心脾，致心脾两虚；性生活过度，则易耗伤肾精。过度安逸，日久亦会耗气伤脾。

此外，无论是现代医学还是中医学，均包含了与代谢产物蓄积有关的致病因素，如现代医学中的高脂血症、高胆固醇血症。关于类似的致病因素，中医学同样是根据机体的反应状态建立病因模型的，如痰饮、瘀血等。

在整合现代医学和中医学致病因素的基础上，从治疗相关的角度，整体医学的致病因素可以分成以下几类：

（1）侵犯人体并引发疾病后，在人体内仍然存在的生物性致病因素包括中医学的外感"六淫"和现代医学的致病微生物等。这类疾病现代医学通常是考虑杀灭或祛除致病因素。中医学则着眼于控制和改善这些因素引起的反应状态，当然也不排除直接作用于致病因素。虽然，单独采用现代医学或中医学的治疗方法均可取得很好的疗效，如抗生素针对细菌、中医学直接针对细菌、病毒引发的机体病理状态的治疗。但由于二者在很大程度上是作用于疾病相关的不同环节，综合运用通常是可以发挥协同作用的。

（2）引发疾病后仍然存在于人体内的致病因素，中医学中有因饮食不节引发的食积、饮食偏嗜引发的某种营养物质的过度蓄积以及痰饮、瘀血等，在现代医学中则有某些营养物质或代谢产物蓄积，如血脂、血糖、胆固醇等。现代医学治疗这类疾病通常着眼于减少引发疾病的这类物质的摄入或促进它们的代谢。中医学则着眼于调整和改善这些因素引起的继发反应状态。由于这类疾病的成因有时并不是因为摄入过多，而是代谢机制出了问题，这时针对人体病理状态的治疗有可能会改善代谢机制因而发挥远期效应。而现代医学的方法对于迅速纠正病理产物蓄积的现状，减少继发损害有积极的意义。这时，现代医学的治疗与中医学的治疗方法实际上是"治标"和"治本"的关系，两者的配合应用也通常会产生某种协同效应。

（3）对于人体生命所必需的某些营养物质的缺乏，无论中医还是现代医学，都是通过改变摄入不足或纠正饮食偏嗜而实现饮食结构的调整的。此外，现代医学疗法在补充缺乏的营养物质方面占优，而中医学则有可能改善患者在这些营养物质吸收方面存在的问题。因为如果不是饥饿导致的营养不良或饮食偏嗜导致的饮食结构问题，人们通常的摄入是足以提供人生命活动所必需的营养物质的。

（4）有些导致人体的状态发生偏离或疾病的致病因素并不是实体，除了避免再接触它们以减少疾病发生外，无法直接针对它们进行治疗。例如中医学的"七情"、饮食生活规律的异常以及现代医学的物理因素、情绪因素等。在这种情况下，治疗就完全要着眼于病因引发的机体状态偏离，即完全遵循中医辨证论治的方法。

中医学和现代医学对病因认识的方式不同以及由此产生的对病因进行控制的方式的差异，形成了两种不同的针对致病因素的治疗体系。但在绝大多数情况下，两者治疗着眼点的不一致有可能形成治疗上的协同，从而增强人类对致病因素及其所造成的伤害的治愈力。而对不能及时确知病因（如时常变异的病毒引发的流行性感冒），或不明病因引发的疾病，将治疗建立在纠正病因引起的机体反应状态的方法，更显示了极大的优越性。

将现代医学和中医学发展的治疗方法整合在整体医学的架构下，可以更有效地进行两大类治疗方法协同配合的临床研究。在此基础上，根据患者的实际情况，将两种方法在临床治疗上有机地结合运用，发挥协同效应，无疑会提升医学对疾病和人体健康状态的控制能力。

10.5　整体医学的药物及治疗方法的研究

10.5.1　整体医学的药物、方剂及其研究方法

与中医学和现代医学的对人体和疾病的描述体系相适应，形成了中药和西药两大药物体系。作为中药研究参照系的中医的人体模型是基于人的整体层面建立的，状态变量是相对较宏观的证候，并且可归结为可感觉、可观察的症状和体征。因此发现的药物作用均是用症状、体征描述的相对宏观的作用，甚至可以发现一些相对远期的作用。现代医学将实质病因、病理变化、特定的检测指标作为药物研究的受控量，因而，研究过程中首先发现的自然是针对这些受控量有效的药物。其宏观、远期的作用（包括某些副作用），通常是在投入临床使用后较长时间，经过对大量患者使用情况的临床观察和统计学研究才逐渐发现的。

如阿司匹林（Aspirin，乙酰水杨酸）应用于临床已经有一百多年的历史。早期人们主要用它来解热、止痛和抗炎。它对缓解轻度或中度疼痛，如牙痛、头痛、神经痛、肌肉酸痛及痛经效果较好，亦用于感冒、流感等发热疾病的退热以及治疗风湿痛等。大约 40 年前，人们注意到其对血小板聚集的抑制作用，能阻止血栓形成，临床上开始用于预防短暂

脑缺血发作、心肌梗死、人工心脏瓣膜和静脉瘘或其他手术后血栓的形成。然而，近几年的统计学研究发现，预防性服用阿司匹林对低风险人群（如没有心脏病和中风病史，没有基础性疾病的人）并没有益处，反而可能增加重大出血和癌症死亡的风险。显然，早期发现的药物作用，通常远不是药物的全部作用，对其远期作用的发现是在开始临床应用后的一个漫长的过程。如声称能治疗甲型和乙型流感的达菲（磷酸奥司他韦），投入临床应用不久，便发现了严重的不良反应。

由此可见，中药和西药显现的不同的共性特征，主要不是由药物自身性质决定的。作为研究参照系的受控量的差异导致了不同特征的作用的发现，因而形成了中药和西药两大不同的体系。如果我们把一种中药（或对其进行纯化后的提取物）用现代医学的参照系进行临床试验，自然会发现它的一些可用现代医学术语描述的治疗作用，使之成为一种西药，如青蒿素。而如果将一种西药采用中医的参照系对其显示的作用进行描述，则这种药自然可以作为一种中药，用于中医的临床治疗，如阿司匹林。

整体医学建立药物体系，首先面临的是将中医学现有的药物–方剂体系和现代医学的疗效好且副作用较小的药物纳入整体医学体系的问题。中医学临床诊治疾病一直是辨证论治和辨病施治相结合的。中医学对中药作用的描述是以针对证候的作用为主的，但也不乏针对病症作用的描述，如止血、止咳、平喘等。整体医学带来的人体模型、状态描述体系以及疾病分类体系的变化，势必影响对传统中药作用的描述。现代医学的药物基本上是以疾病为参照系开发的，将某种疾病纳入整体医学的范畴，作为对病治疗的手段，相应的药物自然就纳入了整体医学的治疗体系。至于现代医学的药物是否可以用于针对证候的治疗，首先要看它在基于证候为参照系的统计观察中是否显示出针对某种证候的治疗作用；其次也要看它的效能及安全性，也就是与传统中医学针对该证候的药物相比，其效能有无优越性。

虽然从方法学角度，精准医学建立的个性化疾病分类体系与传统疾病分类体系的关系类似于中医证候体系与疾病体系的关系，但这并不意味着它一定能纳入整体医学的个性化状态描述系统。系统科学对同构与同态模型的研究表明，基于同一个现实系统，原则上可建构无限多的同构模型，而可建构的同态模型的数量就更多。从整体层面建构的模型与从微观层面建构模型，两者之间的关联也存在无穷多种可能性。只要它们的结构不兼容，就不可能将微观层面的状态描述系统作为对整体层面状态描述系统的细化，将二者就整合成为一个统一的系统。因此，现代医学的无论传统疾病分类体系还是个性化的疾病分类体系，在整体医学中都不得不列入疾病分类体系，相应的治疗方法也将纳入整体医学针对疾病的治疗体系。

在中药学和记载关于中药知识的典籍中，通常会全方位地记载中药的性能，包括治疗作用、偏性和副作用。由于以疾病医学为特征的现代医学尚未建立能全面描述机体状态的状态描述系统，因此其对药物作用的揭示主要侧重于对致病因素、病理变化和人体各个层面的结构和功能的作用以及副作用。整体医学是包括基于状态的调控和基于疾病的治疗两大体系的医学，对药物性能及作用的描述自然要包括针对状态的作用及针对疾病的作用。也就是说，凡纳入整体医学的药物体系中的药物，无论是来源于传统中医学的中药，还是现代医学的西药，抑或是精准医学发展的针对个性化疾病的标靶药物，都要对其相应于整体医学状态描述体系和疾病分类体系的作用（包括治疗作用及副作用）进行全面的描述。

如前所述，无论是整体医学的状态描述体系下的状态变量（证候）还是疾病分类体系下的疾病（病症），最终都是要归结为特定的表象集的。因而，将某种药物纳入之前所不归属的描述体系，在很多情况下，根据既往对该药物临床应用情况（表象群）的观察统计，即可归纳出相应描述体系的治疗作用（或副作用）。如根据达菲（Tamiflu）被批准上市后使用过程中，已鉴定出的不良反应有：

（1）全身：脸部或舌部肿胀、变态反应、过敏反应或过敏样反应、体温过低。

（2）皮肤：皮疹、皮炎、荨麻疹、湿疹、中毒性表皮坏死松解症、Stevens-Johnson 综合征、多形性红斑。

（3）消化系统：肝炎、肝功能检查异常。

（4）心脏：心律失常。

（5）胃肠道：胃肠道出血、出血性结肠炎。

（6）神经：癫痫发作。

（7）代谢：糖尿病恶化。

（8）精神：行为异常、谵妄，包括以下症状，如幻觉、易激动、意识水平改变、意识模糊、梦魇、妄想。

由上述临床表现，可以归纳出达菲相对于中医状态描述体系的作用：性燥热、易生热动火，易造成出血、狂躁及精神错乱等。据专利持有者 Gilead Sciences，Inc 的科学家披露，达菲（Tamiflu）使用莽草酸作为合成的起点，而莽草酸最初只能由中国八角茴香的提取物取得。达菲呈现出的不良反应与中医学对莽草酸的原植物——八角的属性的认识基本一致。八角在中药学中对其性能及作用的描述：辛甘，温。功效温阳，散寒，理气。治中寒呕逆，寒疝腹痛，肾虚腰痛，干、湿脚气。用其治疗在中医看来属于风热入侵、通常热像较重的甲流，无异于"抱薪救火""火上浇油"，不可思议。

整体医学主要采用状态变量表征的状态描述疾病过程。整体层面的状态变量通常比较宏观、抽象，在人体实体或微观层面对应着多种形态功能的异常。因此，以这些状态变量为受控量发现的药物，可能在人体实体是作用在不同的环节，有不同的作用机制。经验告诉我们，要将一个系统拉出某种稳定状态，同时作用于支撑这个稳态的多个状态变量，比起用更大的力量作用于其中的一个状态变量，效果会更好。此外，疾病过程中，患者常常不止一个状态变量发生异常，而异常的状态变量间的相互影响有时表现为病理作用的传递，有时表现为生理功能的影响。在治疗过程中，同时干预多个状态变量往往优于单独干预一个状态变量，由于药物间的协同作用常常引致更好的整体效应。因此，中医学的方剂中，有的是针对单一的状态变量异常，如针对外感风热的银翘散、针对膀胱湿热的八正散；有的是针对一个以上相关的状态变量的异常，如益气补血的当归补血汤、峻补肾阴肾阳的龟鹿二仙胶；有的则是针对特定的病症以及相关的状态变量异常的组合的，如针对风寒头痛的川芎茶调饮，治疗脾肾阳虚五更腹泻的四神丸等。将这些方剂纳入整体医学体系，只需要基于它们作用于人体引起的表象系统的变化，归纳出其相对于整体医学状态描述体系和疾病分类体系的性能及治疗作用。

10.5.2　整体医学药物的临床试验及疗效评价方法

今天在现代医学范畴，精准医学的兴起，以往基于传统的疾病分类体系的随机对照试验正在逐渐让位于篮子试验和雨伞试验这类新型的临床试验模式。同时观察一种（或一组）生物标志物异常对应的多种不同疾病，以及一种疾病涵盖的多种个性化分型，这通常会意味着更多的样本量和更长的临床试验周期。以随机、双盲、对照为特征的大规模临床试验目前依然是检验创新治疗方法安全有效性的金标准。但以往基于这种貌似严谨科学的试验发展的药物在应用于临床一段时间之后常常会发现一些远期的副作用，严重的甚至会导致药物的淘汰或禁用。于是越来越多的人开始质疑随机对照试验结果的可靠性。此外，这种临床试验的经济性和合理性也正在受到越来越多的诟病。患者团体声称大规模的临床试验耗时费力，而且会拖延可能挽救生命的突破性药物进入市场的时间。激进的市场化政策推动者倡导以一种机械的"市场决定"模式代替臃肿庞大的美国食品药品管理局（FDA）。他们宣称只要药品的安全性得到保证，不管有效性存在与否，都应该被许可在市场上销售。因为市场竞争和理性的消费者会让真正性价比高的药物自然胜出。

在这样的大背景下，真实世界证据（real-world evidence，RWE）很自然地得到了人们的推崇。真实世界研究是指研究数据来自真实的医疗环境，反映实际诊疗过程和真实条件下的患者健康状况的研究。真实世界数据（real-world data，RWD）来源非常广泛，可以是患者在门诊、住院、检查、手术、药房、可穿戴设备、社交媒体等多种渠道产生的海量数据。数据类型可以是研究数据，如基于特定研究目的患者调查、患者注册登记研究（registry study）、电子病历以及基于真实医疗条件开展的干预性研究（如实效性随机对照试验）的数据；也可是非研究数据，如多种机构（如医院、医保部门、民政部门、公共卫生部门）日常监测、记录、储存的各类与健康相关的数据，如医院电子病历、医保理赔数据库、公共卫生调查与公共健康监测（如药品不良事件监测）、出生/死亡登记项目等（图10.1）。

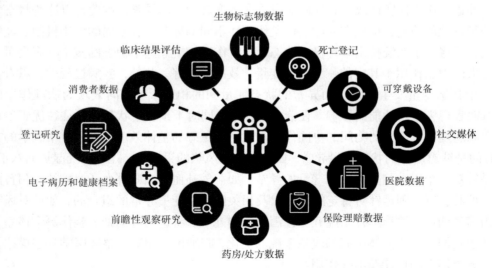

图 10.1　多样性的真实世界数据驱动真实世界证据的产生

为了更好地管理报销决策时的不确定性以及对药品上市后安全性进行有效的监测，需要大量贴近临床医疗实际的研究结果以及更贴近自然环境的流行病学数据，这也使得真实世界研究的应用更加广泛。随着大数据和机器学习技术的发展，特别是 EDC（电子病历报告）的广泛应用，逐渐提升了大样本量观察性研究的证据强度和重要性，甚至在卫生政策决策中对随机对照试验形成挑战。

传统的临床随机对照试验（RCT）作为最高等级的临床证据标准，需要严格控制试验条件，在可能有效的目标人群中进行标准化治疗，样本量小，随访时间短。而真实世界研究可以纳入复杂的、患有多种疾病的患者；可以非随机的方式分配治疗；可以在治疗中根据患者的需求和临床医师的治疗策略，同时用多种措施；允许临床医师根据病情和患者的全身状况而不是按照计划书确定剂量，从而精确地满足患者的需要；可以设定更长的研究期限以测量干预措施的远期效益和风险；可以包括更宽泛的指标，如功能指标、患者报告结局、成本效益指标等，使研究证据有更强的外推性，更具临床实用价值。

传统临床试验往往是前瞻性的，真实世界研究大多数是回顾性的队列研究和病例对照研究；传统临床试验耗时费力，临床试验流程烦琐，涉及巨大的药品和人员开支，相对地，真实世界研究可以通过较小的成本取得具有与临床试验同样价值的信息。传统临床试验以医生和实验室客观指标为中心，代表一种冷冰冰的老式"生物-医学"模式，而真实世界研究以患者为中心，是一种充满温情的"生物-心理-社会医学"模式，将患者的主观感受放到与客观指标同样重要的位置。目前，真实世界研究在药物研发和生命周期的各个阶段都有应用。在药物的研发阶段，可以利用真实世界数据了解目前相关疾病的治疗情况，疾病负担，以及帮助设计临床试验以及患者招募。药物上市后，可以通过前瞻性、回顾性研究跟踪药物在真实世界中的长期安全性、有效性及患者依从性。也可以纳入更复杂的、患有多种疾病的患者亚组人群，以研究不同亚组人群的效果差异。2016 年 12 月，美国国会在官方网站上公布了《21 世纪治愈法案》（21st Century Cures Act），提出了关于批准利用"真实世界证据"取代传统临床试验进行扩大适应证的建议。2018 年 12 月 6 日，FDA 重磅宣布《真实世界证据方案框架》，为实现 RWE 支持药品审批决策的目标提供了清晰的路线图。

真实世界研究（RWS）是对临床常规产生的真实世界数据（RWD）进行系统性收集并进行分析，与随机对照临床试验（RCT）是互补的关系，并不对立。两者都需要科学合理的研究设计，试验方案，统计方法。区分真实世界研究和随机对照临床试验的标准是研究实施的场景。真实世界研究数据来自医疗机构、家庭、社区等，而不是存在诸多严格限制的理想环境。两者的比较见表 10.1。

表 10.1　随机对照临床试验和真实世界研究的比较

	随机对照临床试验	真实世界研究
研究目的	以效力研究为主	研究目的多样，包括效果研究
研究设计	随机对照，前瞻性研究	随机或非随机抽样，也可观察；可前瞻，也可回顾
研究人群	人群相对单一，纳入、排除标准多且严格	人群呈多样性，纳入、排除标准相对宽松
实施场景	理想世界：高度标准化的环境	真实世界：医疗机构、社区、家庭
样本量	根据统计学公式推算，样本量较少	根据真实数据环境或统计学公式推算，样本量可大可小

	随机对照临床试验	真实世界研究
数据来源	标准化，收集过程较严格规范	来源多样，可前瞻或回顾，可专门收集，亦可基于现有的数据库
研究时间	较短	短期或长期
结局指标	多以评估结局指标为终点	以获得所有治疗以及远期结局为终点
研究结果	内部有效性高	外部可推性强
主要优点	目前新产品上市前评估的标准方案	对评价远期结局意义较大
	内在真实性高	试验条件和环境为日常的临床实践
	可防止选择性偏倚	试验结果适用性强
	组间对比性好，统计分析方法简单	专门用于试验的费用不高
	要求最大限度选择同质患者	
缺点	只可用于评价短期效果	试验条件不严格
	试验环境与日常临床环境差异较大	试验设计比较简单
	需要大量专门试验经费	试验结果容易产生偏倚

目前，真实世界研究与临床试验有殊途同归的趋势。一方面临床试验强调纳入多样化人群，提高试验结果在真实场景的准确性。尽管可能因为患者的多样性导致试验结果准确性降低，但是却保证试验结果的可外推性，即外部有效性。另一方面是实用试验（pragmatic trials）的兴起，临床试验尽可能模拟真实治疗的场景，用较少的约束条件观察大样本患者对某些治疗方法的疗效和安全性。在这种减少干预情况下获得临床研究数据具有可接受性强、成本较低、操作灵活等优点，得到了越来越广泛的应用。

与此同时，真实世界研究也在进行着各种减少偏倚的努力。回顾性研究最为人诟病的一点就是存在各种偏倚。相比于能够通过随机化方法平衡患者的异质性，回顾性研究无法从根本上解决试验组和对照组很大程度上缺乏可比性的问题。如今，真实世界研究的研究者会像传统临床试验一样，在分析前就将分析计划确定下来，最大程度地减少选择性报告带来的偏差。其次，真实世界研究也在进行着方法学的创新，更好地使用在现实生活中不断产生的海量数据。大数据、机器学习、人工智能等技术，已被广泛用于回顾性研究的方法学创新当中。

在 2018 年的美国临床肿瘤学会（ASCO）年会上，大会组织者高调宣布 ASCO 旗下的肿瘤研究分析平台 CancerLinQ 将与 FDA 合作，考察各种新批准的抗肿瘤新药在真实人群中的可靠性。这家公司搜集全美不同类型肿瘤诊所的真实患者数据，再在匿名化后使用创新性大数据引导个性化的新药研发，帮助 FDA 进行新药批准的决策。另一方面，药品监管部门在加速药品审核的情况下不会放松对药品安全性的严格要求，海量数据能够更快核实罕见的药品不良反应，也帮助实时监督药品的安全性问题。CancerLinQ 所做的对临床试验和真实性研究的整合，或许预示了药品评价体系未来的主要发展方向。

随着时间的推移，真实世界研究和临床试验不断从对方汲取有益的部分，减少自身的缺陷。两者的界限会变得更加不明显。正如美国 FDA 肿瘤资深专家 Sean Khozin 医生在

ASCO 年会上所说的那样："我们需要跨越随机对照试验的限制，使用真实世界数据来指导医疗系统改革和卫生政策的制定。"

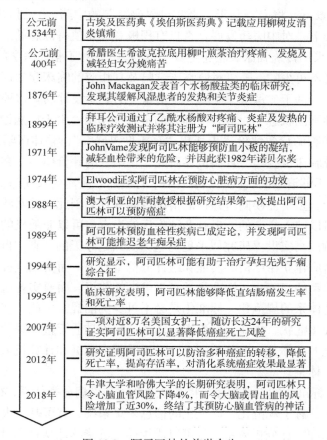

公元前1534年	古埃及医药典《埃伯斯医药典》记载应用柳树皮消炎镇痛
公元前400年 …	希腊医生希波克拉底用柳叶煎茶治疗疼痛、发烧及减轻妇女分娩痛苦
1876年	John Mackagan发表首个水杨酸盐类的临床研究，发现其缓解风湿患者的发热和关节炎症
1899年	拜耳公司通过了乙酰水杨酸对疼痛、炎症及发热的临床疗效测试并将其注册为"阿司匹林"
1971年	John Vame发现阿司匹林能够预防血小板的凝结，减轻血栓带来的危险，并因此获1982年诺贝尔奖
1974年	Elwood证实阿司匹林在预防心脏病方面的功效
1988年	澳大利亚的库耐教授根据研究结果第一次提出阿司匹林可以预防癌症
1989年	阿司匹林预防血栓性疾病已成定论，并发现阿司匹林可能推迟老年痴呆症
1994年	研究显示，阿司匹林可能有助于治疗孕妇先兆子痫综合征
1995年	临床研究表明，阿司匹林能够降低直结肠癌发生率和死亡率
2007年	一项对近8万名美国女护士，随访长达24年的研究证实阿司匹林可以显著降低癌症死亡风险
2012年	研究证明阿司匹林可以防治多种癌症的转移，降低死亡率，提高存活率，对消化系统癌症效果最显著
2018年	牛津大学和哈佛大学的长期研究表明，阿司匹林只令心脑血管风险下降4%，而令大脑或胃出血的风险增加了近30%，终结了其预防心脑血管病的神话

图 10.2　阿司匹林的前世今生

图 10.2 展示了"百年神药"阿司匹林从出现到人们对其作用认识的不断深化的过程。今天，站在真实世界研究的角度看，阿司匹林的"前世今生"，不就是一个正在进行并将会一直做下去的真实世界研究吗？

2018 年 11 月 6 日，国家药品监督管理局发布了《证候类中药新药临床研究技术指导原则》（以下简称《指导原则》），旨在为证候类中药新药临床试验的开展和有效性、安全性评价提供基础性指导。证候类中药新药临床研究的参照系可为单纯的中医证候，可为某一中医疾病下的某一证候类型，亦可为某一中医证候下至少 3 个不同西医疾病类型。《指导原则》的发布，意味着将中医证候开始纳入可通过传统的前瞻性临床试验进行评价的范畴。这显然是在美国 FDA 为推动精准医学创新药物的发展开启了"篮子试验"和"雨伞试验"模式后，中国 CFDA 对相类似的中药评价方法的跟进"松绑"。此前，针对中医证候的药物，在现行药品评价体系下无从进行业界认可的临床试验和疗效评价，也自然谈不上公认的有效性。

古往今来，中医对数千种中药和难以数计的方剂作用的认识和疗效评价，是基于长期的"真实世界研究"的，就像现代医学之于"百年神药"阿司匹林一样。只是由于科学方法和技术水平的限制，中医学对它们的研究达不到现代医学基于实证对阿司匹林临床研究的严谨性。今天，药品评价体系摆脱了传统临床试验和评价方法的羁绊，开始走向"真实世界"。在这种背景下，将一直基于"真实世界研究"的中药、方剂的临床评价限制在随机对照试验的框架下，对中医药发展是否具有积极意义是值得深思的。

然而，无论是采用传统临床试验还是真实世界研究，对于整体医学的药物和方剂研究，安全性评价都是必不可少的。随机对照临床试验及其相应的临床疗效评价体系，是在还原论为主流科学理念，基于"每次只变动一个变量"的观念设计的。这种方法显然不适合研究药物在人体各种不同状态下，对各个部分的全方位作用。由于疾病诊断标准相对明确，随着现代医学对药物的疗效评价逐步开拓"真实世界研究"，整体医学针对疾病的药物研究将逐步走向传统临床试验与"真实世界研究"相结合的评价体系。在整体医学中，状态变量（证候）定义不够清晰的状况依然会存在，有些疗效是需要长期随访观察的远期效应。而且在患病人群中，多个证候同时并存的情况普遍存在。因此，针对状态变量（证候）的药物研究，采用可以纳入复杂的、患有多种疾病的患者，可以非随机的方式分配治疗，并且需要大量的案例的真实世界研究似乎更为适当。只是今天的"真实世界"研究，已不能像古代一样，而是应建立在严格的实证和统计分析基础上。而实现这种大样本的真实世界研究，状态描述体系的规范化、标准化是必不可少的前提。而要实现这种大样本的真实世界研究，状态描述体系的规范化、标准化是必不可少的前提。由此，在整体医学架构下建立的规范化、标准化症状、体征、检测指标体系，应当是适于整体医学的状态描述体系和疾病分类体系的统一的体系。在此基础上，需要采用大数据和计算机人工智能技术，建立规范化的信息采集体系。

有了规范化、标准化的人体模型、状态描述系统和疾病分类体系，有了统一而规范化、标准化的表象系统，有了规范化、标准化的信息采集系统，有了基于大数据分析和机器学习技术的数据挖掘和统计分析体系，就可以成规模、可持续地从真实世界研究中，提取对认识药物、方剂性能有价值的表象系统变化的信息。基于这样的信息，就可持续地推进深化对药物及方剂性能的认识，使整体医学对药物、方剂以及其他治疗方法的把握建立在严格实证的基础上。

第11章 整体医学:状态医学与疾病医学相结合的医学体系

今天,在复杂性科学兴起、现代医学向个性化医学转型和中国传统医学的全面复兴三大时代潮流的冲击下,医学正处于大变革的前夜。整体医学将融汇中医学和现代医学,成为整合状态医学和疾病医学为一体的医学体系。那么,整体医学实现这种整合是否有其必要性和可操作性? 在未来的整体医学的理论体系中,基于传统中医学的整体模型、现代医学的疾病分类体系、精准医学正在建立的个性化疾病分类体系将是怎样的一种结构关系呢? 整体医学与现代医学关于人体各个层面的结构功能的知识体系又是怎样一种关系呢?

11.1 状态医学与疾病医学"分进合击"的必要性及意义

目前的中医学的理论模型中有 20 个左右的行为主体(心、肝、脾、肺、肾、气、血、津液、精等),其状态描述体系有接近 100 个状态变量。生物学的研究表明,人的细胞总数量大约为(40~60)万亿个。在分子层面,仅基因的变异种类已超过 1 亿种,还有规模要大得多的蛋白质组、转录组、代谢组等。显然,从生物体整体层面到分子层面,两个层面相距甚远,从分析到综合的道路遥不可及。现代生物学和医学对人体的研究进一步揭示,在人体系统内部,各部分、各要素之间的联系是错综复杂的,不存在严格的层次关系,在很多情况下,分子层面的相互作用,直接影响到器官组织层面的行为变化。如肾上腺皮质激素作用于心脏,直接引起心脏跳动的节律加快;5-羟色胺作用于外周组织,直接引起血管的收缩。

虽然精准医学正在构建的新的疾病分类体系可能会逐渐发展为现代医学的状态医学体系,但它基本上仍然是基于还原论理念构建的静态模型。如前所述,采用自下而上的"分析–整合"方式不可能达到对人体的全面动态的描述,也不可能实现对机体状态和疾病调控的整体综合。这一点无论基于复杂性科学的结论,还是系统生物学对生命进行整合的实际经历均得到了证明。

而采用从上而下的方式细化人体的状态描述,也不会是沿着现代医学对人体实体揭示的层次结构,依次向下深入的,只能是从行为功能角度对人体的细化。而这些行为功能的描述与界定则是通过外在的症状、体征与检测指标实现的。当然这些检测指标可以属于器官组织层面,也可以属于细胞、分子层面。就像美国正在开展的"全民健康计划",不仅包括基因组、蛋白质组、代谢组方面的指标,也包括整体层面人体的临床表现等行为数据。

从中医学对人体整体的状态描述，到分子层面的基因、蛋白质、代谢物等对生命活动的揭示，存在着广阔的未知空间。科学不是万能的。今天的科学已经不指望能够彻底打开人体这个黑箱，把从分子层面到整体层面所有结构的功能活动及关联关系的动态过程暴露在光天化日之下。科学家们只是试图通过对这个黑箱输入输出的考察，推测其内在规律，并逐步验证和完善对这些规律的认识，从而达到顾护健康、有效治疗疾病的目的。

理论上讲，既符合人体的实体结构又能从整体上反映人体功能特性的模型是存在的。如前所述，通过彻底打开人体"黑箱"并且在分析基础上整合的方式不可能实现从微观到整体的综合。那么有没有可能通过将整体层面的模型与微观层面的模型的对接达成这个模型呢？我们知道，基于对人体基本的生理病理活动的考察从整体层面构建的模型是不可能与人的实体结构相符的。而从整体层面构建模型，模型结构通常不会超过两个层次。因为如果多于两个层次，就很难将基于模型的预测归结为确定的预期，用实践来检验。由于基于同样的输入输出在理论上可以建构无限个同态模型，从整体层面建构的功能模型与自微观层面起建构的实体模型在结构上能够恰好吻合的概率几乎为零。也就是说，基本不可能通过细化将整体层面的状态描述与精准医学个性化疾病分类体系整合成一个体系。由此，精准医学构建的个性化疾病分类体系中有实用价值的部分，在整体医学中仍将存在于疾病医学体系中。

对人体生命过程中各种可能状态的揭示和对疾病及其规律的认识，是医学对人体广袤的未知空间进行探索的两条不同方向但均行之有效的路径。沿着这两条道路，迄今为止的医学已经取得了巨大的成就。在中医学中，基于状态描述的"辨证论治"与基于疾病诊断的"辨病施治"在临床实践中一直是相结合应用的。而现代医学发展到今天也意识到了传统疾病医学的局限性，开始引入基于状态辨识的"个性化医疗"机制以构建它的状态医学体系。疾病医学和状态医学，是从不同方向、不同角度对人体内未知空间的"分进合击"。疾病医学无法描述的个性化的病理过程和调控规律，状态医学提供了有效的解决方案；而疾病医学对疾病共性规律的认识，以及所发展的针对疾病的共性治疗方法，也是状态医学所不能替代的。

因此，21世纪在整体医学架构下，仍将是疾病医学与状态医学并存的局面。只是未来的疾病医学将是现代疾病分类体系（包括精准医学构建的个性化的疾病分类体系）与中医学疾病分类体系在更高层面的整合和统一。未来的状态医学将立足于整体层面但综合了微观层面的检测指标，因而是一个具有严谨和逻辑结构并且奠定在实证基础上的科学体系。具体地说，整体医学的状态医学体系是基于整体医学的理论模型和状态描述体系，奠定在实证基础上的科学体系。在这个体系中，现代化的检测手段，包括基因组、蛋白组、代谢组等微观层面的检测指标与人体的症状、体征等行为信息，可以被引进以实现对人体状态描述的精准化、客观化。而整合状态医学体系和疾病医学体系的调控则意味着中医辨证论治与中西医学针对疾病的特异性方法的有机结合。由此将成就一个更具整体性且更精准的人类疾病和健康状态调控体系。

11.2　整体医学的疾病医学体系

如前所述，中医学基于疾病的病因、病位、疾病特征和临床表现，从古至今逐步建立了一个疾病分类体系。中医学对某些疾病发生后继续存在于人体内的实体病因以及"痰饮""瘀血"等代谢产物的认识是建立在它们引起的状态偏离基础上的。而对于作用于人体后"无迹可寻"的非实体病因，只能针对其引发的状态偏离进行治疗。因此，针对病因的治疗基本上均被归结为针对病因引起的机体特定的反应状态的证候的治疗。而针对综合征定义的疾病的治疗也大都是将综合征归结为特定的证候或证候组合，进而采用辨证论治的方法进行治疗。真正意义上的辨病施治主要针对的是可以归结为病症的疾病类型，如头痛、头晕、恶心、呕吐等。这类疾病的治疗有相应的对症治疗药物可供选择，如针对头痛的川芎、蔓荆子，针对头晕的天麻、钩藤，针对恶心呕吐的半夏、生姜等。

将于 2022 年开始生效的与损伤、疾病和死因有关代码的 ICD-11，也是一个基于病因、病位、疾病特征和临床表现建立的多轴心的分类系统。它收录了传统医学的 150 条疾病和 196 条证候。属于证候的条目因与状态描述系统重复，显然不应纳入整体医学的疾病分类体系。整体医学是以治疗疾病和调控人体的健康状态为目的医学体系，为减少治疗的复杂性，疾病分类自然也应该遵循"最简可适用"原则。显然，基于这个原则建立的整体医学的疾病分类体系可以从以下方面对 ICD-11 国际疾病分类系统进行简化和优化：

（1）在疾病分类体系中尽可能删除对应不同治疗方法的要素组合成的疾病，只保留对应不同治疗方法的独立要素定义的疾病，由此，可以使疾病分类体系大大简化。

如链球菌引起的支气管炎，是结合病因、病位、病理变化定义的疾病类型。链球菌感染可能引发其他部位的感染性疾病，如扁桃体炎、肺炎，但针对病因的治疗方法是一样的。支气管感染的特定的病理变化也会由其他原因引发，但针对同样的局部病理变化的对症治疗方法却基本相同。把这种复合的疾病类型分解为相对独立的要素定义的疾病类型，会大大减少基于多种轴心的疾病细化形成的下层疾病类型，而且疾病与治疗方法的对应更明确。

（2）如果不同要素组合成的疾病的治疗不能归结为针对要素的治疗的组合，则应保留这种组合疾病。

（3）同一病位的不同病理变化，同一类别的致病微生物等，如果治疗方法没有差异，则没有必要细化为不同的病种。这意味着如果有了更为广谱的抗生素，或针对病理变化有了更广泛适用的药物，就可以对相应的已经细化的疾病分类进行简化，不再细化。

（4）发生在不同病位的相同病理变化会对应相同的治疗方法时，可以用上层病位对多个不同病位进行归并，从而简化疾病分类系统。这种简化亦适用于特定病因+特定病理变化定义的疾病类型。

（5）不同人群、不同时期发生的同一种疾病，如果不会导致治疗方法差异，就没有必要对该疾病分类细化。如更年期关节炎、更年期月经过多等。

（6）如果对疾病的细化不会带来对疾病治疗方法的细化，或者这种细化完全可以通过对状态的分型完成，则不应将该疾病划分为进一步的分型，如更年期综合征、更年期潮热、更年期出血过多等。但更年期综合征作为对疾病范围的一种界定，还是有意义的。

（7）对于基于症状、体征定义的疾病，如果通过细化后形成的不同疾病类型对应不同的治疗方法，则上层疾病不一定要保留。如胃痛是中医学的病名，也存在于国际疾病分类 ICD-10 中。由于在胃炎、胃溃疡、胃动力异常等多种细化的疾病类型里均有出现，且又没有针对它的统一的治疗方法，因此，这样的病名没有必要保留。在 ICD-11 里已不包含这一病名。

由此，在基于中医学的疾病分类体系和国际疾病分类系统 ICD-11 建立整体医学的疾病分类体系时，不排除随着针对疾病的治疗方案的分化会有疾病分类进一步细化的可能，但疾病分类体系不会无限制地细化下去。或许基于精准医学的个性化的疾病分类体系会逐渐扩展，但基于传统疾病分类体系建立的疾病分类，主要的改变趋势是对现有体系的简化、优化。疾病系统趋向简单化会有利于减少复杂性，便于对患者疾病状态的整体把握和综合治疗。显然，无论对疾病分类体系的细化还是简化，均是以治疗方法的进步为导向的。即满足对治疗方法进行有效分类的前提下，疾病分类体系越简单，病种越少越好。

如前所述，精准医学正在建构的个性化疾病分类体系，是与 ICD-11 不同的疾病分类体系。目前提出的个性化疾病分型有基于单一的生物标志物异常，也有适合同一靶向药物的生物标志物异常的组合。而这种疾病分型与传统的疾病分型通常是一种多对多的网络关系，无法纳入传统的疾病分类系统。如前所述，虽然这种新的疾病分类系统与基于整体层面的状态描述系统（中医的辨证论治系统）均属于个性化的疾病分类系统，但由于技术上的原因，亦无法将其作为细化整合进整体医学的状态描述系统。因此，整体医学的疾病分类系统将包括传统疾病分类体系与新的个性化疾病分类体系两部分，对应相应的辨病治疗体系。由此，就形成了融汇东西方医学，集成了全人类几千年与疾病作斗争的经验与智慧的更科学、更合理的疾病分类体系。

11.3　21 世纪医学的最高境界：整体调控与特异性治疗的有机结合

将疾病分科别类进行诊治这种医学模式的形成并不是基于疾病的发生发展规律，更多的是基于人类学习和了解医学知识体系的方式。随着医学知识总量的迅猛增长，一个人终其一生所能掌握的知识相对于这一领域全部知识所占的比例越来越小，这也使得现代医学工作者所熟知的范围越来越狭窄。然而，中西医学的临床实践都显示，一个患者身上多种证候和（或）多种疾病并存的现象普遍存在。

如前所述，现代医学针对疾病的治疗缺乏整体性，而疾病医学针对疾病的特异性方法很难纳入状态描述系统。中医学的辨证论治从根本上解决了疾病治疗的整体综合和个性化问题，但这并不意味着疾病治疗过程中的一切问题都得到了解决。中医学在辨证论治之外有针对病症的药物加减。而现代医学发展的许多行之有效的针对病因和对症的治疗方法，在消除病因、改善和缓解特定的病理变化方面的快捷效果，有时也是单纯的中医的辨证论治达不到的。中医学中"急则治标，缓则治本"的理念也强调了快速缓解某些病症在疾病治疗中的重要性，而现代医学发展的许多对因、对症治疗方法恰恰就是"治标"的有效方法。

如治疗高血压病，现代医学的降压药虽然不能消除引致血压持续升高的原因，但及时将过高的血压降至安全水平，可最大限度减少心脑血管病的风险。整体医学通过辨证论治解决由机体异常状态导致的血压升高的原因以治其本，而用降压药治其标则减少了治本药起效慢引发的风险。将辨证论治与针对疾病的对症治疗有机地结合起来，随着治本药逐渐显效，逐步减少治标药的用量，则是既安全又根本的治疗方法。

又如治疗顽固性的失眠症，单纯的安眠药会产生依赖性，而且随着病情加重，服用量也会逐渐增大，靠安眠药维持的睡眠质量并不好。从中医辨证角度，失眠与气虚、血虚、阴虚或阴虚火旺以及内热有关。但单纯辨证论治，即使加上中医镇惊安神的中药，短时间改善失眠的效果有时也并不理想。这种情况下，中医辨证论治配合服用安眠药，比单纯服用安眠药达到的睡眠质量要好。将辨证论治与安眠药配合使用的"标本兼治"，可使患者保持每日一定的睡眠时间，同时可逐步改善睡眠质量。而随着患者状态的改善，则可逐步减少安眠药的用量直至完全停用。由此，可望以循序渐进的方式使顽固性失眠患者的睡眠时间和睡眠质量均逐渐得到改善。

再如对目前占全球死因大约六分之一的恶性肿瘤的治疗。我们知道，最终导致癌症患者不治的主要原因并不是癌细胞的增殖。在癌症的发展变化过程中，癌细胞的增殖和扩散、人体维系生命的各种生理机能的状况、患者的体能和抗病能力决定着疾病的走向。癌细胞的增殖和扩散受制于人体的免疫力，同时又破坏人体正常的生理机能，消耗患者体能和抗病能力；人体生理机能的障碍给癌症的发生和扩散提供了适合的土壤，同时又制约了人体体能和抗病能力的恢复。人体体能和抗病能力的衰弱，使癌细胞的增殖和扩散失控，同时也无力推动人体正常的生命活动的维系。癌症患者的病情就是在以上三方面的相互作用中发展变化的。

人类一直企盼着像对付细菌一样，找出直接杀灭癌细胞的物质，彻底消灭人体癌细胞，从而从根本上治愈癌症。但由于癌细胞与同组织源的正常细胞只是分化程度的差异，不论是药物疗法还是免疫疗法，要想找出一种只针对变异了的癌细胞而对正常细胞没有影响或影响较小的物质是非常困难的。往往是对癌细胞的杀灭作用越强，对正常细胞的损伤就越强。现代医学抗癌研究中最重要的方面就是寻找能最大限度地杀灭癌细胞，而对正常细胞损伤又尽可能小的治疗方法和药物。

近几十年来，随着现代医学治疗癌症的方法和技术的进步以及中西医结合治疗癌症临床研究的进展，癌症已不再是罹患就等于宣判死刑的"不治之症"。"癌症只是一种慢性病"以及与癌共存的理念被越来越多的人所接受。由此，癌症的治疗就从单纯地杀灭癌细胞变成了综合治疗，包括杀灭癌细胞，控制癌细胞增殖和扩散，防止、减轻及消除癌症引发的并发症，改善和维护胃肠道的消化吸收功能，提高人体体能和抗病能力以及尽可能保证患者的生活质量等等。

基于整体观念的中医辨证论治，也就是整体医学的状态调控方法，在癌症治疗的以下方面是卓有成效的：

（1）及时治疗溃疡、结节、息肉、慢性炎性及良性肿瘤等癌前病变，预防癌症发生及癌前疾病的恶变。

（2）控制肿瘤的生长，减小或消除病灶。

（3）改善或消除癌症带来的并发症，如胸水、腹水等。

（4）改善和恢复胃肠道功能，增强人体的免疫力和体能，减轻和消除恶病质，提高患者的生活质量。

单纯的中医治疗对恶性程度较低、生长比较缓慢的癌症患者显示了较好的效果。但仅仅靠中医辨证论治，其直接针对癌细胞的杀灭作用有限。因此临床上也经常见到，有些患者随着并发症消除、抵抗力增强，身体状况逐步改善，但西医检查病灶却没有缩小，有的反而增大了。由于认识到常规辨证论治治疗这类恶性顽疾的局限性，古往今来的中医学家一直试图寻找"以毒攻毒"的方法，以求能像治疗普通慢性病一样有效地治疗恶性肿瘤。然而，由于科学技术水平的限制，中医学家尝试用来"攻毒"的"毒"与恶性肿瘤的"毒"往往没有很好地对应，以至效果并不理想。而现代医学一直专注的消除肿瘤病灶、杀灭癌细胞，恰恰就是中医学家"梦寐以求"要消除的"毒"。与中医学"以毒攻毒"的方法相比，现代医学的手术、化疗、放疗，尤其是标靶治疗、免疫疗法等对癌症病灶的治疗效果显然更有优势。

在癌症诊断方面，现代医学的影像学检查，如 CT、B 超、核磁共振、正电子扫描等技术，可准确确定病变部位；细胞学、病理学诊断的方法可确定肿瘤的良恶性、细胞类型和分化程度；还有生化检查、免疫学检查、肿瘤标志物检查等检测手段。这些方法和技术均为癌症诊断以及治疗效果的监控评估提供了客观的依据。

显然，在癌症的治疗上，中医学在整体调理方面的优势与现代医学针对局部病灶的优势是互相补充、各有所长的。将中西医的治疗手段在现代中西医疾病信息监测的基础上有机地结合运用，无疑会大大提高癌症的治疗水平。由此，整体医学治疗癌症应当从癌症患者的整体状况着眼，以中医的辨证论治为核心进行整体调理，并将现代医学针对癌症病灶的有效方法结合进来。在这里，中医学破瘀血、消肿瘤的方法、通便逐水的方法以及现代医学针对癌症病灶的各种治疗方法均属于"急则治标"的手段，可以适时适度地结合运用。

因此，21 世纪的整体医学仍将包括状态医学和疾病医学两大体系，而临床治疗则是基于两大体系治疗方法的有机结合。只是这种结合不同于基于现代医学理念的中西医结合，而是以整体观念为主导的整合。起源于东西方的两大医学体系，有着迥然而异的方法论和理论架构，但科学是属于全人类的，是不应当以地域来界定的。21 世纪的现代医学，随着以状态医学为主导的整体医学的建立，随着现代医学在理念和方法上向东方传统医学的回归，未来的医学整合与结构重组是不可避免的。而以整体观念主导的医学整合的结果，将是整体调控与特异性治疗有机结合的统一，这将是 21 世纪医学的最高境界。

主要参考文献

安徽文化史编委会. 2000. 安徽文化史（第2卷）[M]. 南京：南京大学出版社，1585.

白春清. 2011. 中医专家系统三十年[J]. 医学信息，24（2）：550-552.

北京中医学院. 1974. 中医学基础[M]. 上海：上海人民出版社.

蔡景峰，李庆华，张冰浣，等. 2000. 中国医学通史. 近代卷[M]. 北京：人民卫生出版社.

常畅. 2006. 系统生物学的研究进展[J]. 生命科学研究，10（2）：1-6.

陈大舜. 1988. 中医各家学说[M]. 长沙：湖南科学技术出版社.

陈可冀，宋军. 1999. 循证医学的提出对中西医结合的启发[J]. 中国中西医结合杂志，19（11）：643-644.

大塚恭男. 2000. 汉方医学的历史与现状，2000 日本传统医药学现状与趋势[M]. 香港：亚洲医药出版社，8-10.

戴昭宇. 2000. 日本汉方医学现状概观，2000 日本传统医药学现状与趋势[M]. 香港：亚洲医药出版社，14-23.

戴昭宇. 2000. 小柴胡汤副作用问题的反响与反思，2000 日本传统医药学现状与趋势[M]. 香港：亚洲医药出版社，31-36.

樊代明. 2012. 整合医学初探[J]. 医学争鸣，3（2）：3-11.

樊代明. 2016. 整合医学——医学发展新时代[J]. 中华医学杂志，96（22）：1713-1718.

樊代明. 2014. 整合医学纵论[J]. 医学争鸣，5（5）：1-13.

樊代明. 2017. 整体整合医学之我见[J]. 英国医学杂志中文版，20（10）：547-548.

樊星，杨志平，樊代明. 2013. 整合医学再探[J]. 医学与哲学，34（3A）：6-11，27.

范冬萍. 2006. 复杂系统的突现与层次[J]. 学术研究，49（12）：35-39.

范冬萍. 2005. 突现论的类型及其理论诉求[J]. 科学技术与辩证法，22（4）：49-53.

弗里乔夫·卡普拉著，卫飒英，李四南译. 1988. 转折点——科学、社会和正在兴起的文化[M]. 成都：四川科学技术出版社.

高冲. 2013. 活血化瘀中药的药理作用研究进展[J]. 药物评价研究，36（1）：64-68.

广州中医学院. 1979. 全国高等医药院校试用教材-方剂学[M]. 上海：上海科学技术出版社.

郭长青. 1998. 实用微针疗法手册[M]. 北京：中国医药科技出版社.

郭峰，赵纳. 2007. 淫羊藿药理作用的研究现状及展望[J]. 中国药业，16（24）：70-72.

郭新峰，赖世隆. 2010. 日本汉方医学领域循证医学研究现状及其启示[J]. 中国循证医学杂志，10（5）：625-628.

郝光明. 2004. 现在的中医现代化是假的现代化[J]. 中医药学刊，22（1）：149-151.

华国凡，金观涛. 1979. 中医：科学史上的一个奇迹[J]. 自然辩证法通讯，1（2）：20-32.

黄欣荣. 2012. 复杂性科学方法及其应用[M]. 重庆：重庆大学出版社.

黄欣荣. 2007. 复杂性科学与哲学[M]. 北京：中央编译出版社.

金观涛，华国凡. 2005. 控制论与科学方法论[M]. 北京：新星出版社.

金观涛，凌锋，鲍遇海，等. 2017. 系统医学原理[M]. 北京：中国科学技术出版社.

李建珊. 2002. 科学方法概览[M]. 北京：科学出版社.

李猛. 2016. 经验之路：培根与笛卡儿论现代科学的方法与哲学基础[J]. 云南大学学报（社会科学版），15（5）：9-23.

李乾构，周学文，单兆伟. 2001. 实用中医消化病学[M]. 北京：人民卫生出版社，446-462.

李喜所. 2002. 五千年中外文化交流史（第2卷）[M]. 北京：世界知识出版社，211.

李先涛. 2019. 中医证候诊断量表研究技术和方法探索[J]. 天津中医，36（2）：122-124.

李幼平，李静，孙鑫，等. 2016. 循证医学在中国的起源与发展：献给中国循证医学 20 周年[J]. 中国循证医学杂志，16（1）：2-6.

李幼平，刘鸣. 1999. 循证医学与中医药现代化[J]. 中国中医药信息杂志，6（12）：14-16，32.

李幼平. 2007. 中国循证医学中心促进中医药现代化的策略[J]. 中国循证医学杂志，7（3）：159-161.

李志军. 2004. 西学东渐与明清实学[M]. 上海：上海古籍出版社，巴蜀书社，144.

梁茂新，孙德华. 1991. 中医规范化研究的现状、问题和出路[J]. 中国医药学报，6（5）：58-60.

凌一揆，颜正华.1984. 中药学[M]. 上海：上海科学技术出版社.

刘劲杨.2007. 还原论两种形相及其思维实质[J]. 自然辩证法通讯，28（6）：25-31.

罗林明.2017. 人参抗肿瘤作用的有效成分及其机制研究进展[J]. 中草药，48（3）：582-596.

吕爱平.2013. 病证结合动物模型研究：从理论创新到技术挑战[J]. 中国中西医结合杂志，33（1）：6-7.

欧阳雪梅.2020. 中国共产党对中医药的保护传承与发展[N]. 光明日报，04-01，11 版.

普利高津著，湛敏译.2015. 确定性的终结——时间、混沌与新自然法则[M]. 上海：上海世纪出版集团.

钱学森.2001. 创建系统学[M]. 太原：山西科学技术出版社.

钱学森.1988. 论系统工程[M]. 长沙：湖南科学技术出版社.

秦笃烈，鲍亦万.1989. 中医计算机模拟及专家系统概论[M]. 北京：人民卫生出版社，258-305.

任壮.2020. 深化循证研究 推进"守正创新"[N]. 中国中医药报，01-16，5 版.

陕西省中医研究所.1976.《医林改错》评注[M]. 北京：人民卫生出版社.

沈自尹，王文健.2004. 实践证明了中西医结合的重要性[J]. 中国中西医结合杂志，24（12）：1062-1063.

史蒂芬·霍金，列纳德·蒙诺迪诺，吴忠超译.2006. 时间简史[M]. 长沙：湖南科学技术出版社.

孙东川，林福永.2004. 系统工程引论[M]. 北京：清华大学出版社，77-78.

孙兰芳，姜璐.2005. 系统生物学——系统科学与生物体系统[J]. 系统工程理论与实践，（10）：67-72.

孙小礼，张增一.2004. 科学方法中的十大关系[M]. 上海：学林出版社.

谭璐，姜璐.2009. 系统科学导论[M]. 北京：北京师范大学出版社.

王君平.2014. 理论学习"拜名师"，临床实践"拜名医"——不能培养"书本中医"[N]. 人民日报，08-01，19 版.

王永炎，黄璐琦.2019. 立足高远，建设中国中医药循证医学中心[J]. 中国循证医学杂志，19（10）：1131-1137.

王永炎，刘保延，谢雁鸣.2003. 应用循证医学方法构建中医临床评价体系[J]. 中国中医基础医学杂志，9（3）：17-23.

文历阳.2001. 医学导论[M]. 北京：人民卫生出版社.

吴一龙.2015. 精准癌医学：走向未来的路[J]. 循证医学，15（1）：1-2.

谢蜀生.2009. 生物还原论还要走多远[N]. 中华读书报，2-25.

熊十力.1985. 新唯识论[M]. 北京：中华书局.

许国志.2000. 系统科学[M]. 上海：上海科技教育出版社.

袁冰.2014. 埃博拉是挑战也是机遇[N]. 中国中医药报，10-20，3 版.

袁冰.2017. 从医学发展的大趋势看日本汉方医学的出路[J]. 中医药导报，23（1）：1-6.

袁冰，范钢.2018. 中医学如何走进人工智能时代[J]. 中华中医药杂志，33（2）：698-703.

袁冰.2016. 构建融汇中西医学的"精准医学"——走向复杂性科学时代的现代医学[J]. 世界科学技术：中医药现代化，18（4）：563-569.

袁冰.2018. 回归中医学传统：走向整体医学——后精准医学与系统生物学时代的现代医学[J]. 医学与哲学，39（1A）：15-20.

袁冰.2013. 基于整体论医学的体质医学的发展走向[J]. 世界中医药杂志，8（7）：811-814.

袁冰.2000. 建立符合中医特色的中药研究方法[J]. 中国中医基础医学杂志，6（11）：34-36.

袁冰.2016. 建立精准的状态调控体系[J]. 北京中医药大学学报，39（4）：273-276.

袁冰.1985. 建立清晰的理论结构——试论中医人体模型的科学化[J]. 北京中医药大学学报，8（2）：32-33.

袁冰.2013. 试论中医体质学的发展趋势及其历史地位[J]. 中华中医药杂志，28（1）：9-11.

袁冰.2015. 肆虐的病毒：现代医学面临的挑战与机遇[J]. 香港中医杂志，17（2）：11-16.

袁冰.2015. 体质医学：现代医学发展面临的历史机遇——兼析中医体质分型的实质及与中医证候的关系[N]. 中国中医药报，8-21，3 版.

袁冰.2016. 体质医学发展面临的问题及推进方略[J]. 中华中医药杂志，31（3）：917-921.

袁冰.2016. 未来的精准医学：走向自如驾驭复杂性的医学[J]. 医学与哲学，37（8A）：13-18.

袁冰，赵铮.1986. 中医学现代方法[M]. 武汉：湖北科学技术出版社.

袁冰.2010. 整体医学：融汇中西医学的理论医学[M]. 香港：现代医药出版社.

袁冰.2018. 走向整合时代：现代医学的整合与中西医学的整合——兼与樊代明院士商榷[J]. 中医药导报，24（14）：1-6；2018，24（15）：4-8.

袁冰.2017. 走向状态医学：精准医学开启的医学革命[J]. 中华中医药杂志，32（4）：1434-1448.

袁钟瑜.2021. 中日传统医学循证研究比较[J]. 华西医学，36（4）：539-544.

张伯礼. 2002. 辨证论治与循证医学[J]. 中国循证医学杂志，2（1）：1-3.

张俊华，孙鑫，李幼平，等. 2019. 循证中医药学的现在和未来[J]. 中国循证医学杂志，19（5）：515-520.

张锡纯. 2009. 医学衷中参西录[M]. 太原：山西科学技术出版社.

张颖清. 1980. 生物全息律[J]. 潜科学杂志，（2）：50-53.

郑超伟. 2013. 脾虚证本质研究的困惑与出路[J]. 广州中医药大学学报，28（3）：314-316.

中国临床医学真实世界研究施行规范专家委员会. 2017. 中国临床医学真实世界研究施行规范[J/CD]. 中华实验和临床感染病杂志（电子版）. 12，11（6）：521-525.

中华中医药学会. 2009. 中医体质分类与判定[M]. 北京：中国中医药出版社.

周吉芳. 2017. 真实世界研究与临床试验殊途同归[N]. 医药经济报，08-03，F03 版.

周宜强. 2006. 实用中医肿瘤学[M]. 北京：中医古籍出版社，63-64.

朱大年. 1979. 生理学[M]. 北京：人民卫生出版社.

祝总骧. 1989. 针灸经络生物物理学——中国第一大发明的科学验证[M]. 北京：北京出版社.